常见病自我治疗奇效方

史书达 编著

中华民族传统医药文化之精髓　发挥民间秘验偏方之独特疗效

内蒙古出版集团
内蒙古科学技术出版社

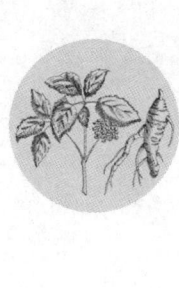

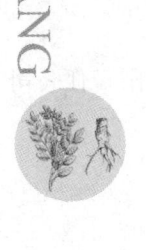

图书在版编目（CIP）数据

常见病自我治疗奇效方/史书达编著.—赤峰：内蒙古科学技术出版社，2016.6（2020.2重印）
ISBN 978-7-5380-2670-2

Ⅰ.①常… Ⅱ.①史… Ⅲ.①土方—汇编 Ⅳ.①R289.2

中国版本图书馆CIP数据核字（2016）第148958号

常见病自我治疗奇效方

作　　者：	史书达
责任编辑：	季文波
封面设计：	李树奎
出版发行：	内蒙古出版集团　内蒙古科学技术出版社
地　　址：	赤峰市红山区哈达街南一段4号
网　　址：	www.nm-kj.cn
邮购电话：	（0476）5888903
排版制作：	赤峰市阿金奈图文制作有限责任公司
印　　刷：	天津兴湘印务有限公司
字　　数：	325千
开　　本：	700mm×1010mm　1/16
印　　张：	20.5
版　　次：	2016年6月第1版
印　　次：	2020年2月第2次印刷
书　　号：	ISBN 978-7-5380-2670-2
定　　价：	78.00元

目 录

各种癌（瘤）疾病

脑 瘤	2	肝 癌	7
鼻咽癌	3	食道癌	9
淋巴结癌	4	胃 癌	11
肺 癌	6	膀胱癌	13

传染性疾病

感冒发烧	16	甲 肝	36
毒菌痢疾	22	黄疸型肝炎	37
淋 病	28	其他型肝炎	41
梅 毒	29	肺结核	43
乙 肝	33	骨结核	48

呼吸系统疾病

肺气肿	52	支气管哮喘	66
咳 嗽	53	打 鼾	71
支气管炎	58		

消化系统疾病

| 呃逆（打嗝） | 74 | 腹 痛 | 94 |
| 胃 病 | 80 | 胃肠炎 胃肠紊乱 | 95 |

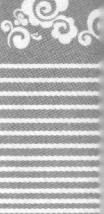

腹　泻	98	急性胰腺炎	120
结肠炎	105	肝硬化及肝硬化腹水	122
阑尾炎	108	胆囊炎	125
肠梗阻	112	胆结石	127
便　秘	114		

循环系统疾病

高血压	132	室性早搏	152
低血压	140	脑血管意外	154
脑动脉硬化	142	脑血栓及其后遗症	157
各种心脏病	144	中风偏瘫	160
冠心病	147	下肢静脉曲张	163
心绞痛	149	静脉炎	165
心律失常	151		

泌尿系统疾病

急、慢性肾炎	168	遗　尿	179
尿毒症	172	尿闭（癃闭）	180
尿　血	174	肾结石	184
膀胱炎	175	泌尿结石	185
尿失禁　尿急　尿频	176		

营养代谢系统疾病

糖尿病	190

神经系统疾病

眩晕（美尼尔氏综合征）	200	头　痛	203

三叉神经痛	206	神经衰弱	217
坐骨神经痛	207	失　眠	218
半身不遂	210	健忘症	221
面肌痉挛	211	自　汗	222
面　瘫	212	盗　汗	223
震颤麻痹症	214	癫　痫	224
肌肉萎缩（痿证）	215		

皮肤外科疾病

皮肤瘙痒	228	脱　发	251
荨麻疹	231	雀　斑	252
带状疱疹	233	黑　斑	254
白癜风	236	痤疮（青春痘 粉刺 酒糟鼻）	255
银屑病（牛皮癣）	238	狐　臭	256
各部位癣症	242	鸡　眼	260
手足干裂（皲裂）	247	秃　疮	264
头皮屑	248	冻　疮	265
白　发	249		

肛肠外科疾病

各类型痔疮	270	脱　肛	281
肛　裂	279		

骨伤科及风湿性疾病

类风湿性关节炎	286	腰肌劳损	299
风湿性关节炎	289	扭　伤	301
腰腿痛	293	脑震荡后遗症	303
肩周炎	297	颈椎病	304

腰椎间盘突出 …………… 307
骨质增生 ………………… 309
足跟骨刺与足跟痛 ……… 310
骨　折 …………………… 313
腿抽筋 …………………… 316

附　录

醋蛋液、醋豆、醋泡黄豆、醋泡黑豆制作方法 …………… 318

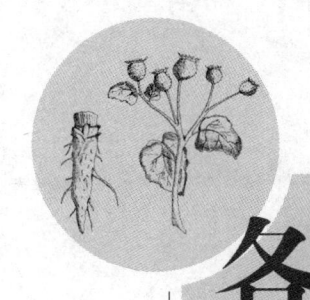

各种癌（瘤）疾病

脑 瘤

颅内肿瘤又称"脑瘤"，是神经外科最常见的疾病。多数是起源于颅内各组织的原发性颅内肿瘤。继发性颅内肿瘤则来源于身体其他部位的恶性肿瘤转移或邻近组织肿瘤的侵入。男性稍多于女性。任何年龄都可发病，但20~50岁最多。

用消瘤散及膏一个半月治愈右顶区脑瘤

配方及用法：消瘤散（雄姜散）：老姜、雄黄各100克。取老姜刷去泥沙（不洗），除去叉枝，用小刀挖一小洞，掏空中心，四壁仅留半厘米厚，填装入雄黄粉，以挖出的姜渣封口。置陈瓦上用木炭之焙烤7~8小时，至呈金黄色、脆而不焦为度。离火放冷，研细，过80目筛，剩余姜渣可一并焙干后研细，拌入粉内，即得。外用，取安庆膏药以微火烘干，均匀撒上雄姜散，可按瘤块、痛点、穴位三结合原则选定贴敷部位，隔日换药1次。

消瘤膏药：香油580克，铅粉165克。将香油用武火加温至起泡，不停搅动，煽风降温，至满锅全是黄泡时，取下稍放片刻。再置火上加温，约300度，在冷水中使香油能滴水成珠时，取下稍冷片刻。再放火上，后将铅粉均匀缓缓倒入，以木棒不停搅动，至满锅都是深金黄色大泡时，即刻取下继续搅动数分钟，后用冷水一碗，沿锅边倒入，去毒收膏，后摊贴在准备好的不同大小的膏药纸上。应用时，取膏药一张，烘烤软化，靠膏药中心部，撒上薄薄一层消瘤散后贴于肿瘤部位，药粉面积要大于肿瘤区，每2天换药1次，1~3个月为1疗程，必要时可继续用之。

百姓验证：李某，男，49岁。左下肢运动失灵4个月，头痛1个月，并伴有呕吐、眼花及听力减退等症状。眼底有明显乳头水肿。临床诊断为右顶区占位性病变（脑肿瘤），用消瘤膏药、消瘤散治疗，敷贴10日后头痛基本消失。用药一个半月后，眼底乳头水肿消失，瘫痪肢体恢复功能。

引自：《千家妙方》（解放军出版社）、《癌症秘方验方偏方大全》

本方曾治10例颅内肿瘤均有效

配方及用法：鲜金剪刀根（毛茛科铁莲属植物）适量。用清水洗净，放少量食盐捣烂，外敷于头部相应部位，药厚2厘米，24~36小时取下即可。局部灼痛，皮肤起疱，用针挑破。

疗效：一般敷1次即愈，曾治10例有效。

引自：《浙江中医杂志》（1981年第12期）、《癌症秘方验方偏方大全》

治脑瘤、骨瘤、软组织肿瘤方

配方及用法：全蝎2克，蜈蚣3克，穿山甲3克，共研粉。以上3味药一并装入鸡蛋内炖熟，去药吃蛋。3味可一并入蛋炖食，亦可单独使用。值得一提的是，全蝎、蜈蚣均含毒蛋白，是以毒攻毒抗癌治癌的，切记慎用，并视癌患者的体质而见机行事。此方尤其对治疗脑瘤、骨瘤、软组织肿瘤效果佳。

引自：《神医奇功秘方录》

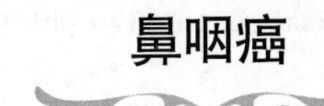

鼻咽癌

鼻咽癌是指发生于鼻咽腔顶部和侧壁的恶性肿瘤，是我国高发恶性肿瘤之一，发病率为耳鼻咽喉恶性肿瘤之首。常见临床症状为鼻塞、涕中带血、耳闷堵感、听力下降、复视及头痛等。鼻咽癌大多对放射治疗具有中度敏感性，放射治疗是鼻咽癌的首选治疗方法。

单药石竹根治鼻咽癌有效

主治：鼻咽癌、胃癌、食管癌、直肠癌。

配方及用法： 石竹根30～60克，生用，水煎服，每日30～60克。

疗效： 有1例食管晚期癌患者化疗后复发，用石竹根治愈已生存10余年。1970年安徽省立医院肿瘤门诊用石竹根治疗30例食管癌患者，其中，25例临时改善梗阻症状，部分患者服药后，呕出肉芽组织，食管得以畅通。

注： 石竹根治癌系安徽六安县民间单方，荐方人本人患鼻咽癌，化疗后复发，用鲜石竹根煎服，使病情得以控制。如寻找不到石竹根，也可用石蝉草代替，剂量与用法均不变。

引自： 《中级医刊》（1986年第9期）、《癌症秘方验方偏方大全》

本方治鼻咽癌、胃癌、肝癌效果显著

主治： 鼻咽癌转移。

配方及用法： 白花蛇舌草60克，半枝莲3克，金果榄9～12克。水煎服，每日1剂，分2～3次服。

疗效： 治鼻咽癌肺部广泛转移1例，胃癌1例，肝癌1例，均收到显著效果。服药1周疼痛明显减轻，食欲增加。肝癌合并腹水者，腹水迅速消失。

百姓验证： 余某，鼻咽癌肺部广泛转移，用药43天做肺部X线片检查，肿块阴影明显缩小。

引自： 《中草药单方验方新医疗法选编》（湖南卫生厅编）、《癌症秘方验方偏方大全》

淋巴结癌

淋巴瘤是起源于淋巴造血系统的恶性肿瘤，主要表现为无痛性淋巴结肿大，肝脾肿大，全身各组织器官均可受累，伴发热、盗汗、消瘦、瘙痒等全身症状。

单用蟾蜍奇迹般地治愈了崔老太太的淋巴结癌

1976年8月，适余逗留京都，闻李振玉之母崔国荣老太太，74岁，病情危笃，居家焦虑不安，四外奔走求医，随即赶往李宅。李告之：今年3月，家母感冒发烧后，浑身发痒，起红色血点如粟状。继之颌下及两腋下、两腹股沟部位淋巴结肿大，大者如核桃，小者如玉米粒，发展迅速，按之活动，不甚痛。曾用中西药均不见消。6月份，去北大附属一院做病理检查：报告为淋巴结癌，并下病危通知。家人顿时惊恐万状，四处探听，八方搜寻京中名医名方，土医偏方，历2个月无宁日。

李夫人供职于建筑艺术雕塑厂，经同事荐一老叟及至访其家中，老叟拒供姓名，亦不言细端，故尚不知老叟底细，但抄一方携回，方写：活蟾蜍7只，大者良。用小刀沿皮割下两腿后之疣（即浆囊）共14只，置布瓦上，微火炙焦，研细面。晨空腹，黄酒100克送下，此为1次量，隔日1次。经商议，欲用此法。

然李兄居城内，无处捉蟾，随将崔老太太移居丰台大女儿家，请人下田捉来活蟾若干，如法制备，令母服下。届时全家人等，侍于床侧，以备不测之患。第一次服后，无不良反应，肿大之淋巴似有缩小之势。隔日服第二次，次日晨触摸原肿大之淋巴结随即缩小。第三次服后，发生呕吐，随即卧床1周，未再服药，逐渐缩小至正常而告愈。居家高兴异常，遂租专车接崔老太太回原居。过了2个月，再去北大医院复查，医皆哗然。

我对此例随访6年，未复发。1982年7月8日，去京专访，崔老太太届80高龄，生活自理，饮食正常，精神爽快。1983年4月，突然振玉兄函告，知其母哮喘复发，死于肺原性心脏病。

按语： 蟾蜍治癌，屡有成功报道，且服用方法不一，足以引起医学界之重视，倘望有日挖掘广大之，必当造福于人类。

引自： 《河南中医》（1985年第4期）、《中医单药奇效真传》

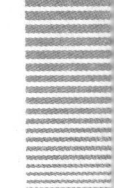

肺　癌

肺癌是发病率和死亡率增长最快,对人群健康和生命威胁最大的恶性肿瘤之一。近50年来许多国家都报道肺癌的发病率和死亡率均明显增高,男性肺癌发病率和死亡率均占所有恶性肿瘤的第一位,女性发病率占第二位,死亡率占第二位。肺癌的病因至今尚不完全明确,大量资料表明,长期大量吸烟与肺癌的发生有非常密切的关系。

核桃树枝煮鸡蛋能抗癌

配方及用法: 鲜核桃树枝120克,切成小段,置砂锅或铝锅内(忌铁锅),放入鸡蛋4个,加水浸药同煮。鸡蛋煮熟后敲碎蛋壳再煮4小时,每次服1~2个鸡蛋,每日2次,不喝汤。

疗效: 本方能改善晚期癌症病人症状,减轻痛苦,缩小癌溃,延长生命。

荐方人: 黑龙江绥滨县中医院　王笑雪

用垂盆草白英治愈一位肺癌转移女患者

配方及用法: 垂盆草、白英各30克,水煎服,每日1剂。

百姓验证: 女,56岁。于1968年初诊断为右侧肺癌,并胸膜转移。经坚持服用本方药治疗,症状见好,坚持用药3年,症状消失,全身情况好转,且能参加一些体力劳动。

引自:《千家妙方》(解放军出版社)、《癌症秘方验方偏方大全》

五叶汤治肺癌有显著效果

配方及用法: 玉米叶60克,桑叶15克,竹叶6克,枣叶30克,大青叶15克。用新鲜玉米叶先煎,再和其他叶煎。文火煎10分钟,或开水泡当茶饮。每日可饮数次，每日量为500毫升。

百姓验证：全某，男，56岁，山西省沁水县城人，教师。1984年冬，在教师健康体格检查时发现右侧肺部有圆形边缘清楚的1.5厘米×1.8厘米的阴影，后到太原等地大医院诊断为肺癌，做右肺叶切除。术后2个月，右腋下淋巴结肿大，伴胸膜转移，用环磷酰胺和氮芥抗癌效果不佳。后来投以五叶汤，3个月症状减轻，精神好转。

按语：玉米叶经现代科学研究，含具有抗癌作用的多糖类物质。动物实验证明，它可抑制癌瘤生长，尤其对肺癌有效。配大青叶清热消肿，加枣叶清热除瘤，桑叶具有降气化痰、断顽痰、清肺气、降肺火、通调水道、祛痰散结之功用。此方五叶，以叶治叶，触类旁通地起到治疗的作用。

引自：《偏方治大病》

肝 癌

肝癌是指发生于肝脏的恶性肿瘤，死亡率较高，由肝脏内的细胞所引发的癌病，称之为"原发性肝癌"。由身体其他器官的癌症转移到肝脏而形成的肝脏恶性肿瘤，称为继发性肝癌，也称"转移性肝癌"。原发性肝癌根据组织学分类可以分为"肝细胞型"、"胆管细胞型"和"混合型"。初期症状并不明显，晚期主要表现为肝痛、乏力、消瘦、黄疸、腹水等症状。

我用化瘤丸治肝癌有显著疗效

配方及用法：人参、丁香、苏木、桃仁各18克，桂枝、麝香、姜黄、虻虫、苏子、灵脂、降香、没药、香附、元胡、水蛭、阿魏、艾叶、川芎各6克，吴茱萸2克，大黄、益母草各24克，鳖甲60克，米醋250毫升。前19味药共为细末，加米醋浓熬，晒干，再加醋熬，如此3次，晒干，然后把益母草、鳖甲、大黄3味粉剂与之调匀。无菌环境下装胶囊，每粒0.3克。每日服4次，每次5粒，黄酒一杯为引，开水送服。

按语：本方具有化瘤消痞、化症散结之功，是治疗症瘕积聚的有效偏方。

本方是1971年跟随介休县祖传三代名医孔二交老中医学习时，经其传授所得。在此期间，亲眼看到此方治疗效果的神奇。孔老说，制作化瘤丸时，诀窍在于加醋时的火候和浓度必须遵守操作程序，否则效果不好。

孔老体会到本方具有行气活血、消症散结、补益扶正的作用，可用于治疗症结久不消散、血痹、右肋痛、痛经、外伤跌仆。经临床观察，本方对肝硬化、肝脾肿大、肝癌均有显著疗效，特别对子宫肌瘤、卵巢囊肿有确切疗效。

百姓验证：李某，女，52岁，家住山西临汾市。1984年12月因腹胀右肋疼痛，食少食欲缺乏，午后发热而入院治疗。平素右肋下可触及肿块，如鸡蛋大小，痛时更大，肝功能异常，谷草转氨酶150单位，肝扫描提示有占位性病变。

中西医会诊，认为肝大，表面不光滑，胎甲球试验"+"，胆囊肿大约有2.2厘米×1.8厘米，一致同意肝癌的诊断，定为不治之症。病人回家休息，到处求医，总觉得有一线希望也得治疗。延余诊治，嘱其配制一料化瘤丸服用。坚持服药2个月，右肋痛大减，食欲增加，肿大的肝脏缩小，随访2年仍健在。

引自：《偏方治大病》

巧用"两根"治好一位肝癌患者

配方及用法：三白草根（天性草）及大蓟根（野芥菜）各93～124克。上午服天性草根煎液，下午服大蓟根煎液。

百姓验证：男，39岁，1965年经上海某医院肝穿刺确诊为肝癌。当时骨瘦如柴，腹大如鼓，肝区疼痛剧烈，饮食不进，已病危。用上方半月后症状改善，1年后肝大、腹水、肝疼等症状消失，随访5年仍健在。

引自：《安徽单验方选集》（安徽人民出版社）、《癌症秘方验方偏方大全》

食道癌

食管癌是常见的消化道肿瘤，全世界每年约有30万人死于食管癌。食管癌典型的症状为进行性咽下困难，先是难咽干的食物，继而是半流质食物，最后水和唾液也不能咽下。

崔笃仁患食道癌只吃7只田鼠粉彻底治愈

田鼠散治食道癌，方法是从地里挖出田鼠，置于新瓦上，用炉火焙干研制成细粉，每个分7等份。睡前温开水冲服1包，服后会感觉到肚里咕咕响，共服49次，效果很好。

这是三门峡第一小学离休教师崔笃仁的经验，他1971年得病，服后彻底治愈。

荐方人：河南开封市河道街119号　何爱莲

斑蝥鸡蛋治晚期食道癌38例无一恶化

配方及用法：斑蝥1只（去头、足、翅、绒毛），鸡蛋1枚。将鸡蛋敲一小洞，放进斑蝥，于锅中蒸，取出斑蝥，分作3块吞服，鸡蛋也分成小块同服。

对晚期食道癌吞咽困难者，可将斑蝥与糯米同炒，以糯米炒黄为准，然后将斑蝥研粉，每日用蜜水调服，每日1次，每次1只。

疗效：无锡市第一人民医院用上述"斑蝥蛋"治疗晚期食道癌38例。其中，病程1年以上者21例，2年以上者16例，3年以上者1例。38例经X线检查无一例恶化。坚持服用时间越长，疗效越好。

荐方人：广西环江县下南卫生院退休医师　谭训智

引自：1977年第9期《江苏医药》

用白公鸡食蛇后的粪便治好食道癌患者1例

配方及用法：白公鸡4只，让其久饿，待鸡屎排净，捉蛇数条（院落、田间的普通无毒蛇），切成小块喂鸡，若不吃可强喂。等鸡拉屎后，将鲜屎收起，晒干。取31克，放砂锅里焙黄，加水银（药店售）、硫黄各5克，研面，以不见水银星为度，装瓶。每日3次，每次6克开水冲服。若嫌腥臭可装入胶囊。

百姓验证：张尚信，男，40岁，医生。吃东西发噎，羸瘦不堪，经医院检查为食道癌，服此方1剂而愈。

荐方人：河南方城县二郎庙乡郭庄村　燕庆彬

引自：广西科技情报研究所《老病号治病绝招》

本方治食道癌52例有效46例

配方及用法：石竹根30克，党参、茯苓、白术、甘草各9克，每日1剂，2次煎服。

疗效：经治52例，近期改善症状44例，痊愈2例。

百姓验证：女，39岁，1968年9月起吞咽困难，多方治疗无效，同年11月摄片确诊为食道癌。当时进水梗阻，卧床不起。用上方，经服石竹5千克左右后，至今一切良好。1970年分娩一孩子，母子均健。

注：上方亦可单用石竹根加少许红糖。

引自：《安徽单验方选集》（安徽人民出版社）、《癌症秘方验方偏方大全》

单用紫硇砂治食道癌很有效

配方及用法：紫硇砂。紫硇砂放入瓷器内研成细末，（避金属）加水煮沸，过滤取汁，按1：1加醋，再煎，先武火，后文火，煎至干燥，成灰黄色结晶粉末。每日服3次，每次服0.6～1.5克，最大剂量每次不超过2.4克。

疗效：治疗22例，痊愈3例，显效8例，好转7例。

百姓验证：男，79岁。1968年2月起吞咽困难，进食呕吐，经诊断为食道癌，服抗癌片无效。后服用紫硇砂，治疗3个月后，病已痊愈，现已上班工作，并再次钡餐拍片检查食道正常。

引自：《中草药单方验方新医疗法选编》（湖南省卫生局编）、《癌症秘方验方偏方大全》

胃 癌

胃癌在我国各种恶性肿瘤中居首位，胃癌发病有明显的地域性差别，在我国的西北与东部沿海地区胃癌发病率比南方地区明显为高。胃癌的预后与胃癌的病理分期、部位、组织类型、生物学行为以及治疗措施有关。

本方对胃癌有很好疗效

黎克忠，63岁，患胃癌几年，经过几家医院治疗无效而回家。多方打听后，从山西亲戚家传来个验方，说是极重的胃癌都能治愈。初不信，通过亲友劝说，服5剂药试试，药后病情好转，又续服10多剂药，病渐愈。后把此方传给了30名患者，疗效很好。

配方及用法：台党、云苓、鸡宝、白芨、酒白芍、黄奉天各10克，甘草、藿香、当归各6克，砂仁、炮姜各5克，生苡仁、白花蛇舌草、孩儿喜食草、红糖各30克。上药清水煎，每日分2次，每隔6小时1次，饮前温服，每日1剂，一般3剂见效，10剂可愈。

荐方人：江苏沭阳县韩山镇柴庄村　宋成宽

引自：广西科技情报研究所《老病号治病绝招》

张德培患胃癌服向日葵秆芯汤百日使瘤体消失

张德培系西北耐火器材厂副总工程师，于1974年4月初觉胃内不适，继而发现大便发黑。起先医院按胃病治疗，经拍片发现十二指肠球部有一肿物，因而赴津求医。他在火车上听到有人谈及一位胃癌患者康复经过：患者采用偏方，即单以向日葵秆芯（剂量：干者10克或湿者20克）煎汤一杯内服，每日1剂，连服百日胃癌全消。他到天津市一中心医院诊治，发现在十二指肠球部有拳头大小的恶性肿瘤。院方考虑摘除会伤到小肠导致扩散，征询其亲属意见，其亲属希望保守治疗。张德培想起途中有人说起向日葵秆芯治胃癌的事，愿以身一试。并觅得向日葵秆，取芯晾干，以每日10克煎服，汤呈茶色，味如泔水。治疗期间除曾服用过中医的有限数剂汤药外，日日服此汤，服百日后，病情转轻。后经医院拍片，癌瘤竟踪影皆无。张德培康复后又投入了工作。

百姓验证：湖北黄石市花湖区4号赵前根，男，50岁。他来信说："我十二指肠球部有一肿物，用本条方治愈。"

引自：1995年7月27日《黑龙江老年报》

马蜂窝散治胃癌有效

配方及用法：马钱子、活蜗牛、带子露蜂房、全蝎、山豆根各0.5克，蜈蚣1.5克，乳香0.1克。马钱子在开水中浸泡10天，每天换1次水，再去皮晒干。用麻油炒黄，去毒，再用麻纸去油。将药研细末与全蝎、蜈蚣、露蜂房均炒黄研末，蜗牛捣烂晒干研末。诸药末和乳香调和散剂，装12个胶囊。一天服2次，每次服3粒，隔3天服1剂。

百姓验证：徐某，男，68岁，山西省曲沃人。素有胃病史，胃肠造影印象为胃癌，上腹胀满而痛，泛吐酸水，嗳气频频，呃逆，纳呆。投以马蜂窝散胶囊，每日6粒，服药2天后，食欲增加，痛感减轻。连服5剂后，再次拍片，胃部不规则充盈缺损缩小尚不明显。由于患者求愈心切，另延医诊治，改服它药，原来症状又出现，造影提示癌肿进一步发展。遂又服马蜂窝散，症状逐渐好转，再度拍片，胃壁柔软，蠕动正常，瘤体缩小虽然不大，却已趋向稳定。

引自：《偏方治大病》

六君子汤加味治疗中晚期胃癌有佳效

主治：中、晚期胃癌。

配方及用法： 人参10克，白术20克，茯苓10克，甘草5克，陈皮10克，半夏5克，三棱15克，莪术15克，枳实10克。每剂加水适量煎2次，药液合一，分2次口服。早饭后、午饭后停一个半小时各服半剂药液，如不能口服可一次直肠灌注。每疗程1个月，每天1剂，一般需3个疗程以上。

加减： 肿块消失减去三棱、莪术，再加以巩固。脾肾阳虚加干姜5克，肉桂3克；胃阴不足加百合10克，沙参10克，枸杞子10克；肝郁脾虚加柴胡6克，香附6克，山药10克；余毒盛加半枝莲30克，肿块难消加天龙5克，鸡内金15克。

疗效： 本组22例晚期胃癌患者，年龄35～67岁，经服上药3个疗程，生存率1年占26.3%，3年生存率50.2%，5年以上生存率占23.5%。

荐方人： 山东省海阳市高家乡黑兰卫生所中医师　姜华南

引自： 《当代中医师灵验奇方真传》

膀胱癌

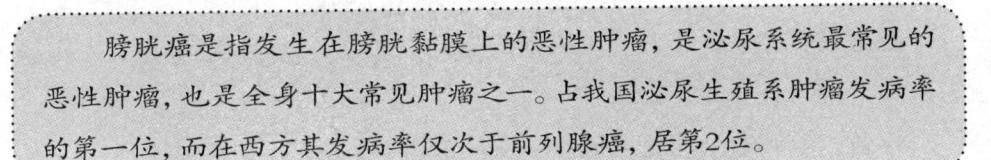

> 膀胱癌是指发生在膀胱黏膜上的恶性肿瘤，是泌尿系统最常见的恶性肿瘤，也是全身十大常见肿瘤之一。占我国泌尿生殖系肿瘤发病率的第一位，而在西方其发病率仅次于前列腺癌，居第2位。

用蜀葵饮服治多次开刀复发的膀胱癌病人有良效

于某，男，54岁。1983年2月5日来诊。1975年2月出现尿频、尿痛（刀割样疼痛）、血尿淋漓不止，经某医院诊断为膀胱癌。曾先后做过4次肿瘤切除手术（青岛医学院附院3次，北京陆军总医院1次），术后经常复发。1979年在北京解放军301医院先后做过5次枯痔疗法，3个月后，又出现尿痛、尿频、血尿等症状。1982年6月5日因在某医院膀胱检查又发展有新的肿瘤，遂行手术。2个月后，症状又相继出现。1983年1月30日在某医院发现膀胱红肿并有增生物。1983年2月5日来我处求治。遂以蜀葵试用（取蜀葵干品40克，或鲜品全株100克，煎汤口服，日服2次）。连服2个月后，血尿消失，症状减轻，尿量增加。继服2个月后，症状基本消失，3个月后身体复原。为巩固疗效，改用蜀葵花10~20个泡茶饮，每日3次。1983年9月2日某医院膀胱镜检查示：膀胱清晰，无溃疡，无炎症。1984年3月复查，结果与上次同。现已年余未复发。

按语：蜀葵为锦葵科植物，各地均有栽培。根、茎叶、种子、花朵均可供作药用，具有清热凉血、利水通淋的作用。

引自：《山东中医学院学报》（1985年第2期）、《中医单药奇效真传》

用扶正抗癌汤治膀胱癌有效果

配方及用法：①党参15克，黄芪、茯苓、女贞子、寄生、白花蛇舌草各30克。②沙苑子、山慈姑各15克，寄生、猪苓、白花蛇舌草各30克。水煎服，每日1剂。可交替服用。

《中医文摘》1981年2期报告：以广豆根片剂和喜树碱注射剂配合上两方，治疗膀胱肿瘤53例，有效46例。此法在复发时可重复使用。

引自：《实用抗癌验方》

半枝莲当茶饮治3例直肠癌患者均获良效

配方及用法：鲜半枝莲120克（或干品30克）。煎水当茶饮，致病愈为止。

疗效：治疗3例，均获良效。一般4~5个月可愈。

引自：《湖南中草药单方验方选编》、《癌症秘方验方偏方大全》

传染性疾病

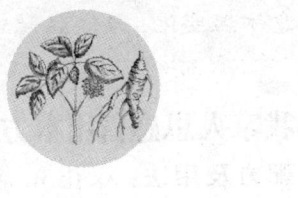

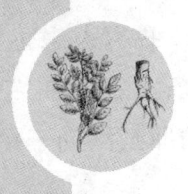

感冒发烧

> 感冒发烧是指感冒常常能引起的发热症状,感冒的发生主要是由于体虚,抗病能力减弱等。当气候剧变时,由于人体内外功能不能适应,邪气乘虚由皮毛、口鼻而入,从而引起一系列发热症状。感冒发烧对人体有利也有害,发烧时人体免疫功能明显增强,这有利于清除病原体和促进疾病的痊愈。因此,体温不太高时不必用退烧药,只需密切注意体温变化,当体温超过38.5度时,就要及时治疗了。

我家人患感冒用本方一治就好

配方及用法: 双花30克,连翘30克,芥穗18克,薄荷叶18克,黄芩30克,川贝15克,石菖蒲18克,藿香18克,神曲12克,白蔻12克,木通15克,滑石48克,大黄30克,菊花30克,上药共为粗末。一般用药15~18克,重者不超过50克。将药放在盖碗内,用开水冲入盖好,浸至适当温服,1日2剂,小儿酌减。一般1剂即愈,重者不过3剂。

疗效: 此方为河北庆云镇孙剑涛祖传,后经辽宁清原县湾甸子镇王安才验证3人,全部治愈,确实有特效。

百姓验证: 重庆荣昌镇东门小区安居工程13号楼张万财,男,66岁。他来信说:"几年来,我家人患感冒都不用去医院,均用本条方治愈。邻居们的感冒也是用此条方治好的。"

荐方人: 辽宁清原县湾甸子镇二道湾村　王安才

我用蒸醋气方法治感冒十分有效

感冒者不管多少人,只要室内能容纳下,就能一次性治愈。如一家人都感冒,坐在室内关闭窗和门,把一碗食醋(约200毫升)放入容器内置于电炉或煤炉上,让它的水蒸气散发于全室,每个人要猛吸醋的水蒸气,15

分钟后，涕水不流，鼻塞通畅。

百姓验证：贵州龙里县解放街109号张维忠，男，70岁，退休。他来信说；"我是个医学爱好者，但从未行过医。我利用本条方蒸醋气治感冒十分见效后，又经过实践验证五六个人都很有效。因而，我从中受到启发，申办了一所蒸气疗法诊所。开诊以来，每天接待患者虽不算多，但从实践中，不断总结完善了我的蒸气治病新疗法。这种疗法不但能治感冒，对五官科的病也能治好。只要针对病情，把药物（中草药）放入罐内，蒸出药气，让患者直接呼吸，口腔有病就用口呼吸，鼻部有病就用鼻呼吸，眼部有病就用蒸气熏眼……轻病20分钟可愈，重病半个小时就会有效果。"

注：醋蒸气在空气中能杀菌，在鼻内和肺部也同样杀菌，因此可达到治疗的目的。此方由本人亲自验证，十分有效。

荐方人：广西玉林市　梁佐祥

我感冒用自疗导引术医治相当灵验

方法：

（1）将两手掌互搓至极热时，在脸部（包括额、眉骨、眼角、两耳以及鼻孔两侧等部位）及颈项两侧部位摩擦，一直摩擦至全部发热为止。随即用自己的左手大拇指紧捏住两鼻孔，停止不动（既不呼气，也不吸气，静止不动），只将两眼球用力向左右摆动，至视为紊乱，眼泪欲滴出时停止。随即放松鼻孔，同时开口尽量吐气，并自然调息。如此连续施行三四次后，感冒迹象即可无影无踪。

（2）寒冬季节，每天早、午、晚都能认真依照上法实行自疗导引术15分钟或20分钟，就能保证一冬天不患感冒。

要领：

（1）做本导引术时，必须抛除杂念，心平气和，思想集中，方符合要求。

（2）按摩时，宜不快不慢，不轻不重；上下摩擦与转动摩擦时，应神随手动，手行神行，宜肉贴肉、皮贴皮，以不伤及皮肉为原则。

（3）做本导引术时，坐、立、卧各姿均可施行，室内可以做，室外也可以做。不过在室内做时，空气必须流通。

（4）在未用手指捏紧鼻孔前，最好先呼一口气，再慢慢以鼻孔吸入新鲜空气后（不呼出），用手指捏紧鼻孔。

说明：

（1）本导引术的动作，能促进面部和鼻腔、咽喉、眼睛、颈项各部的血液循环，增进外在抵抗力，并升高其内在温度，从而将匿藏于其中的滤过性病毒（一般感冒有三分之一是由滤过性病毒引发的）杀死，具有明显的治疗效果。

（2）本导引术除对感冒、流行性感冒、头痛具有防治效果外，对急性中耳炎、内耳炎、耳硬化、耳鸣等症均有防治之效。

（3）本导引术对增强视力与听力，预防耳聋，营养脸部组织，保持皮肤弹性，消除皱纹，治头脑昏沉等均具有很大裨益和效用。

（4）如果经常按摩导引，站在古时道家立场而言，常擦鼻能调肺，常擦脸能健脾，常擦眼能明目，常擦耳能补肾而又聪明减肥，有祛病驻颜防衰等作用。

百姓验证：山东威海市谢振刚来信说："我最易感冒，每次流行感冒，我总是逃不过。上次感冒，发烧、咽喉痛、全身无力，按本方施治1次就痊愈了，至今再未患过感冒。"

我服醋蛋液有效预防了感冒的发生

1982年我从鹤岗市中级人民法院离休，因身体不好常患感冒，很苦闷。自试服醋蛋液后，获得了意想不到的效果。往年三两天就感冒一次，现在已经5个月了，也没有大的感冒，有时遇到小感冒，吃点药或者喝碗热水就过去了。

百姓验证：湖南泸溪县长坪乡王溪村刘泉清，男，19岁。他来信说："我身体一直不好，极易患感冒，自从服用醋蛋液后再也未感冒过，精神和身体状况都明显好转。"

荐方人：黑龙江鹤岗市　　王凤章

注：醋蛋液制作方法，请见本书最后面的附录。

我不感冒的诀窍

我不易感冒，我的诀窍是：在平常或受点凉稍有感觉时，即将食指和中指并拢，按摩鼻下人中部位和脑后颈两侧的风池部位（见彩页穴位图）200下左右，就可免除感冒之苦。

百姓验证：云南西盟佤族自治县粮食局李世云，男，57岁，公务员。他来信说："以前我平均每个月至少得一次感冒，自从我用本条方按摩再也没患过感冒。有时天气突变，我就即时按摩，感冒从未发生。"

荐方人：安徽省滁州市沙河中学　李荣辉

我不感冒的绝招

方法：在每个节气的第一天用食指按摩人中、风府（在哑门穴上凹陷中）穴各20次，也可于早晨起床穿衣或出门时各按二穴位20次。总之，当你觉得身上冷或准备下冷水前要先按摩上面介绍的穴位，两手同时按也行，一只手前后各按20次也可。在接触有感冒的人时，按二穴20次保证传染不到你，大概是由于按此二穴邪气不得进，正气能保留，以正压邪之故。

百姓验证：福建厦门市体育路17号叶文武，男，68岁，干部。他来信说："我按本条方进行锻炼，并长期坚持，近年来几乎不患感冒，从而达到了防病健身的目的。此方确实有效。"

我用茵陈蒿防流感效果好

配方及用法：茵陈蒿全草6～10克（1人用量），加水熬至药液相当于生药量的3～4倍时即成。每次口服20～30毫升，每日1次，连服3～5日。如作治疗用，每日2次。

百姓验证：甘肃秦安县郭加乡胥毅，男，30岁。他来信说："我母亲每年冬季都患感冒，住院花药费近千元。后来用本条方治愈，再未住过医院，节省了大量的医药费。"

引自：《新医药通讯》（1973年第27期）、《单味中药治病大全》

我用干葱和醋治好感冒病人无数

配方及用法： 干大葱两棵（100~150克），食醋100~150毫升。空腹生食大葱，用醋送服。一般1剂便好（退烧止咳特有效）。胃有毛病的患者慎用。

百姓验证： 贵州遵义市遵义铁合金厂朱伟，男，42岁，干部。他来信说："本厂退休职工吴成新患感冒，在厂职工医院打针吃药1个多月，花药费200多元未愈。后来用本条方治1次见效，2次治愈，只花10元钱。"

葱白姜盐治感冒32例均在2日内痊愈

配方及用法： 葱白头、生姜各30克，食盐6克，白酒一盅。将前3药共捣如糊状，再把酒加入调匀，然后用纱布包之，涂擦前胸、后背、手心、脚心及胭窝，涂擦一遍后，嘱患者安卧。涂擦后半小时即有汗出，热渐退，全身自觉症状也随之减轻，次日可完全消失。

疗效： 治疗32例，均1~2日治愈。

引自： 1976年第1期《新中医》、1981年广西中医学院《广西中医药》增刊

我用大葱汁治感冒一夜可愈

方法： 取约10厘米长的葱白一段，捣烂取汁，睡前服一酒杯，一夜治愈感冒。（此方疗效比阿司匹林还佳，无副作用）

如因感冒咽喉疼痛时，可取葱白竖切，切面朝里，敷脖颈睡觉，一夜治愈。（李肃）

百姓验证： 浙江舟山市普陀区沈家门北安路13号司永明，男，67岁。他来信说："我用本条方治愈10多人的感冒，效果特别好，一般一夜过后感冒症状就消失了。"

引自： 1997年8月18日《辽宁老年报》

巧法按摩治感冒均显良效

我在临床实践中，摸索总结出一套快速治愈感冒的方法，现介绍

如下：

令患者端坐于椅上，全身放松。术者站于患者背后，用双手中食指逆时针旋转按揉患者鼻梁下两侧数十下；然后抹至印堂穴时，一手托住患者后脑，一手用中食指按前法按揉印堂穴数十次；接着用双手中食指从印堂穴用力沿眉毛抹至太阳穴，揉数十下；接着再用双手中食指从太阳穴经率谷穴分别用力抹至双风池穴处，一手托住患者前额，一手用中食指按揉（前法）双侧风池穴各数十下，结束为一遍。一般按揉5~7遍就行了。

若患者发烧，加按揉大椎穴数十下；若患者咳嗽，用双手大拇指分别推患者双内关穴50次（一上一下为一次）后，再分别用双手大拇指压双内关25下（一紧一松为一下），最后，令患者用双手大拇指互搓鱼际穴，至发热为度。

按上述方法施术后，患者鼻塞即可通畅，头疼减轻，发烧逐步缓解，1~3小时可恢复正常。用此法按摩，不论有无功底，为人为己按摩，均有良效。

荐方人：湖南东安县　陈有云

我以生姜加感冒通敷腕脉处退高烧迅速见效

方法：取拇指般大小生姜一块，洗净后切为两半。将2片感冒通（如是"热伤风"用感冒清）研成粉末涂撒于姜片切面上，再将涂撒了药粉的生姜片切面分别紧贴在感冒发热患者左右手腕内侧中医把脉处，并用医用带状胶布把姜片固定在手腕上，松紧以药粉不散落为度。从姜片贴在感冒发热患者手腕时算起，一般5~10分钟即可退热。（马宝山）

百姓验证：江苏镇江市官塘桥乡家甸村周以荣，男，73岁。他来信说："王纲菊，女，53岁。一般每月发高烧3~5次，多时8~10次。经多家大医院诊治，始终不明原因，历经4年，百治无效，花费上万元。后经我用本条方治疗2次痊愈，不再复发。后来我又用此条方治好高烧患者100人。"

引自：1996年10月4日《家庭保健报》

鼻塞不通气的按摩疗法

上迎香、迎香（见下图）两个穴位的治病功能是治疗鼻塞不通。不用针灸，只用双手按摩这两个穴位，同样可以治好鼻塞不通。

按摩方法： 两手握拳，拇指中节的内侧由上向下快速按摩（即从上迎香到迎香），向下用力，向上不用力，一边按摩一边用鼻吸气（吸气到不能吸为止），共按摩36次；按摩完后抬头，双拳微翘，让开气路，同时喊"活"，气从口出。重复3遍，3遍为1次。

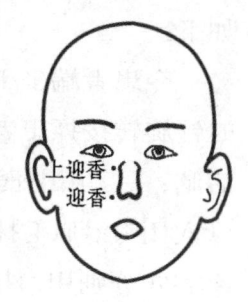

如鼻塞和鼻不通气比较严重，停2～3分钟后再做一次，如此做2～3次，即能治好鼻塞和鼻不通。

荐方人： 河南焦作市平光厂科研所　耿锡范

毒菌痢疾

痢疾，中医病证名。以痢下赤白脓血，腹痛，里急后重为临床特征。主要病因是外感时邪疫毒，内伤饮食不洁。病位在肠，与脾胃有密切关系。病机为湿热、疫毒、寒湿结于肠腑，气血壅滞，脂膜血络受损，化为脓血，大肠传导失司，发为痢疾。

我用扁眉豆花治愈红白痢疾

配方及用法： 扁眉豆花50克，黄砂糖50克。将扁眉豆花捣成蒜汁形，用白开水一碗冲沏，再将花渣滤出，然后加上黄砂糖，半温即可以服用。

注意： 若是白痢疾，可用扁眉豆白花；若是红白痢疾，可用扁眉豆的红白花各半。无禁忌，什么人都可以用。

1951年9月我在部队时，一位首长得此病已卧床不起，经多方治疗无效。我将此方告诉首长，遂得以康复。

荐方人： 河南正阳县付骞乡尚营学校　尚殿华

石榴皮治痢确实有效

50多年前，我不慎患了痢疾，有位好心的印度老太太送给一个偏方：采摘3～4朵石榴花，洗净并捣成碎块，然后加入半碗酸奶子，拌匀食之。按上述办法炮制，食后痢疾即愈。

又过20年，突然又患了痢疾，肚子下坠，疼痛难忍，每昼夜拉肚20多次，服用多种药物仍不见效。猛然间，我想起了石榴花配酸奶子治痢疾病的方法。可是当时无法找到石榴花，我抱着试一试的想法将半个石榴皮（药店有售）放入磁茶缸内，加水约500克煎至250克，倒入碗内，再加白砂糖少许，一次温服下。服后10分钟，肚子下坠减轻，拉肚次数明显减少；晚间又服1剂，竟获痊愈。后来我的同事与朋友服用此方，每每奏效。轻者1次，重者2次即愈。

引自：《老年报》

鸡蛋沾明矾治痢很有效

把小手指甲粒大的明矾一块研末，将鸡蛋煮熟扒皮沾明矾吃，每次吃1个，最多吃2次，立即治愈。

荐方人： 辽宁黑山县公路段　代金洪

用醋和明矾治阿米巴痢疾3日可愈

我患阿米巴痢疾久治不愈，后得一偏方，3天治愈。

配方及用法： 取食醋（最好是镇江醋）一调羹，明矾1粒（约黄豆大小）碾成粉状，放入食醋的调羹中，连醋带明矾粉一起服下。早、晚各服1次，每次按此比例配制。此方无副作用，同病者不妨一试。（徐建国）

用白酒烧红糖可治愈红白痢疾

前几年我害了一场严重的红白痢疾病，一天到晚要进进出出厕所十几次，弄得人难受极了，浑身没有一点儿气力，真是日夜不安。吃了不少药，花了不少钱，用了不少"单方"，结果都无济于事，病情一天比一天厉害，人也一天比一天消瘦。

后来，听一位老农说了一个验方，即用50毫升白酒，一小撮红糖，将红糖加入酒中，点燃1~2分钟，然后吹灭，待酒冷却后喝下肚，一天3次。我抱着试试的心理照此法喝了3次，确实有效，真比"泻痢停"还灵，花钱不多，方法简便。之后我将这个验方传给了一些患痢疾的病人，有95%以上的患者治好了。近几年来，我家大人孩子碰上痢疾，都未吃药打针，全是用此验方治好的。

师传秘方治菌痢初起获速效

配方及用法：上肉桂1克，用玻璃片或小刀刮去粗皮，研为细末，先取一半，用开水送下，1小时后再服剩下的一半。稍停片刻，再取生川军15克，搓粗末，分作3次服，每隔2~4小时服1次。服后片刻即觉腹鸣，旋即泻下较多恶秽稀粪，或有少量黏液脓便。泻后腹内即觉轻松。注意忌食生冷，休息一两天即愈。

疗效：见菌痢初起即投以上方，均获速效，无一失败。

荐方人：山西新绛县　蔺振玉

引自：广西医学情报研究所《医学文选》

痢灵汤治急性菌痢65例全部治愈

配方及用法：苦参、大黄各30克，刘寄奴25克。上药浓煎，取药液250毫升，温度调至37℃左右，以每分钟90滴高位保留灌肠，每天2~4次。要求先取右侧位，灌毕改为左侧卧体位，保留时间不得低于30分钟。

疗效：此方治疗急性细菌性痢疾65例，均在4天内痊愈。

百姓验证：李某，男，31岁。2天前会餐后不久出现发热，微恶寒，头痛而渴，神倦厌食，腹中痛，里急后重，拉下赤白脓血黏液，昼夜无度；舌红、苔黄厚腻，脉弦，体温38.6℃，白细胞$18×10^9$/L，中性0.76，淋巴0.24；大便镜检脓细胞"+++"，红细胞"++"，吞噬细胞"+"。取痢灵汤保留灌肠，6次后诸症消失，大便化验正常。

引自：《四川中医》（1988年第12期）、《单方偏方精选》

乌龙煎剂治菌痢76例全部治愈

配方及用法：乌梅30克，龙胆草15克，山楂20克，地榆12克。上药加水500毫升，浓煎，去渣取汁400毫升，每天服4次，每次100毫升，连服5剂为1疗程。

疗效：此方治疗急性细菌性痢疾76例，一般在2～4天内痊愈。

引自：《湖北中医杂志》（1988年第5期）、《单方偏方精选》

健脾解毒汤治霉菌性肠炎135例，治愈率100%

主治：霉菌性肠炎。

配方及用法：炙黄芪5克，怀山药（麸炒）6克，建莲肉6克，补骨脂4克，鸡内金3克，炒麦芽6克，土茯苓10克，大叶桉叶4克，苦参4克，金银花3克，炙甘草2克。每日1剂，每剂煎2次，混合2次药液分3次服（此为3岁左右儿童剂量，1周岁左右儿童及成人酌情加减剂量）。腹胀、腹痛明显者去炙甘草，加姜制厚朴5克，制香附3克，丹参4克；大便清稀加车前子4克。

疗效：本组患者135例，均痊愈，腹泻停止，腹胀腹痛消失，食欲增加，粪霉菌转阴为痊愈标准，并于粪霉菌转阴后每7～14天查大便一次，粪霉菌未再出现阳性。7天治愈者20例，14天治愈者48例，1个月治愈者52例，42天治愈者15例，痊愈率100%。

荐方人：湖南省郴州卫校附属医院副校长　周萍

引自：《当代中医师灵验奇方真传》

用仙鹤草煎服治痢160余人均痊愈

龙芽草（仙鹤草）可治痢疾，曾闻某草泽医久矣，以未深信，故不试用。吾乡杨若鹏将军，于民国二十九年（1940年）任钱江岸军指挥官，由前线归来，谓军中患痢者甚多，西药爱美丁不胜供给，取乡人验方，用龙芽草一味煎服汁，病院中160多人，皆经四五日而痊愈。

百姓验证：广东广州市五羊新城寺右新马路19号彭宗堂，男，35岁，保安员。他来信说："去年我外甥陈友生患了严重痢疾，到个体医生处打针吃药，花钱50多元，治疗2天未愈。后来用本条方仅服药2剂就彻底治愈了。"

引自：《中医单药奇效真传》、《潜厂医话》

老校长的献方治痢有良效

配方及用法：炒白芍30克，当归30克，车前子（单包）15克，萝卜籽9克，槟榔6克，枳壳15克，粉甘草6克。上药水煎服。

此方是一位老校长提供的，经多人服用，1剂大见轻，2~3剂痊愈。后来，镇医院医生用此方给患者治疗，均获良效。

荐方人：河南民权县退休教师　底世东

我用醋蛋治痢1剂见效

这是一个经过实践检验的有效验方，主治热性或湿热性的痢疾、腹泻。一般1剂见效，2剂痊愈。

方法：将250毫升左右食用醋（米醋用低度的，9度米醋应用水稀释）倒入铝锅内，取新鲜鸡蛋1~2个打入醋里，加水煮熟，吃蛋饮汤，1次服完。

百姓验证：江西泰和县城南路67号万凤麟，男，46岁，工人。他来信说："有一次我回乡探亲，晚餐时，妹妹吃了田螺后，突然感到腹痛剧烈，随即泻水样便，一次比一次厉害。这时我想起本条方，马上按方配制醋蛋给妹妹服用，仅1次即便欲消失。此方治毒痢疾确实灵验，既经济又方便。"

荐方人：广西蒙山县　覃熟才

地锦草治菌痢治愈率很高

解放军一〇四医院采用地锦草浸膏治疗细菌性痢疾，一次服用60毫升，治愈率达83.9%，二次服用，治愈率达96%以上。

细菌性痢疾是夏季常见的肠道传染病，这种病发病快，传染性强，患者一天拉脓便血数次，并伴有发烧、肚痛等症状。过去治疗多采用抗生素药品，疗程长，副作用多。现在，一〇四医院把地锦草熬成糖浆，针对不同病人，运用短程疗法，让病人一次服用30~60毫升，1~2次即可痊愈。

地锦草采集方便，家庭若发现痢疾病人，可采集鲜地锦草60克，洗净煎水一小碗加点糖，分1~2次服用，即可治愈。

地锦草还可治疗急性肠炎、副伤寒等其他肠道感染性疾病，效果都很好。（陈发军）

一味中药苏铁煎服治愈脓痢

王某，男，44岁。腹痛，腹泻，大便日行十余次，为黏脓血便，伴有里急后重感。大便化验，脓球"+++"，红细胞"+++"。曾先后用土霉素、黄连素、痢特灵等药物治疗月余无效。后改为苏铁50克，水煎服，每日2次，服药3剂而愈，随访至今未复发。

引自：《广西中医药》（1981年第4期）、《中医单药奇效真传》

苦楝子粉治白痢有良效

侯某，女，55岁。1969年10月21日初诊，便下白色黏冻状物，反复发作近两年半。曾在卫生院用中草药治疗，未见好转。近来全身浮肿，小腹微痛，大便日解8~9次，粪便夹白色黏液，里急后重，舌淡，苔薄白，脉沉细，诊为白痢。即以苦楝子150克，米拌炒成炭，研成细粉过筛，日服3次，每次服1.5克，服20天后愈。再服10天巩固疗效，随访10余年未复发。

引自：《广西中医药》（1983年第3期）、《中医单药奇效真传》

丝瓜络末治赤白痢有效

患者张某，男，41岁。曾患赤白痢，里急后重，用煅干丝瓜络末、黄酒对水煎，连服7日痊愈。

引自：《陕西中医验方选编》、《中医单药奇效真传》

生附子烘热敷脐治噤口痢有神效

配方及用法：生大附子（切片）1枚，放在无根火上（即生石灰，用冷水洒之，自有热气冒出），烘热后敷于脐上。冷则再烘。用于治疗噤口痢有神效。

引自：《中药鼻脐疗法》

田螺敷脐治噤口痢有奇效

配方及用法： 田螺20枚，或加麝香0.5～1.5克，共捣烂如泥，填敷脐中，每日换药1次。用于治疗噤口痢，有奇效。

引自：《中药鼻脐疗法》

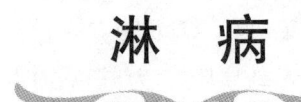

淋病

淋病是淋病奈瑟菌（简称淋球菌）引起的以泌尿生殖系统化脓性感染为主要表现的性传播疾病。其发病率居我国性传播疾病第二位。淋球菌为革兰阴性双球菌，离开人体不易生存，一般消毒剂容易将其杀灭。淋病多发生于性活跃的青年男女身上。

用单味药白花蛇舌草治淋病有效

淋病为淋病双球菌所感染，主要侵犯泌尿生殖器黏膜。近几年，我应用白花蛇舌草治疗淋病取得较好效果。

配方及用法： 白花蛇舌草25克，加清水2500毫升，水煎30分钟后，去渣，分3次服，每日1剂。

百姓验证： 何某，男，30岁。自诉有不洁性交史，近半月来尿频、尿急、尿痛，尿道口有小量黄白色分泌液流出，曾用青霉素、诺氟沙星治疗，症状有所改善，但病情反复，遂来我院就诊。诊时尿道分泌物涂片检查：可见革兰氏染色阴性双球菌；尿检：白细胞4个加号，蛋白1个加号，红细胞1个加号，上皮细胞少许；尿道口分泌物PCR检查淋球菌阳性，解脲支原体阴性，沙眼衣原体阳性。舌质红、苔黄腻，脉滑。即用上法治疗10天，诸症消失。为巩固疗效，继续治疗7天，复查各项指标均为阴性。随访1月余未见复发。

荐方人： 广东番禺市沙湾人民医院　何霖强

引自：1997年第1期《浙江中医杂志》

治淋病根除方

淋病乃为"脏"病，加上患者大多数羞于求医，使其延误时久，更使痛苦加重。此处介绍中国秘术中治淋病除病根之方如下：

秘方一： 用厚朴之心（可将厚朴树之皮去除而取其树心）、胡桃之肉、红花等物一起煎汤汁，连服数次，便可使淋病痊愈。

秘方二： 将生鸡蛋浸泡于醋中一天一夜后，连壳一起捣碎食之，服后1~2天内，再用艾于肚脐下4寸处灸之，可收奇特之效。

引自：陕西人民教育出版社《中国秘术大观》

单药败酱草治淋病有效

配方及用法： ①内服法，取败酱草50克，加水2000毫升，煎半小时，去渣，分4次服。每6小时1次。②外洗法，取败酱草100克，加水2000毫升，煎半小时，去渣待凉，分两次洗前阴，每日1剂。

百姓验证： 一位姓刘的男士，35岁，1989年8月16日初诊。自述有不洁性交史，近10天尿急、尿频、尿痛，尿道口有黄色分泌物流出，用其他药连续治疗无效。即用上述内服法和外洗法治疗5天，诸症明显好转；又继续治疗7天，尿液检菌阴性，尿常规正常，病告痊愈。

引自：《中医杂志》（1991年第8期）、《单味中药治病大全》

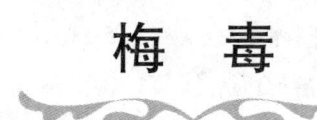

梅　毒

梅毒是由苍白（梅毒）螺旋体引起的慢性、系统性性传播疾病。主要通过性途径传播，临床上可表现为一期梅毒、二期梅毒、三期梅毒、潜伏梅毒和先天梅毒（胎传梅毒）等。是《中华人民共和国传染病防治法》中，列为乙类防治管理的病种。

我使用傅青主神医奇侠的治梅毒秘方特别有效

目前，在我国一些开放城市相继发现了一种极为严重的梅毒——梅毒性心脏病。这种病民间又称之为风梅毒心，它主要来源于不洁的性行为。患此病者多为嫖娼、淫乱者，他们感染上了梅毒螺旋体，引起生殖器患病。同时部分螺旋体通过血液进入心脏及大血管，并生长繁殖，不断释放大量梅毒素，使主动脉壁受到破坏，形成主动脉瘤，再逐步导致心脏负担加重，诱发心肌梗死。一旦心脏不能代偿时就必然发生心力衰竭，严重时主动脉瘤像炸弹一样引起破裂。患者一旦发生破裂症状，则必死无疑，绝无特效药救治！

那么，梅毒可治吗？

其实，在我国古代、近代的一些医书上已有答案，梅毒并不是不治之症。很多读者一定读过香港梁羽生先生的武侠小说《七剑下天山》，恐怕谁都对书中的那位神医奇侠傅青主记忆犹新吧！傅青主在历史上确有其人，名傅山，字青主，明末清初山西省阳曲（今太原市）人，排行第二，故又称之傅老二。这里撇开他那神奇的武功不论，专讲他的医术，较之小说中所描写，真是有过之而无不及。他生前特别注重民间秘方、偏方的收集整理，且治病不拘学派，用药不依方书，应手辄效，名重一时，被后人称为"医圣"。

傅青主所施用的治梅毒秘方有下列几种。

秘方之一： 金银花200克，当归100克，白术100克，土茯苓50克，天花粉20克，甘草25克。以上各味药水煎服，连服10剂则病愈。

秘方之二： 人参50克，白术50克，当归50克，黄芪50克，大黄50克，金银花50克，土茯苓50克，石膏50克，甘草15克，远志15克，天花粉15克，柴胡10克。

以上各味药水煎服，服用2剂后，上述药方减去大黄、石膏2味，再加上茯苓100克，连服4剂后，可治愈其病。

当梅毒侵害到人的鼻咽时，常会鼻色变黑、鼻柱自倾，甚至腐烂外溃，甚为严重。此种情况用下方治之。

秘方之三： 金银花150克，玄参150克，麦冬100克，桔梗50克，甘草50

克，天花粉30克，丹砂（生冲）5克。以上各味药除丹砂外水煎服，服用10剂则全身梅毒尽数驱出体外，可望根治。

梅毒入体侵骨，毒素散于骨髓之中，可采用下方治疗。

秘方之四：白茯苓100克，土茯苓100克，当归100克，柴草100克，金银花100克，生甘草10克。以上各味药拌水、酒各半煎服，连服10天剂后，病即可痊愈。

百姓验证：山东栖霞市栖霞镇付井村衣玉德，男，60岁，农民。他来信说："本市大柳家乡段庄村冯连卿患重症梅毒，在乡医院治疗10多天没有效果，反而越来越重。又到市人民医院治疗，用尽各种药还是疼得厉害，药费花了1700多元。家人只好把他抬回家另想办法。后来听本村刘东海说我能医治，便来找我。我到他家一看，患者阴部周围溃烂已有碗口大，阴茎皮肉全无，只剩下神经了，病情特别严重。我当即用本条秘方之二为他施治，服药4剂时，即有特别效果。由于药效的作用，把小腹下部攻破了一个口子，从里面往外流脓水，又续服6剂后，基本痊愈，整个治疗过程才花药费600余元。"

引自：《神医奇功秘方录》

灭梅灵治梅毒有好效果

配方及用法：雄黄、矾石各10克，麝香0.15克。矾石不易购到时可用磷黄代替，麝香可用松香代替。即雄黄6克，磷黄、松香各9克，三样研为一体加香油涂抹。如加猪油拌和比香油好得更快。

有一位女青年患有梅毒（性病），已瘦得吓人，奇痒难忍，经四处医治，花钱很多，就是治不好。后经献方人用此方治疗，现已痊愈。他利用此方又有了新的突破，方中的3味药他调换了2味药（因原药有2味不好买），万没想到经他重新配伍的药方，不但治梅毒有特效，对各种皮肤病、外痔等效果也佳。现在他把此方取名为"灭梅灵"。

荐方人：辽宁鞍山鞍钢南部机械厂福利科冷库　尹奉玺

祖传秘方治晚期梅毒溃疡效果很好

主治：晚期梅毒溃疡。

配方及用法：水银、绿矾、火白盐、明矾各15克，醋一茶杯，硝15克。先将水银研匀，将诸药置水泥罐内，煮至熟鸡蛋色样，再以升降法炼之，加入90克面粉为丸600粒。每日2次，在早、晚空腹时各服1粒，用咸菜叶包裹药丸，连茶汤送下，服至病愈。在服药期间如发生齿痛，可另用治牙痛药处理。

禁忌：服药后忌食牛肉、韭菜、蒜、鲫鱼、菰、鸡、猪头肉等120天。

疗效：曾治疗22例，有效率95%以上。

荐方人：福建省　林正理

引自：广西医学情报研究所《医学文选》

用鼻吸烟法治梅毒很有效

主治：梅毒性关节炎、天虫吃鼻（马鞍鼻）、臁疮、脱肛。

配方及用法：朱砂6克，梅0.3克，云黄连1.5克，广丹3克，银朱1.5克，以上5味共研细末用棉纸卷成条，分作五段，每天熏一段（用火点燃，以鼻孔吸入烟气）。

注意：每天应注意口腔卫生，保持口腔清洁。

备考：本人曾患风瘫，不能走路，筋骨疼痛，自己连衣服都穿不上，用此方治愈。以后又用此方治愈数人。

荐方人：广西　黄荣枝

引自：广西医学情报研究所《医学文选》

此方治妇人梅毒15剂可痊愈

主治：妇人梅毒及其所致不孕或流产，或阴部溃烂肿痛。

配方及用法：土茯苓31克（先煎），忍冬藤31克（先煎），羌活9克，大黄9克（后下），前胡6克，薄荷4.5克，甘草3克。用水600毫升先煎前两味，煎至400毫升下羌活、前胡、薄荷、甘草，煎成200毫升再下大黄，煎3分钟，分2次服。

疗效：一般服10~15剂痊愈。

引自：广西医学情报研究所《医学文选》

乙 肝

> 慢性乙型肝炎（简称乙肝）是指乙肝病毒检测为阳性，病程超过半年或发病日期不明确而临床有慢性肝炎表现者。临床表现为乏力、畏食、恶心、腹胀、肝区疼痛等症状。肝大，质地为中等硬度，有轻压痛。

我用蚂蚁粉治愈乙肝和肝硬化

我于1974年患肝炎，经多次住院以及常年服药治疗均不见效，病情逐渐加重，行动困难。离休后，病情进一步恶化，不得不再度入院，经全面化验及CT检查，判断已发展至肝硬化，我对治疗失去了信心。后来听说蚂蚁粉对乙肝、肝硬化治疗效果好，便抱着试试看的态度买了1000克。按期服用2个月后，去医院做肝功、转氨酶、乙肝、丙肝和蛋白比例等计19项检查，除澳抗尚呈阳性外（很多正常人澳抗也呈阳性），其他全部正常。这种奇迹是我意想不到的，蚂蚁粉真是太神奇了！

目前，我对生活充满信心，健康恢复得很快，吃得香，睡得好，早晨锻炼1个小时也不觉得累，看来我可以安度晚年了。

百姓验证： 内蒙古巴林左旗浩尔吐乡三组王兴贵来信说："本村王丽卉，女，24岁，经常胸肋疼痛，在乡卫生院诊断为乙肝。我用本条方1个月为她治愈。"

荐方人： 辽宁辽阳市　胡启中

治乙肝特效秘方

我们在长期肝病研究中，研制出一种治疗乙肝特效方，经多年应用观察，疗效卓著。一般患者服药5个疗程即可痊愈。经过750例统计，有效率达96.5%。对肝硬化也有显著效果。

配方及用法： 冬虫夏草100克，石松80克，蜂尸100克，守宫60克，茵陈80克，五味子60克，陈香60克，羚羊角40克。将诸药晒干共碾细粉，每次内服5克，每日2次，30天为1疗程。服药期间忌白酒、辣椒。

荐方人： 安徽寿县肿瘤乙肝研究所　马彬

我服醋蛋液使乙肝等病好转

我从去年7月初开始服醋蛋液，直到本月18日才暂告一段落。因我过去曾患过十二指肠溃疡，为避免醋蛋液对肠胃的刺激，我服醋蛋液时所加入的蜜糖量基本上是同醋蛋液量相等。我服醋蛋液之前，患有多种慢性疾病：一是40多年的内痔，大便时只要稍一用力就会滴血；二是自从1985年患乙型肝炎后，小便尿色黄红且气味难闻；三是两小腿内侧经常浮肿；四是10年来经常有肛下坠的感觉；五是长期血压偏低，收缩压12千帕（90毫米汞柱），舒张压6.7~8千帕（50~60毫米汞柱）；六是随着年龄增长记忆力有明显的减退。服3个醋蛋液后内痔已痊愈，小腿浮肿同时消失。服4个醋蛋液后尿色开始转清，异味随着消失，肛坠的感觉基本上也没有了。血压目前已基本上恢复正常，收缩压16千帕（120毫米汞柱）左右，舒张压9.3千帕（70毫米汞柱）。记忆力也有所好转。据一些服醋蛋液的老同志介绍，醋蛋液治疗肩周炎和因内寒所引起的胃痛效果也很好。有两位离休的女同志都患肩周炎多年，手上举困难，向下活动不能接触背部，服一个多月醋蛋后病情均大有好转。

百姓验证： 云南彝良县牛街镇32号李连禹，男，35岁。他来信说："四川筠连县的郑全，原患病毒性肝炎，现在见饭有反呕现象，不思饮食，上腹部有胀满感，困倦，夜不能寐，四肢酸痛无力，身体消瘦，经常好感冒，在多家医院治疗无效。我按本条方为他治疗，只用了9个鸡蛋就痊愈了，现在体重比原来增加了5千克。"

荐方人： 广东肇庆市　费朗

注： 醋蛋液制作方法，请见本书最后面的附录。

本方治疗乙肝、肝硬化腹水效果好

慢性乙型肝炎为乙肝病毒所引起的一种具有较强传染性的免疫疾

病，病程较长，反复性高。因此，大多数患者表面抗原阳性长期难以转阴，病程迁延不愈可导致患者预后不良。

多年来，我应用师传秘方治疗此病数千例，经长期临床观察，效果颇佳，愈后很少复发，现将此方公布于众。

配方及用法： 蜻蜓60克，蛤蚧50克，冬虫夏草60克，蜜蜂尸175克，生黄芪65克，守宫30克，北山豆根40克，虎杖40克，大黄炭40克，制䗪虫35克。上药共研成细药面，过120目筛，贮存瓶内备用。每次服5克，白开水送服，每日2次，早、晚服用。30天为1疗程，1疗程后检查肝功能。一般3个疗程即可治愈，最长者不超过5个疗程。

本方对治疗肝硬化腹水亦有很好效果。曾对535例患者进行观察统计，结果乙型肝炎有效率为98.1%，肝硬化腹水有效率为89.8%。

注意： 治疗期间及愈后半年内忌烟酒、辣椒、肥肉，避免性生活，保持心情舒畅，多注意休息。

荐方人： 安徽颍上杨湖沙淮新村中医诊所　马斌

五毒散治乙肝疗效奇特

我通过长期医疗实践，研制出一种治疗乙型肝炎的奇效方"五毒散"。此方经多年临床治疗观察，疗效奇特。一般患者服用3~5个疗程即可痊愈，有效率达96%。对肝硬化也有一定的疗效。

配方及用法： 醋制蜂尸60克，黑蚂蚁60克，蜘蛛50克，守宫50克，蚂蟥40克，黄芪60克，茵陈蒿50克。将上药晒干，共碾细末，过100目筛，即可装瓶备用。每次5克，用温开水冲服，每天2~3次，30天为1疗程。

注意： 患者服药期间勿饮酒，勿食辛、辣等有刺激性的食物。（马斌）

引自： 1997年第5期《农家顾问》

本方治乙肝疗效好

配方及用法： 泽漆40克，黄芪20克，青皮10克，陈皮10克，大黄12克，苦参15克，柴胡12克，猪苓10克，赤芍15克，贯众10克，甘草10克。每日1剂，水煎2次，早、晚分服，30天为1疗程。

疗效： 服药1个疗程，95%肝功各项转为正常；服药2个疗程，乙肝表面抗原转阴率64%；服药3个疗程，乙肝表面抗原转阴率77%，并产生抗体。自服药之日起，足3月复查。

荐方人：江苏沛县敬安镇葛口卫生所　张洪月

乙肝煎治乙肝25例全部有效

配方及用法：黄芪、丹参、虎杖、土茯苓、白花蛇舌草、皂角刺各25克，露蜂房、甘草各9克，菌灵芝（研末冲服）5克。每日1剂，水煎服。30天为1疗程，总疗程为3～4个月。

疗效：此方治疗乙型肝炎25例，临床近期痊愈15例，好转10例。

百姓验证：余某，男，32岁。3年来常感乏力，肝区隐痛，1985年5月9日经某人民医院诊断为慢性乙型肝炎。实验室检查：HBsAg"+"，谷丙转氨酶4167.5nmol·s^{-1}·L^{-1}。予乙肝煎治疗，1个疗程后HBsAg滴度由1∶126降至1∶150；3个疗程后HBsAg"-"，谷丙转氨酶下降到2000.4nmol·s^{-1}·L^{-1}，自觉症状消失，服完总疗程后，检查肝功能4次，HBsAg持续阴性，肝功各项正常。

引自：《四川中医》（1987年第3期）、《单方偏方精选》

甲　肝

> 甲型病毒性肝炎，简称甲型肝炎、甲肝，是由甲型肝炎病毒（HAV）引起的，以肝脏炎症病变为主的传染病，主要通过粪—口途径传播，临床上以疲乏，食欲减退，肝肿大，肝功能异常为主要表现，部分病例出现黄疸，主要表现为急性肝炎，无症状感染者常见。

我服醋蛋液治好肝炎等多种疾病

我年近花甲，患有肝炎、肺结核、食道炎、冠心病等多种疾病。1987年以来，我坚持每天早、晚饭后服一汤匙醋蛋液，取得了好的效果。最近医院复查证明，食道炎症状消失，肺结核钙化，胃溃疡缩小，肝功能正常，心脏功能改善。

制醋蛋液的方法：杯中置醋（9度以上的食醋，如山西产的老陈醋、江苏产的镇江陈醋等）100毫升，放入洗净的鲜鸡蛋1枚，浸泡3~7天，等蛋壳软化，挑破薄皮，经搅匀后即成。服用时可将原液一汤匙加适量开水及蜂蜜调匀，空腹或饭后服均可。

荐方人：河南潢川县水利局　张德珠

引自：广西科技情报研究所《老病号治病绝招》

疏利清肝汤治急性甲型肝炎60例全部有效

配方及用法：藿香（后下）、薄荷（后下）、五味子各6克，车前子（包煎）、龙葵、马鞭草各30克，生大黄（后下）3克，飞滑石（包煎）、生苡仁各15克，茯苓、白芍、枸杞各12克。每日1剂，分2次服。

疗效：治疗60例，其中痊愈40例，显效14例，有效6例，疗程最短20天，最长90天，无一例失败，有效率100%。

注意：黄疸显著者加用静滴，在5%~10%葡萄糖液中加入10~20毫升茵栀黄注射液，每日1次。肝大明显者加用肌注田基黄注射液，每次2~4毫升，每日2次。

引自：《上海中医药杂志》（1989年第12期）、《实用专病专方临床大全》

黄疸型肝炎

从患者开始有症状到出现黄疸这段时间，约为数日至2周。起病时患者常感畏寒、发热，体温38℃左右，少数患者可持续高热数日。更为突出的症状是全身疲乏无力、食欲减退、恶心、呕吐，尤其厌恶油腻食物，上腹部堵胀满闷，尿黄似浓茶水，大便较稀或便秘。

中西医结合治疗黄疸型肝炎50例全部治愈

主治： 黄疸型肝炎。

配方及用法： 茵陈30克，黄芩10克，胆草10克，大黄10~30克，虎杖10克，柴胡10克，金钱草15克，蛇舌草15克，板蓝根15克。上药放入大罐头瓶中，开水冲泡后取汁内服，每日3次，小儿量酌减。

疗效： 观察50例病人，服药量最少16剂，最多34剂，平均24剂，临床症状消退，肝功能检查正常。服上药后均有不同程度的泄泻，一般每日2~3次，疗效最好。治疗24天，其治愈率100%。说明早期用药，抓住时机，改变煎法，是治疗黄疸型肝炎的一种有效途径。

荐方人： 山西省阳泉市中医院内科主任　郭晓中

引自：《当代中医师灵验奇方真传》

消毒丹治疗急性黄疸型肝炎208例，有效率100%

主治： 病毒性急性黄疸型肝炎。

配方： 茵陈、苡米、板蓝根各20克，田基黄30克，泽泻、楂肉、猪苓、云苓各15克，木贼、丹参、泽兰、陈皮各10克，甘草5克。

用法： 将上药入罐用清水盖药面，浸泡10~15分钟，然后煎15~30分钟取汁，每次约25毫升，日服2次。若腹痛甚加厚朴10克，白蔻5克；呕吐剧加法半夏6克，竹茹10克；便结难行加大黄、枳壳各10克；全身酸痛加秦艽、柴胡各10克；目赤舌质红赤加胆草、生地各10克。忌食肥肉猪油、酒类、酸辣、腌菜，以及油炸、煎炒、辛燥之物。

疗效： 一般服药3~5剂，临床症状明显改善，20剂痊愈。曾治208例，痊愈（临床症状完全消失，肝功能复查正常）204例，显效（临床症状完全消失，肝功能复查有单项指数不正常）3例，好转（黄疸消退，症状改善，肝功能复查不正常）1例，有效率100%。

荐方人： 湖南省衡阳市农业科学研究所职工医院主治医师　谢光辉

引自：《当代中医师灵验奇方真传》

根治急性黄疸型肝炎特效方

主治：急性黄疸型肝炎。

配方：①外用方，鲜野芹菜（石龙芮）。②内服方，鲜金钱草。

用法：①鲜野芹菜根茎30克捣成泥状，敷于上肢内关或肘弯内、外侧及肩下肌肉丰厚部，男左女右。每次只敷一个部位，可换部位多次使用，至症状减退为止。敷药6～12小时出现黄液泡，刺破放出黄水涂上紫药水即可。下肢也可敷药。②鲜金钱草洗净与鸡蛋煮熟，即成药蛋，食蛋喝汤（淡食）。每日3次，每次1枚。药汤当茶频饮。

疗效：用本方治疗急性黄疸型肝炎130余例，疗效理想，危重症均能转危为安。

百姓验证：教师石某某，男，51岁。1991年12月28日就诊，市医院诊断为急性黄疸型肝炎，服中西药一星期无效，吃喝即吐，面黄、身黄、目黄、尿黄诸症未减。用此外用内服方治疗1次，出现明显效果。连续治疗4次，一星期后诸症消失，未服其他药物治愈。随访未复发。

按语：本方有明显退热退黄作用，功专力宏，治急性黄疸型肝炎颇为灵验，兼具根治效果。临床上只要认证认药准确，使用必见奇效。病未愈期间，禁食荤、腥、油腻及辛辣食物。

荐方人：湖北省鄂州市蒲团骨伤科诊所中医师　汪升阶

引自：《当代中医师灵验奇方真传》

我应用瓜香散治各种黄疸疾病数百例，效果颇佳

主治：阳黄，满身如金，如黄疸型肝炎、胆囊炎等。以黄疸为主见证者皆可用之。

配方及用法：甜瓜蒂15克，白丁香10克，茵陈15克，广郁金9克。上药共研极细末，贮瓶备用，勿泄气。取本散少许，交替吹入两鼻孔中，每日3次，以鼻中流尽黄水为度，或用本散擦牙，使口流涎水，效果亦佳。

疗效：经治各种黄疸性疾病数百例，退黄效果颇佳。通常3～5天即可效，有效率达97%以上，轻者病愈，重者缓解。若能配合内治，则奏效更快。

百姓验证：浙江武义县熟溪街道唐日珍，男，62岁。他来信说："我的堂弟患胆囊炎，服过很多药不见好转，后来我用本条方为他治疗，2剂痊愈。"

引自：《中药鼻脐疗法》

水煎车前草服1周可退黄疸

黄某，36岁。患阳黄症，面目肢体俱黄，胁肋胀痛，右侧更甚，纳呆神疲便溏，小便色如浓茶，舌苔黄腻，脉象细弦。嘱其家人至田野挖取车前草3棵，洗净水煎，然后调入食糖适量温服。每日早、晚各1次。连服1周后黄疸退，诸症消失。

引自：《浙江中医杂志》（1990年第1期）、《中医单药奇效真传》

"美人计"与山黄芪的故事（治黄疸肝炎）

《三国演义》中有一段脍炙人口的故事，那就是周瑜施美人计，欲骗刘备到东吴来招亲，然后要挟刘备交还荆州。谁知诸葛亮早有锦囊妙计，结果吴国赔了夫人又折兵。刘备中年丧妻娶了孙权的妹妹，确也一时为声色所迷，完全忘记回荆州了。不料后来刘备患上了急性黄疸型肝炎，身软乏力，食欲缺乏，且伴有低热和恶心呕吐，而后小便和眼白均有黄色，民间俗称此为"失力黄胖"症。幸而吴国太身旁有个懂得中草药知识的老管家，他从富春江南、北的山坡上采来野生豆科类植物山黄芪，将其根切短洗净加红枣煎汤，让刘备代茶饮。此方作用十分了得，刘备服十余天后，胃口大开，神清气爽，黄疸退尽且脸色转红润，这急疾竟很快痊愈了。吴国太大喜，赏了老管家。此单方也由此流传开去，所以，至今民间还有人用山黄芪炖红枣治疗黄疸型肝炎呢。

山黄芪其学名为金雀根，又名为锦鸡儿、土黄芪，属豆科类植物，秆细，叶小，枝干呈银灰色，夏季开小白花，其形状颇似盆景梅花。它味甘，性微温，有益气、活血、止痛、利尿等功效。民间用它治黄疸型肝炎的经验方是：

山黄芪和红枣的比例为1∶2左右，加冷水，先煮沸，再以文火炖熟，然后吃枣饮汁。如稍加白糖，可使之清香甜润。据药农称，未得肝炎的人服饮此剂,不仅预防效果好,而且对身体还有保健的益处。但病人在服药期间及肝功能恢复正常后的一段时间里,应少食酸辣、严禁烟酒、注意休息,以利完全康复。(韩希贤)

引自:《生活与健康》

其他型肝炎

> 病毒性肝炎是由多种肝炎病毒引起的以肝脏病变为主的一种传染病。临床上以食欲减退、恶心、上腹部不适、肝区痛、乏力为主要表现。部分病人可有黄疸发热和肝大伴有肝功能损害。有些病人可慢性化,甚至发展成肝硬化,少数可发展为肝癌。

我花2万元没治好的肝炎用此方治愈了

乙肝阳转阴是痊愈的主要标志。目前治疗乙肝的有效药物甚少,我们探索10余年,用化肝1号2~4个月转阴率达90%左右。现特奉献此方供患者试用。

配方及用法: 青黛170克,血竭150克,沉香90克,犀角90克(或水牛角180克)。上药粉碎过筛,制成丸或片剂1000粒,日服2次,每次10粒。

待抗原转阴后再用下面方治疗:冬虫夏草90克,蜂尸170克,西洋参90克,刺五加90克。上药粉碎过筛,制成片剂1000粒服用,服法同上。

禁忌: 服药期间,忌烟、酒、辣椒、葱、蒜;严重胃炎、胃肠溃疡患者及孕妇禁服,月经期停服。

百姓验证: 河南浚县来店乡来店村梁秋玉来信说:"我10年前患了慢性肝炎,跑了很多家医院,花了2万多元,病也没治好,曾几次轻生。后来得此秘方,服用3个月我的肝炎就治好了。"

荐方人: 河南省淇县高村乡吕庄　夏合保

泥鳅粉治急、慢性肝炎35例全部有效

配方及用法： 泥鳅500克。上药烘干，研末。每次9克，每日3次，饭后服。

疗效： 共治疗急、慢性肝炎35例，经辽宁省盖县城关医院观察，疗程12～16天，有效率100%。

引自：《贵阳中医学院学报》（1991年第4期）、《单味中药治病大全》

口服甘露醇溶液治病毒性肝炎100例，有效率100%

配方及用法： 20%甘露醇溶液20毫升，口服，每天3次，10天为1疗程，以3个疗程为限。治疗期间停用一切药物，只给予高蛋白质、糖、维生素饮食。

疗效： 湖南省煤炭二处医院季典云医师报道：治疗100例，用药后症状体征消失，肝功能恢复正常，总有效率100%。其中1个疗程治愈42例，2个疗程治愈27例，3个疗程治愈31例。口服1次后轻度腹泻，连用3次后自行停止，全身无副作用。

引自：《实用西医验方》

治慢性肝炎特效方

配方及用法： 丹参12克，茯苓18克，佛手12克，枣仁15克，麦芽30克，谷芽30克，天茄子20克，岗稔根30克，鹰不泊30克，素馨针9克。上药加水三碗半，煎到大半碗服，每日1剂，不可中断，8～10剂见效，12～15剂根除。

注意： 各味药缺一不可，勿用相近药代替，否则无效。服药期间，忌食肥、腻、辛辣食物和饮酒，注意休息。

荐方人： 山东菏泽市一中前街华中服务中心　　王军峰

治急慢性肝炎有效方

配方及用法： 熊胆7.5克，炒蒲黄10克，五灵脂10克。3味研末，白蜂蜜制成7丸。加茵陈30克煎汁，白糖适量，早5:00～6:00空腹服下1丸，连服7

日。此方适于急、慢性肝炎，肝硬化，一期腹水患者，慢性病者以春季服用最佳。

注意： 禁忌房事6个月，忌猪油、猪肉及内脏。

荐方人： 安徽淮南市安城镇黑泥村　何吉堂

肺结核

> 结核病是由结核分枝杆菌引起的慢性传染病，可侵及许多脏器，以肺部结核感染最为常见。排菌者为其重要的传染源。人体感染结核菌后不一定发病，当抵抗力降低或细胞介导的变态反应增高时，才可能引起临床发病。若能及时诊断，并给予合理治疗，大多可获临床痊愈。

我服醋蛋液使肺结核病大有好转

我49岁，因患肺结核病退休了，一直用链霉素、异烟肼治病，但病不见好，吃不下饭，营养摄取不足，身体瘦弱。大夫说营养上不来，对治病不利。后来，我开始服醋蛋液，目的是增加些营养。只喝了几个醋蛋液，果然如愿。我的饭量大大增加，即使有什么上火的事，也不影响吃饭。谁见我都说我胖了，我也觉得身上有了力气，真叫人高兴！

百姓验证： 广西田阳县琴华乡月华村杨展，男，38岁。他来信说："我在29岁那年患肺结核咯血，住院治疗2个多月，花去医疗费2000多元，因怕花钱太多，病情还没有完全好就出院了。过了4年多，此病又复发。后来我用本条方治疗，肺结核痊愈。"

荐方人： 黑龙江齐齐哈尔市碾子山区　朱桂香

注： 醋蛋液制作方法，请见本书最后面的附录。

此方治肺结核疗效可靠

肺结核，中医谓之肺痨。我采用下方治疗肺结核患者78例，已有71例痊愈，5例正在治疗中，其余2例因有吸烟、喝酒习惯而未愈。

配方及用法： 天花粉、紫河车、生龙骨、生牡蛎、北沙参、桑白皮、苦杏仁、小百合各50克，生地黄、白芨、黑虎、冬虫草、黄芩、炙百部各30克，炒蒲黄、大蓟、小蓟、茜草炭、白桔梗、炙甘草各20克。上药共研极细末，加入炖至溶化的阿胶100克，用优质蜂蜜调匀，做成重10克的药丸。每次取2丸，嚼碎后用温开水送服，每日早、中、晚饭后半小时各服一次，连服60~100天即可愈。

该方对肺结核、急慢性支气管炎、支气管哮喘、支气管扩张并肺气肿等症也有显著疗效。

荐方人： 江西遂川县大汾乡米岭中心医疗室　华伟东

肺康保治肺结核54例全部有效

主治： 肺结核引起的咯血。

配方及用法： 穿破石30克，铁包金30克，白芨30克，百部30克，生甘草10克。上药共为细末，每次6克，蒸白糖服，每日2次，早晚服用，中午每次吃异烟肼1粒。

疗效： 治疗54例，用药1剂治愈37例，用药2剂治愈15例，用药3剂治愈2例，有效率100%。

荐方人： 贵州省玉屏县朱家杨镇中医士　赵永海

引自： 《当代中医师灵验奇方真传》

忙贵娶妻治肺痨的故事

忙贵，辽宁阜新蒙古族自治县红帽子乡克丑村人，7~18岁拜瑞应寺可格钦敖力布桑大夫为师。他的医术高超，行医至科尔沁左翼后旗金醍爱里（村），因当地财主金斗之女敖斯玛患肺痨3年，多方医治无效，金斗许下大愿说，谁治好其女之病，便把女儿嫁给谁。经忙贵大夫精心调治，配蒙药三旦尼苏，常饮煮沸之骆驼奶，不久病愈，便娶敖斯玛为妻。

三旦尼苏配方及用法：紫檀香15克，红花15克，广木香10克，五味子10克，诃子5克，藏桃5克，桔梗5克，白檀香5克，茵陈5克，远志5克，甘草5克，白云香5克，栀子5克，石膏5克，重蒌5克，丹参5克，熊胆2.5克。上药除熊胆外，共研成细末，再将熊胆研细末，对入其他药末拌匀，制成小豆粒大小泛丸，银珠为外衣。成人日服2~3次，每次服20粒左右，以白开水送服。

此方主治肺热咳嗽、胸痛吐血及肺痨等症。

引自：《蒙医妙诊》

健肺宝治空洞型肺结核疗效确切

主治： 慢性浸润型、纤维空洞型肺结核。

配方及用法： 白芨、浙贝母、天冬、百部（炙）、百合（蜜炙）各30克，童鸡（去毛及内脏洗净）1只。上药共为粗末，装入洗净鸡肚内扎好，放入锅内文火炖煮，加作料食盐、生姜少许，每周炖食1只药鸡，汤可饮，连续服食3个月为1疗程。一般服食2~3个疗程可基本痊愈，空洞闭合。

疗效： 临床观察10余例，效果可靠。

按语： 本方药精力专，疗效确切。方中白芨一味为君，有逐淤生新，补肺损疗咯血之功；天冬、百部二味抗结核抑菌；贝母、百合清肺化痰、解郁助肺而司清肃之令；尤妙在用童鸡一味血肉有情之品，鸡药合用培土生金，能增强机体免疫之能。证药合拍，安有沉疴不起哉？

荐方人： 甘肃省武威市人民医院门诊部　赵炎声

引自：《当代中医师灵验奇方真传》

本方治空洞型肺结核效果显著

配方及用法： 蛤蚧3对，黄连500克，百部、白芨各1000克。先将蛤蚧去头切成长条，用黄酒浸后，焙干，研粉。再将另3味以水洗净，晒干，粉碎过100~120目筛，与蛤蚧粉混合均匀，用开水泛为水丸，干燥即得。分装成300袋，每袋约9克。每次1袋，每日3次，饭后温开水送服。

疗效： 适用于肺结核、慢性纤维空洞型肺结核。经使用多年，疗效显著。治疗5例空洞型肺结核患者，均获显著效果。

引自： 1978年第5期《中草药通讯》、1981年广西中医学院《广西中医药》增刊

鼻吸鲜大蒜能治愈空洞型肺结核

张某，男，18岁。1982年7月初诊，吐血1个月，面苍白，精神差，呼吸急，脉洪大，舌偏红，苔薄黄；胸片右下肺野可见一透亮区，可见斑片阴影，左上肺外亦见少量淡薄模糊阴影，诊断为空洞型肺结核。遂取新鲜大蒜30克，捣碎，以鼻吸入，每次1小时，每日3次。3个月为1疗程（共需新鲜大蒜13.5千克，治疗期间停用其他抗结核药物）。经治1个月后，病灶吸收好转，空洞闭合，自觉精神好转，食量增加。3个月复查，病灶已吸收。

引自：《浙江中医杂志》（1983年第6期）、《中医单药奇效真传》

此方治单纯性肺结核效果好

配方及用法： 银花120克，黄连60克，黄柏60克，黄芪60克，僵虫60克，全虫60克，甲珠15克，苡仁60克，怀山60克，牡蛎60克，当归60克，百部60克，白芨60克，甘草60克，蜂糖1000克。上药共研细末，与蜂糖为丸120粒，每日早、晚各服1粒，饭后用白开水送服。一期结核病，1剂药服2个月；二期结核病，2剂药服4个月；三期结核病，3剂药服6个月。

只要不是遗传的和带有肺气肿的结核病，一般用本方都能治愈，即凡属单纯性的结核病，几乎可以包治包好。有的三期结核病人3剂药没吃完就好了。

荐方人： 福建福州市鼓山镇东山村　吴忠华

丁银夏枯丸治疗肺结核200例仅2例无效

主治： 肺结核。

配方及用法： 地丁草500克，夏枯草500克，金银花300克，山药300克，白芨300克，麦冬300克，尖贝60克，黄连15克，化橘红150克，当归150克，茯苓150克，甘草150克。将上药研细末，以淡猪油500克，蜂蜜3000克，文火炼熟除去水分，注意掌握火候。然后将药末加入调匀，为丸300粒，封藏待服，勿令霉变。每日早饭前服3粒，3个月为1疗程。咯血者加三七50克；盗汗加枣皮150克；潮热加白薇300克；空洞加蛤蚧2对，五倍子150克。

疗效：治疗200例，治愈（用药1个疗程，临床症状消失，病灶吸收）138例，好转（用药2个疗程，临床症状消失，病灶部分吸收）60例，无效（用药2个疗程，临床症状部分消失，病灶未见吸收）2例，总有效率99%。

荐方人：四川省达县中医院副院长　郑祥吉

引自：《当代中医师灵验奇方真传》

油浸白果治肺结核见效快

程某，女，18岁。患肺结核病已半年，症见咳嗽，吐黄痰，潮热盗汗，食欲减退，闭经，X线透视诊断为浸润型肺结核。服用油浸白果40天后，症状即消失。透视检查见病灶已钙化。油浸白果制法：在七八月份白果将黄时，尤以白露前后两三天内采摘最好。选择颗大表皮完整的，勿摘去柄蒂，勿用水洗，采下即浸没在菜油内，严密封盖，放在室内暗处。浸制之盛具宜瓷器及有色玻璃制品，忌金属器皿。浸泡时间至少80天，泡两三年尤佳。每天早饭前和晚上睡觉前各服1枚，初服半枚。服时将白果放在碗内，用筷子捣成黄豆粒大小块状，然后用温开水吞下，菜油不必服。一般服60枚左右。服后如身上出现红点，停服1周，待红点消失继续服用。

引自：《上海中医药杂志》（1982年第7期）、《中医单药奇效真传》

用夏枯草膏可治愈浸润型肺结核

主治：肺结核。

配方及用法：夏枯草120克，百合48克，百部48克，白芨30克，白蔹12克，白前15克，山药60克，田三七15克，鹿角胶30克，阿胶30克。除鹿胶、阿胶外，将余药共置于砂锅内，加入冷水至药面上1/3为度，用文火煎3～4次（每次20分钟左右），得药汁约2500毫升，然后入二胶以小火浓缩成半膏汁约1000毫升，密封备用。每次20毫升，每日3次，早、中、晚饭后服。每剂为1疗程（约半个月），忌辛腥之味。

百姓验证：杨某，女，46岁。患浸润型肺结核6年。抗结核治疗后继发药物性肝炎，日趋恶化。1987年6月9日起服上药膏4剂，全身症状减轻一半，肝功能亦渐正常。后继服9剂，现经拍片、B超、化验检查均已恢复正常功能。

荐方人：湖北省科川市民族中医院医师　彭代谷
引自：《当代中医师灵验奇方真传》

吃白芨鸡治肺结核咯血疗效甚佳

此方是专治胃出血、十二指肠溃疡出血、肺结核咯血等病的民间秘方，我经过几年的临床验证，疗效甚佳。

配方及用法：鸡杀死后，除毛和肠杂，洗净，将白芨装入鸡肚内，置砂锅中加水3000毫升，不放任何调料和盐，煮熟。让患者分多次吃，日食数次，7天内吃完，休息3~5天再吃1剂。一般吃3剂可愈。

荐方人：河南遂平县卫校　李德新　申请宝

骨结核

结核病大多发生于肺部，但也可发生于人体任何器官。约50%骨结核患者合并肺结核，结核菌核首先发生在肺部，在肺部感染后，通过血液的传播可以到全身很多系统去，可以导致骨骼系统结核、泌尿系统结核、消化系统结核等。

服醋蛋液有利于骨结核病痊愈

我老伴刘春华，在20多年前患有胯、腰椎骨结核。经不断治疗病情好转，但行动困难，腿浮肿，一天总要在炕上躺几次。夜间睡眠时，患处像有蚂蚁爬似的，翻过来倒过去总感觉不舒服。生活难以自理。

醋蛋液可以医病的消息，给我们全家送来福音。我老伴从去年冬11月开始服用醋蛋液，逐渐腿浮肿消了，蚂蚁爬的不舒服感也没有了，疲乏感好转，腿脚轻快多了，食欲增加，身体也胖起来。

荐方人：黑龙江齐齐哈尔市　陈为村

鳖甲粉可治愈溃疡性骨结核

配方及用法： 鳖甲50克，研成细粉。先在清洁的铝饭盒底层放适量医用白凡士林，上撒少许鳖甲粉，然后放上纱布条100块，再将剩余的鳖甲粉撒在上面，盖好饭盒盖蒸沸灭菌30分钟即得。病灶常规消毒，清除坏死组织，然后将鳖甲油纱条用探针轻轻填塞到病灶底部，隔日换药一次。对结核性脓肿未溃而有波动感者，切开后，处置如上法。

百姓验证： 王某，23岁，女士。右锁骨上有一2厘米×1厘米结核性溃疡2年多，经多次清创及多法治疗均不愈，用上方治疗29天获愈。随访3个月，未见复发。

引自：《辽宁中医杂志》（1982年第3期）、《单味中药治病大全》

壁虎尾巴治骨结核性瘘管见效快

配方及用法： 守宫（即壁虎）尾巴，放在瓦片上烤干，研成粉末备用（无需消毒）。使用时，清洁创面后，将药粉撒在瘘管基底部，瘘管需填满，稍加压力，创面用纱布包扎，一般2天换药一次。

疗效： 治疗8例结核性及慢性感染性瘘管，均治愈。一般用药2~3次后即有明显效果。治疗天数最短14天，最长30天。

百姓验证： 朱某，男，20岁。右骶髂关节处有一鸡蛋大隆起物，伴午后低热已2个月。检查：病灶中心有0.5厘米×2厘米之溃烂，分泌物多。血沉41毫米/小时。X片见右骶髂关节处骨质不规则减低，增生现象不明显。诊断：右骶髂关节结核。服抗结核药无明显好转。于是行病灶清除术，术后病灶周围愈合良好，但病灶中心形成一瘘管，脓性分泌物多，先后排出死骨3块，创面用链霉素、902软膏、赛梅胺等换药，瘘管始终不愈。改用守宫粉换药3次后，明显好转，用药7次痊愈。

引自： 1978年第4期《新中医》、1981年广西中医学院《广西中医药》增刊

巴豆猪脚治骨结核和骨髓炎很有效

配方及用法： 巴豆（去壳取仁）60克，猪脚1对。小儿及体弱者减半。

将巴豆仁用纱布包好，同猪脚置于大瓦钵内，加水3000毫升，炖至猪脚熟烂，浓缩至800毫升，除去巴豆仁和猪脚骨，不加盐，每日分2次空腹服。如未痊愈，每隔1周再服1剂，可连服10～20剂。适用于急慢性骨髓炎、骨结核、多发性脓疡。属急性或未破溃者，可单服此方；破溃流脓者，除服本方外，还应用红升丹纸条引流；有死骨者，应除净死骨。在服巴豆猪脚汤后的7天间隔时间，根据病人具体情况，习惯服中药者可予"木香流气饮"（《外科正宗》方）、"仙方活命饮"、"托里排脓汤"（《医宗金鉴》方），习惯服西药者可服雷米封、鱼肝油丸和抗菌素等。

疗效：治疗23例，痊愈17例，好转5例，无效1例。其中，骨髓炎11例，痊愈8例，好转3例；骨结核8例，痊愈5例，好转2例，无效1例；多发性脓肿4例，全部治愈。

百姓验证：李某，男，33岁。患左胫骨急性血源性骨髓炎3个月。经服上药当日疼痛大减，且能入睡，5日后局部肿胀消半，共服药6剂痊愈。随访5年未见复发。

注：①个别患者服后发生呕吐，嘱口嚼生姜，适时自止；如果腹泻难受，用生绿豆60克捶烂，冷开水对服即可。如服药后每日腹泻少于8次而全身情况又尚好者，属服药正常反应，不必处理，否则影响疗效。②巴豆乃辛热有毒之品，不可单独大量使用。

引自：1979年第1期《湖南医药杂志》、1981年广西中医学院《广西中医药》增刊

呼吸系统疾病

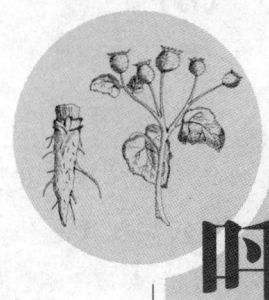

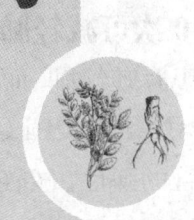

肺气肿

> 肺气肿是指终末细支气管远端的气道弹性减退、过度膨胀、充气和肺容积增大或同时伴有气道壁破坏的病理状态。按其发病原因肺气肿有如下几种类型：老年性肺气肿、代偿性肺气肿、间质性肺气肿、灶性肺气肿、旁间隔性肺气肿、阻塞性肺气肿。

喝醋蛋壳液10多天使我的肺气肿大大减轻

我今年67岁，患有气管炎、肺气肿病，再就是腿脚麻木，走路不听使唤，医生说我骨质疏松、缺钙，跌倒就有骨折危险。我受《食醋软化的蛋壳是一种难得的钙盐，并可全部被胃肠吸收》一文的启发，用100多毫升米醋泡了10多个鸡蛋壳（带软膜），每天晚上临睡前都喝上20多毫升醋蛋壳液，喝时加温开水适量并饮些茶。结果连服10多天我的肺气肿、气管炎哮喘就减轻了，早起咳痰少了，走路时腿也不发颤，头也不发晕，也不张口喘了。

荐方人：黑龙江省农科院绥化农科所离休干部　韩玉学

每天吹气球40次可减轻肺气肿症状

不少中老年人患有肺气肿，而肺气肿又是肺原性心脏病的祸根。为阻断这一恶性进程，不妨采用美国专家推荐的吹气球法，每天吹40次，以保持肺细胞及细支气管的弹性，减轻肺气肿的症状。临床实验显示，吹气球的效果优于单纯的深呼吸锻炼，也可两者交替进行，值得一试。

引自：1997年9月4日《益寿文摘》

喝香油能使肺气肿病情迅速缓解

患肺气肿和支气管炎的人，在睡前喝一口香油，第二天早晨起床后再喝一口，当天咳嗽就能明显减轻，见效快。此方经多人试用疗效可靠。

荐方人： 河北承德县三家乡中学　刘建国

咳　嗽

> 咳嗽是人体清除呼吸道内的分泌物或异物的保护性呼吸反射动作。虽然有其有利的一面，但剧烈长期咳嗽可导致呼吸道出血。正确区分一般咳嗽和咳嗽变异性哮喘，防止误诊。治疗咳嗽应区分咳嗽类型，西药、中药皆可，但以食疗为最佳。

我和老伴同喝醋蛋液治好许多病

真没想到醋蛋液能有这么大的作用。我老伴今年已是67岁，幼年因出麻疹得的咳嗽病，年轻时不理会，进入老年一年比一年加重，一到午后便不能干活，就是闭着眼睛躺着好；肝部触痛，还有硬块。每到冬天更重，裤裆总是湿着。偏方、药物用过多少，医院也没少去，总不见好。我是在十年动乱中，精神受折磨，思想忧郁得了脑动脉硬化，脑袋里总觉得混浊不清，说完话不知自己说的啥，一拿书本就困，去过几家医院都说这是老年人必然的病，没法治好。

我俩放弃了治好的信心，认为只能是加重，没有再治好的希望。后来，又试着喝醋蛋液。我俩每人喝到4个醋蛋液的时候，就停一段时间然后再喝。每人喝到12个醋蛋液的时候就停止不喝了。现在已过去多日，我老伴每天早起时咳嗽几声，白天一声不咳嗽，她整天干这干那，晚间也能睡实了，肝也不痛了，硬块也没有了，也能吃饭了，目前什么药也没吃。我现在头也不胀痛了，不但能写文章、看书报，而且一看就是几小时也不觉困了，说话也不用想一句说一句了，晚间一睡就是四五个小时，也不做噩梦了，睡醒脑袋感到清爽多了。

荐方人： 黑龙江依兰县离休教师　杨墨松

我睡觉含姜片止咳有奇效

我小时候,常常闹咳嗽,一咳就要好长时间,非常苦恼。有一天,妈妈在外面听人家说,晚上睡觉嘴里含片生姜,能止咳嗽,就怀着半信半疑的心情,让我晚上睡觉时含2片生姜。说也奇怪,连含了两三天以后,咳嗽就基本上好了。为了巩固这意想不到的效果,我又含了两三天,咳嗽完全好了。

去年冬天,我不慎受风寒,感冒咳嗽,又引发了心房纤颤,住院治疗后感冒好了,验血各项指标都正常了,胸部透视、拍片也都没有发现什么问题,可就是咳嗽老不断。止咳药水不知喝了多少瓶,治气管炎的消炎药也不知吃了多少,总不太管事,尤其是晚上躺下咳得更厉害。于是,我又用含生姜的办法来试治。果然含生姜的第1天,咳嗽就有所减轻,第4天竟基本上不咳了,又过了两三天,全好了。

含生姜能治咳嗽,其实是很有科学道理的。生姜味辛辣,是一种散发风寒的药物。一般的咳嗽,大多是由于受了风寒,生姜正好能散发寒气,祛痰解毒。

具体方法: 将生姜洗干净,先切去一小块,使生姜有个平面的切口,然后再切1~2毫米厚的薄片,晚上睡觉时将1~2片姜片含在嘴里腮帮的一侧或两侧,开始嘴里会感到有些麻辣,过一会儿就适应了。第二天起床时吐出。在含的过程中,如果嗓子发痒要咳嗽,可用牙齿轻轻一咬生姜,使姜汁与唾液一起慢慢咽下。姜汁通过喉部时能抑制嗓子发痒,可以减少咳嗽。如果条件许可,白天也含含姜片,治咳嗽的效果会更好。(王宝烈)

百姓验证: 湖南辰溪县长坪乡玉溪村刘泉清,男,19岁。他来信说:"受天气变化影响,我父亲时常咳嗽,却不肯用药。我用本方为他试治,5天就治好了,没花一分钱。"

吃大柿子也能治愈咳嗽

有一年我得了感冒,别的症状全治好了,只剩下咳嗽,药也吃了不少,就是不见好转。一直咳嗽了两年多,每到冬天病情更加厉害。后来,我的一位亲戚来北京出差,知道我的病情后,便告诉我冬至以后,每天早上空腹吃一个大柿子,直到好了为止。于是,我买了5千克北京大柿子,放到后窗台上，每天晚上拿到室内一个，等到第二天早上吃。说也真灵，5千克大柿子还没有吃完，我的病就痊愈了。几年来一直没有犯过。（刘炳基）

引自：1997年10月2日《老年报》

我用生梨川贝冰糖治肺热咳嗽比止咳糖浆效果好

配方及用法：生梨1个，川贝母3克，冰糖10克。将梨洗净后连皮切碎，加冰糖炖水服；或用大生梨1个切去皮，挖去心，加入川贝母3克盖好，放在碗内隔水蒸1～2小时，吃梨喝汤，每日1个。

按语：据传，清代有一位上京赶考的书生，路过苏州，向名医叶天士求诊。书生诉说："我只是每天口渴，时日已久。"叶天士诊其脉，问其症，劝他不要继续上京赶考了。书生听后，心里惧怕，但应试心切，没有听从叶天士的劝告，继续北上。赶到镇江时，听说金山寺有个老僧医道高明，便去求治。老僧告诉书生，每天以梨为食，口渴吃梨，饿了也吃梨，连续一百天，病症自会消除。书生按老僧的嘱咐去做，果真治好宿疾。书生高中回家途中又去见叶天士，讲了金山寺老僧替他治病的全过程。叶氏觉得老僧的医术比自己高明，就改名换姓，到金山寺拜僧为师。

百姓验证：广西桂林市临桂二七一队关彩文，男，63岁，他来信说："有一次我感冒了，到卫生所打针加服止咳糖浆就是不好。后来我用本条方很快就治好了，才花8元钱。"

引自：《小偏方妙用》

我用宁肺丸治疗支气管哮喘效果显著

1号宁肺丸配方及用法：海藻、昆布、蛤粉各150克，北沙参、百合、生地、玄参、茯苓、黄芩、钩藤、紫河车各90克，党参、黄芪、枇杷叶、半夏、陈皮、百部、杏仁、桔梗、蒌皮、马兜铃各60克，旋覆花、麻黄各45克，瓜蒌仁450克，白果100粒，小青蛙（干品）300克。炼蜜为丸。每日2～3次，每次6～9克，连服1000～4000克。

适应证：小儿患者及成年人支气管哮喘属病久体弱者。

2号宁肺丸配方及用法：生地、礞石、桃仁、钩藤各150克，大黄、大海子、陈皮、黄芩、党参、南沙参、白芍、紫河车各90克，昆布、蛤粉、海

呼吸系统疾病

藻各120克，瓜蒌仁500克，柴胡45克，当归、麻黄各60克，石膏180克，青黛9克，小青蛙（干品）300克。炼蜜为丸。每日2~3次，每次3~6克，连服500~1000克。

适应证： 小儿及成年人支气管哮喘属体质壮实偏热者。

疗效： 治疗数百例，病情多获得改善，不少病例多年未见复发。

病例一： 陈某某，男，45岁，干部。患支气管哮喘5年，于1970年9月分服1号宁肺丸1500克，服后1年内未发作。翌年起每年秋季起分服1500克，连续3年，随访7年未见复发。

病例二： 王某某，男，16岁。自4岁起患支气管哮喘，每月反复发作，夜间更甚，气候转变症状加重，常年服药，未见显效。1966年先后按上法分服2号宁肺丸500克，服药期间未再发作，于同年按上法续服500克，以后未服他药，10年未见复发。

荐方人： 广东省澄海区莲下神洲大队合作医疗站　高俊彦

引自： 1979年第3期《新中医》

我利用款冬花加糖治好复发性咳嗽

一妇人有咯血史（支气管扩张症），1972年冬受寒复发性咳嗽，服药日久不效。恐其久咳出血，即购款冬花30克，分成3份，用一份加冰糖2块（10克左右），冲泡开水一大碗（约500毫升），嘱其在1天内服完，第二天即咳止病愈。

百姓验证： 江苏通州市忠义乡河东村六组季贤妙，男，50岁。他来信说："我用本条方治好数十名气管炎咳嗽、顽固性咳嗽患者，均在3~5日内见效。"

引自：《新中医》（1981年第3期）、《中医单药奇效真传》

我用枇杷叶治咳嗽有特效

用枇杷树叶治小儿成人咳嗽，效果很好。

方法： 采新鲜枇杷树叶3~4片，洗净后放入小锅中煮出汁，然后加糖，色淡红、无味。日服4次，三餐后、临睡前各服3匙。

百姓验证： 广西宾阳县王世和，男，54岁，农民。他来信说："我村小学生王宝庆因感冒而咳嗽1个多月,我用本条方为他治疗,很快就治愈了。"

荐方人: 安徽含山县　秋枫

向日葵底盘治肺炎咳嗽效果好

配方及用法: 向日葵花花萼(底盘),数量不限,核桃(暗褐色的)适量。将核桃砸开,连皮带肉放在锅里加清水和花萼一起煮,然后喝水当茶饮。

荐方人: 辽宁沈阳市皇姑区湘江街21号楼353号　刘锦文

蜂蜜青萝卜治冬季咳嗽有奇效

配方及用法: 蜂蜜250克,青萝卜500克。将青萝卜切成细丝或薄片,用蜂蜜腌起来,待青萝卜腌透后,分两次将汤汁和萝卜吃下。

荐方人: 山东青岛　张胜敏

艾条穴位悬灸3次可治愈气管炎咳嗽

王某,女,46岁。患支气管炎已12年,每年冬季均发作3~4个月。近几日因受凉致该病发作,阵发性咳嗽,夜间较重,不能入睡,咯白色泡沫黏液痰,伴胸闷气短,服止咳药效果不明显。

取两侧肺俞、大椎、天突穴,用艾条在穴上悬起温和灸,每穴20分钟。当夜即感咳嗽减轻,痰量减少,尚能入睡。经3次治疗,诸症消失,达临床控制。

灸法: 艾条悬起灸,随症取穴,每穴每次灸10~15分钟,以灸至局部皮肤红润温热舒适为度。每日或隔日1次,重症每日2次,7天为1疗程。

支气管炎

> 支气管炎是指气管、支气管黏膜及其周围组织的慢性非特异性炎症。支气管炎主要原因为病毒和细菌的反复感染形成了支气管的慢性非特异性炎症。当气温下降、呼吸道小血管痉挛缺血、防御功能下降时利于致病，烟雾粉尘、污染大气等慢性刺激也可发病。

腌橘皮生姜当小菜吃也能治好气管"老毛病"

过去，我同不少老年人一样，一到冬季，由于冷空气刺激鼻腔和咽喉黏膜，常有浓痰咯出，有时支气管炎发作，还伴有咳嗽，无论白天黑夜，都离不开痰盂，形成一个"老毛病"。近几年来，我除了加强体育锻炼外，每到秋末季节，便腌制橘皮、生姜当佐餐小菜。这样做以后，有效地起到了止咳和消除咳痰的医疗保健作用，现在痰盂基本上不用了。随着年龄的增大，"老毛病"，反而得到了消除，我并没有医治或服什么特效药，主要是橘皮、生姜的"功劳"。

方法： 取新鲜橘皮（干陈的亦可，但不宜用保鲜防腐剂处理过的）洗净，用清水浸泡1天左右，或用沸水泡半小时，用手捻几遍，挤干黄色的苦水，再以冷开水洗涤，把水挤干，切成细丝，在阳光下晾晒。同时取鲜生姜（与橘皮等量或2∶1）洗净晾干切成丝，与橘皮丝相混合，然后加食盐和甜豆豉拌匀，装入陶瓷罐或玻璃瓶内筑紧加盖密封，腌制两三天即可食用。在室温20度以上，可持续保存1个月左右，吃起来气味芳香，辛辣可口，具有开胃、生津、止咳、化痰的作用。既是佐餐佳品，又能发挥医疗保健功能，中老年朋友不妨一试。（杨文俊）

下列四方治疗气管炎效果好

慢性支气管炎是一种慢性疾病，其特点是咳嗽、咳痰、气促，常在冬春季发作或病情加重。此病使用常规方法治疗有时不一定收到令人满意的效果。

我用以下各种方法共治疗1000多例，收到了较好的效果。现介绍如下：

（1）橘紫汤：橘皮8克，紫苑10克，陈皮8克，款冬花10克，炙甘草5克，煎服。每日1剂，连服10日。

（2）黄桂汤：黄芩、法半夏各10克，苏子、桂枝各6克，当归、炙麻黄、炙甘草各5克，煎服。每日1剂，连服10日。

（3）蜜胆合剂：取蜜糖250毫升，切碎的橘皮和法半夏各30克，鸡胆（须煮熟）10个，共放入玻璃瓶内浸泡10日。每次10毫升，每日3次，连服8日。

（4）药物蒸气吸入：取辛夷花、薄荷、陈皮各15克，放于瓦钵内文火慢煎，煎沸后开盖，用鼻孔慢慢吸入药物蒸气。每日1次，连吸10日。此法如与上面各种方法配合效果更佳。

荐方人：广东罗定市人民医院　谢启焕

我用本方治气管炎一般6个月治愈

本人积多年临床经验总结一方，治气管炎有效率100%，治愈率79.8%，有的治后7年无复发。现介绍如下：

此方对长年咳嗽、慢性支气管炎、支气管哮喘、肺气肿的不论季节发作，疗效迅速，且药物制作简单。

配方及用法：百部、全瓜、杏仁各200克，龙眼肉100克，川贝、猴姜各150克，金毛狗脊80克，竹油70克，板蓝根250克，共研末。每日2次，每次10克，开水冲服。忌吸烟、饮酒及食用产气食物。一般3天见效，4个月治愈。

百姓验证：湖南泸溪县长坪乡马王村刘清泉，男，22岁。他来信说："我父亲患气管炎，每年冬天就发作，还干咳。我试用本条方为他治疗，用药几天就见效了，也不再咳嗽了。"

荐方人：河南汝州市人民医院　揭海鹰

我患气管炎30多年，用姜蜜香油鸡蛋治5次就见效了

我患气管炎病已有30多年历史，试用生姜、蜜、香油、鸡蛋进行食疗效果甚好。

具体方法：将2个新鲜鸡蛋打入碗内搅碎，加入2汤匙蜜，1汤匙香油和2个蚕豆大的鲜姜（去皮薄片），置锅内蒸熟，早饭前空腹趁热吃下，每天1次，连吃5次即可见效。

此方既有营养，又能治病，无任何副作用。（姜新）

百姓验证：福建石狮鹏山学校陈进碧，男，58岁，教师。他来信说："我爱人因感冒而转为慢性气管炎，经医院多方治疗未愈。后来用本条方治疗，病症消失。"

引自：1996年2月28日《中国老年报》

我舅舅用此方治好了多年的气管炎

我舅舅患支气管炎多年，先后经几家医院治疗不见好转，后来求得此特效方，用药3天后痊愈。现介绍如下：

配方：白茯苓9克，川贝、杏仁、桑皮、甘草、五味子、京半夏、当归、陈皮各6克。

熬药与服药：

第一剂药：第一天下午5点熬，晚上9点服。

第二剂药：第二天晚上9点熬，第三天早上7点服。

第三剂药：第四天早上7点熬，中午11点服。

最后，三剂药渣全部合在一起，第五天下午5点熬，晚上9点服下。

每剂药熬1次，加冰糖1次服下。无论病情轻重，一般3剂药服完后除根。

禁忌：服药期间忌烟、酒、茶、盐、葱、姜、蒜、辣椒等物。

百姓验证：重庆市巫山县福田镇四组谢远杰，男，65岁，农民。他来信说："我侄女谢天芝患支气管炎27年，经常吃药打针也不见效果。这次病重在床，到医院治病花费250元未愈。后来我用本条方为她治疗，服药3剂，花钱17.20元，现病已基本痊愈。"

荐方人：安徽怀宁县医院　赵松南

用砀山酥梨加冰糖治"老慢支"很有效

我在抗美援朝战争中，受寒咳嗽。由于条件所限，不能及时有效地治疗，逐渐发展成慢性支气管炎。回国后，虽然病情得到控制，但始终未能根治。一旦伤风感冒，就会引起复发。特别是到了冬季，稍有不慎，就咳嗽不止。

去年秋天，一位水果摊主告诉我，砀山梨加冰糖，可治"老慢支"。根据他的粗略介绍，我采用了以下具体做法：砀山酥梨2千克，去皮后，把梨肉削成小片，加冰糖500克，放在铝盆里，入笼蒸100分钟，即可服用。每日早、晚各1次，8天服完，为1个疗程。疗程之间相隔3天。我服完3个疗程后，自感效果极佳，又加服了2个疗程。入冬以来，我的"老慢支"再没有复发过。45年来，我第一次安全愉快地度过了三九严寒，心中充满了欣慰和喜悦。

荐方人：安徽淮南市图书馆　许知谦

用肉桂炖猪肉治支气管炎效果更好

我长期在农村工作，随着年龄增长，自1985年以来，患上了支气管炎，尤其是冬天复发，咳喘不止，曾服用多种西药仍无效果。1990年听一位80岁高龄的老中医介绍，用肉桂炖猪肉食用，治中老年人支气管炎效果好、无痛苦、无副作用，我便照法试用，果然收到了满意的效果。

方法：肉桂（中药铺有售）20克，鲜瘦猪肉（忌用种公猪和母猪肉）250克。先将肉桂煮沸20分钟后，再将洗净切成肉片或小方块的猪肉倒入，炖30分钟（不加盐和佐料），去掉肉桂皮，分4次吃肉喝汤，每天早、晚饭前服用，连服4天。

荐方人：贵州江口县　胡定绶

我喝醋蛋液治慢性气管炎有很好的效果

我是个慢性气管炎患者，每天总感觉有东西堵在喉咙里，咳不出，咽不下。尤其是早晨，连喘气都费劲。后来在睡觉前喝下两口醋蛋液，第二

呼吸系统疾病

天早上就觉得嗓子眼不堵了。到现在我连喝了4个醋蛋液，精神头越来越好。

百姓验证：河北唐山市古治区南范东工房宋继广来信说："滦县南范各庄乡后仁里庄宋兰英患支气管炎长达5年之久，曾多次到市区医院、开滦医院治疗，花药费上千元，不见好转。我推荐她用本条方治疗，当服用5个醋蛋液后，病情明显好转，服用10个后病情基本消失，现在自感身体状况良好。"

荐方人：黑龙江鹤岗市　孟宪文

注：醋蛋液制作方法，请见本书最后面的附录。

贝蒌止咳梨膏糖治气管炎百余例，有效率100%

我采用贝蒌止咳梨膏糖治疗慢性支气管炎百余例，总有效率达100%，痊愈率为78.1%。

配方及用法：瓜蒌霜200克，百合、杏仁、远志、苏子、芥子、川贝、桑白皮、葶苈子各50克，菜子、麦冬、黑虎、蛤蚧各40克，冬虫草30克，大红枣20克。上药共研极细末，先将药用黑砂糖300克，饴糖200克加入优质蜂蜜200克和鲜梨汁400克，用文火炖至糖溶化，加入全部药末，调匀，制成每块9克重的药膏。每次取5块，将其嚼碎用温开水送服，每日早晚饭后各1次。连服20～40天可愈。

本品对急性支气管炎、支气管炎哮喘、支气管扩张并肺气肿等症也具有显著疗效。

注意：服药期间，严禁喝酒、吸烟和吃辛辣刺激性食物。

荐方人：江西遂川县大汾乡米岭中心医疗室　华伟东

我用鲤鱼炖野兔治气管炎有特效

选择大而鲜的鲤鱼1条，野兔子1只，把鲤鱼的鳞和五脏去掉，扒去野兔的皮并去掉五脏，而后各切成小块，混合放入锅中炖，适当放入调料，熟后可食，吃完为止。经调查，治愈率达90%。此法不仅可食到味美的鱼肉，还可去掉病根。

（1）鲤鱼的大小可依野兔来定，基本比例为1:1。

（2）在炖时是否放盐，这要根据个人的口味来定，放盐不可太多，因为它是一种主食。

（3）对急、慢性气管炎均有治疗效果。

（4）治疗时，少量喝酒是可以的，切忌过量，不要吸烟。

（5）一般1次为1疗程，1疗程就可以去掉病根。

百姓验证：河北曲周县办公室卢培艺，男，57岁，职工。他来信说："我于2000年患感冒，经医院检查确诊为支气管炎。气候一变冷喉咙就有痒的感觉，用过不少药物也不见好转。后来我用本条方治疗，已彻底治愈。"

荐方人：河北固安农专　新磊

西瓜生姜蒸食治气管炎效果好

大西瓜5千克，生姜200克切成片，放入西瓜中，隔水蒸三四小时后，伏天连汁带瓜皮数次吃下，效果良好。

说明：西瓜，其利博哉，清热利尿，功在药上，解暑止渴，效赛雪梨，甘甜清润，童叟皆宜，古人誉之为天然白虎汤。姜辛温宜散。二味同用，其热可清，炎症当消，肺气宜泄，嗽痰症遁。

百姓验证：河南栾川县白土中心小学刘延斌的母亲，84岁，患气管炎三十余载，服中、西药无以数计，不能根除，其母服用此方后，效果极佳，从未复发。

荐方人：河南民权县双塔公社　王建坤

我母亲患气管炎只用栀子等药包足心治疗很快痊愈

配方及用法：栀子、桃仁、杏仁各6克，白胡椒2克，江米7粒。5味共研成细末，用鸡蛋清调匀后摊在纱布上，然后包扎于脚心（男左女右）。一般当天扎上，次日就愈。

禁忌：烟、酒。

百姓验证：江苏响水县公安局李猛来信说："我母亲庄国香患气管炎6年多，每年冬天寒流一到，就躺在床上咳喘不止，经县人民医院、中医院治疗，中药、西药用了许多，始终不见效果，每年的医药费都需400~500元。后来我用本条方为她治疗，没想到老母亲的气管炎很快痊愈，至今未见复发。"

用癞蛤蟆鸡蛋治好了我母亲的气管炎

配方及用法：癞蛤蟆1只，鸡蛋1个。将鸡蛋捣入蛤蟆嘴中，用黄泥将蛤蟆包住，放进柴火堆里烧，几分钟后剥出鸡蛋吃下，每日1个。

百姓验证：焦雨生来信说："我母患气管炎，久治不愈，后经一位老中医传此单方，只吃了4个鸡蛋，病愈，至今未犯。"

荐方人：河南焦作市广播站　焦雨生

陈红茶治慢性支气管炎哮喘有神效

安徽省屯溪染织厂一姓丁女青工，患哮喘甚重，中、西医治疗均无效。该厂一老工人告诉她用贮藏10年的陈红茶可治。她服完一袋（约500克）已贮藏4年的陈祁红茶（产地：安徽祁门县），茶到病除。一位60多岁的老人，患支气管炎、肺气肿10多年，哮喘严重。用3年陈红茶试治，1周后好转，饭量也增。另一位患者患慢性支气管炎30多年，也有肺气肿，冬季常发病，慢性支气管炎复发时试服陈红茶1周即愈。

服法：抓陈红茶一撮（约10克），加红糖或白糖一汤匙，冲水煎煮，将茶汤倒入保温杯（临时煎服更好），待凌晨4时饮用，服后再躺睡1小时。

露蜂房芝麻治气管炎一般1剂可愈

配方及用法：露蜂房1个（树上或墙洞内），芝麻适量。用芝麻把露蜂房全部灌满，然后把蜂房放锅内焙干，研细备用。成人每日3次，每次15克，温开水冲服，儿童酌减。

疗效：一般服完一剂可痊愈，较重者二剂可愈，治愈率90%以上。

注意：服药期间，切忌服油腻食物。

引自：《实用民间土单验秘方一千首》

吸罗布麻烟治支气管炎很有效果

罗布麻产于大西北，又叫野麻。新疆、青海一带的农民在夏季收集贮存，到冬天严寒季节支气管炎病人增多，那一带的农民即用罗布麻吸烟来防治支气管发炎，很有效果。1961年，一亲属给其父寄来1千克罗布麻叶当烟剂，治愈了几位亲属的支气管炎。实践证明，罗布麻烟有镇咳平喘、祛痰、改善症状的作用。

配方及用法： 罗布麻200克，烟丝300克。将罗布麻叶粉碎成末与烟丝混匀，用旱烟和水烟袋装烟斗吸，每次5～8烟锅，每日4～6次，或自己卷成香烟卷一次1支，每日3～4支，5～8天为1疗程。

按语： 观察81例，病程在10年以上者有效率39％，5～7年者有效率31％，5年以下者有效率26％。由此可见，病程越长，疗效越高，故罗布麻对慢性支气管炎效果好。

百姓验证： 李某，男，42岁，临汾县食品公司干部。入院诊断为慢性单纯性支气管炎。咳喘已有七八年之久，每年入冬加重，咳嗽、气短、发怒、痰多而稠，平素每天吸纸烟1盒，已经28年。自1981年用自卷罗布麻烟治疗，经过一个半月的时间，自觉症状减轻，气怒消失，痰少而稀。次年暑天连续吸罗布麻烟30天，全年未有发作性气喘和咳嗽，一直坚持工作。

注： 亦可将罗布麻粉碎成末与烟丝调匀自卷自吸。

引自：《偏方治大病》

老黄瓜种治喘息型慢性支气管炎5日可大见成效

方法： 将黄瓜种2.5千克去皮去瓤，切成1厘米大小方块，加入白糖0.5千克，搅拌均匀。然后装入罐坛里，用塑料布封好口，埋入地下。封冻之前，挖出坛子，取出黄瓜块服用。每日2次，每次5块，空腹口服。服后自觉咳嗽消失，气短、喘息发作缓解。（永强）

引自： 1997年10月14日《老年报》

治气管炎哮喘良药梨膏糖

功能： 止咳化痰，平喘顺气，健脾补肺。

主治： 各种咳嗽。胸闷痰多，肺萎气肿，支气管哮喘，百日咳气管炎。

配方： 川贝母30克，百部50克，前胡30克，款冬花20克，雪梨1000克（可用白鸭梨代替），杏仁30克，生甘草10克，橘红粉30克，制半夏30克，香檬粉30克，冰糖500克。

煎制： 将梨切碎和以上中药（除橘红粉、香檬粉、冰糖外）一起倒入大药罐内，加水适量煎煮，每20分钟取药液一次；然后加水再熬，共取药液4次。

浓缩： 将4次药液倒入搪瓷盆内，不可与金属器具接触，先用旺火烧开，再改用文火熬，当药液浓缩至稠厚时，加入冰糖粉；见其浓缩至黏稠时，再加入橘红粉和香檬粉；当药液用筷子挑起成丝状时，应立即停火。注意整个浓缩过程中，要不断搅拌和逐渐减低火力。将浓缩液倒在涂有熟菜油的搪瓷盘内，稍凉后压平，薄厚在5～6毫米，再用薄刀片划切1.6厘米见方的小方块，凉后取下。注意每小片均不要划透，每小片为两排，每排6块，每小片共12块。

包装： 每两小片即24块为一小包，用药纸包装后，外面再用塑料无毒薄膜封严即成成品。

服法： 每日早、晚起床前和临睡前各含化1块，肺气肿患者每次2块。需连续服药，不可吃间歇药。

按语： ①因气管炎、肺气肿是顽固的慢性病，故服药期也较长，一般气管炎最少为2个疗程才能痊愈，肺气肿需4个疗程或更长的时间才能痊愈。②无论气管炎还是肺气肿，每个疗程均为6小包药品，每小包为24块，可服12天。每个疗程为72天。③本品对先天性气管炎、肺结核、肺心病患者均无效。

贮藏： 阴凉干燥处保存。

禁忌： 治疗期间，不得食用酸、辣、海鲜食品及肥肉。

支气管哮喘

支气管哮喘是由多种细胞和细胞组分参与的气道慢性炎症性疾病，这种慢性炎症与气道高反应性相关，通常出现广泛而多变的可逆性气流受限，导致反复发作的喘息、气促、胸闷和（或）咳嗽等症状，多在夜间和（或）清晨发作、加剧，多数患者可自行缓解或经治疗缓解。

我老伴喝醋蛋液治好哮喘病

我当初是用怀疑的眼光看待醋蛋液治病的,由于多病缠身,便怀着碰碰运气的态度泡制了一个醋蛋液。服用后挺顺口,没啥副作用。接着我又服用了第二个,首先见效的是心口不疼了,接着失眠症消失了,腰椎、颈椎骨质增生都见好。现在腰板硬朗,脖子灵活,头脑清醒,能吃能睡,体重增加了7.5千克,就连轻度的痔疮也好了。我老伴见我服用醋蛋液效果好,她也开始服用。过去她有哮喘病,四肢无力,走路上喘。家离菜市二三百米远,她买趟菜回来得喘半天。她服用醋蛋液后,不但能步行逛商店,还能骑着三轮带小外甥到10千米远的女儿家去串门。我们全家开心极了。

荐方人: 广西南丹金城江大厂办事处　王殿峨

喝蜂蜜治哮喘病有效

我哮喘病一犯,咳嗽不止,大口吐痰,吃饭不香,觉睡不好,尤其是一到冬天,就更不好过了。

听别人说蜂蜜能治好哮喘病,我就抱着试试看的心理,从1994年冬开始,每天早、晚各喝一匙(冲饮)。坚持喝了两年多时间,到去年冬季已基本治好,不再咳嗽,不再大口吐痰,吃饭香了,睡觉也安稳了。

荐方人: 辽宁凌源市北炉乡北炉小学　梁凤梧

灵芝酒治慢性支气管炎哮喘更有效

配方及用法: 灵芝10支,好酒500毫升。泡制后放阴处1周,此为一料酒,即可服用。每次一小盅,最多三料酒即可愈。另外,灵芝还是恢复记忆的良药。

荐方人: 安徽太和县人民政府值班室　张守田

常背热水袋也可治好气管炎哮喘

1984年春节我坐火车回家探亲,由于卧铺车厢只有一床毛毯不能抗寒,加上车到湖北地区就一直不停地下雨,使我患了感冒。探亲1个月,吃药打针有10天左右,最后还是落下了后遗症,一受凉就咳嗽不停,一感冒就上不来气，经常半夜坐起来往嘴里喷药。后来发展到马路上的尘土，春天树上飘落的花絮，甚至张嘴大笑都会引起不停地咳嗽，上不来气，在单位成了有名的"病包"。俗话说有病乱求医，我知道这种病在人老了以后会带来什么样的严重后果，便不惜财力想治好这种病，中药、西药都尝试过，结果钱没少花，可病却是老样子。我泄气了，心想这讨厌的病要折磨我一辈子了，可又无可奈何。哪知，"柳暗花明又一村"，该当我"命"好。去年10月份我的膝关节炎病又犯了，我用热水袋热敷，发现病痛减轻许多，由此想到我背心寒冷多年，何不用热水袋敷一下。连续热敷了几天，感觉背心不似以前那么冷了，咳嗽也减轻了，从此我每天晚上睡觉背上都背着热水袋，这样坚持了一个冬天。也许是热水袋由烫到温热的整个过程使背部血液流通，驱除了肺部长期积存的寒气，反正我现在连续运动都不累，咳嗽、气喘的感觉都没有了，自我感觉良好。热水袋使我过了一个轻松愉快的冬季。（陈晓燕）

采用刺激咳喘点治气喘有奇效

不久前，有一位父亲领着他的儿子到我这里。他进门便说："大夫，请帮帮这孩子吧！"仔细询问后，才知道这个读小学一年级的男孩患有小儿气喘症。严重时，一夜中便会连续发作几次，不但小孩子痛苦，作为孩子的父母也非常难过。

家中有人患有气喘症，对家人而言，真是一种痛苦的折磨。因此，他希望尽量减少孩子发病时的痛苦。我仔细地观察那孩子的手掌后，便立即教给他防止发病的方法。

在手掌上，有许多穴道对治疗气喘有奇效。现在介绍三处最有效的部位。

首先是咳喘点，位于掌内食指和中指的交叉处。咳喘点是预防咳喘的特效穴。发作时，请刺

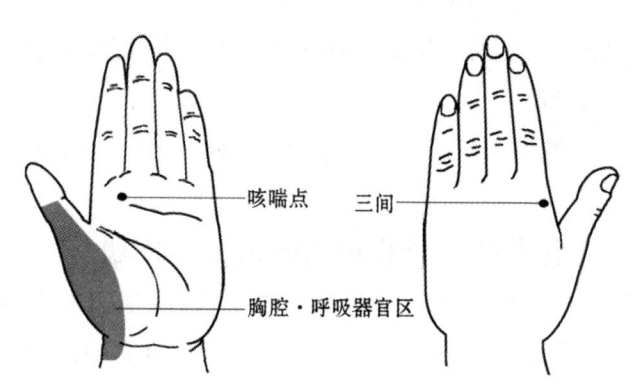

激此穴位。

刺激方法：若在家里，可用香烟头灸治，有灼热感时立即移开，隔一会儿后再继续治疗，大约持续3分钟，便可抑制发作。

其次，位于手背食指指根上的三间穴也可迅速压制发作。因为三间穴专门抑制气喘发作时所引起的剧烈咳嗽。刺激方法和咳喘点相同，使用香烟头灸治。

第三是"胸腔·呼吸器官区"。刺激方法是轻柔按摩整个区域。平时不断按摩，可加强呼吸器官机能，收到预防的效果。

掌握上述手掌刺激法后不久，那位父亲又来到我这里，告诉我，小孩的气喘果然大幅度地减轻了，我听了也很替他高兴。

丝瓜藤根炖白母鸡治支气管哮喘一般5剂可愈

主治：各种支气管哮喘。

配方及用法：成熟的丝瓜藤根300克，白母鸡（约750克）1只，白砂糖300克。上药加水700毫升，放入砂锅里密封，文火炖2小时，稍冷后即可食用。每日1剂，汤和鸡肉分2次食，一般5剂后即痊愈。

疗效：治疗支气管哮喘25例，其中男15例，女10例；年龄最小者8岁，最大者55岁；病程最短者2年，最长者7年。结果痊愈18例，好转5例，无效2例，治愈率72%，总有效率92%。

荐方人：黑龙江省抚远县省农垦前哨医院　戚进　王清贵

引自：《当代中医师灵验奇方真传》

我用蝙蝠酒治支气管咳嗽哮喘有奇效

主治：先咳嗽，后胸闷、气喘、嗽中有声而鸣，如有特异气味，咳嗽尤甚。

配方及用法：用夜蝙蝠1个，放火边烤干，轧成细末。用黄酒2份、白酒1份混合好，再与蝙蝠细末混合服用。

疗效：一般用药1剂即愈。

说明：夏季服无效，须在冬季服用。酒的用量可根据年龄大小酌情增减，一次服完。

百姓验证： 江苏响水县灌东盐场小区蒯本贵来信说："盐场工人杨井宝患支气管哮喘多年，经附近县医院及盐城、连云港和淮阴等多家医院治疗均未见效果。后来我用本条方为他治疗，用药1剂症状基本消失。"

荐方人： 河北　李淑君

引自： 广西医学情报研究所《医学文选》

我用蛤蟆肚装鸡蛋法治哮喘6例均获痊愈

配方及用法： 蛤蟆1个，鸡蛋（最好是白鸡下的）1个。将鸡蛋从蛤蟆口内装入肚中，然后把蛤蟆用纸包上，取阴阳瓦2块（即瓦房上槽瓦1块，盖瓦1块）盖好，外用泥敷半指厚，置于火炉上烘烤，蛋熟取下。将瓦揭开，剖开蛤蟆，取出鸡蛋，去壳食之，随后饮黄酒适量。

疗效： 此方治疗哮喘6例，均获痊愈。

百姓验证： 四川汉源县九乡镇任晓林，男，45岁，农民。他来信说："邻居郝从连患支气管炎几年，我用本条方为他治愈，至今未复发。"

引自：《四川中医》（1987年第2期）、《单方偏方精选》

本方治各型哮喘均有效

患哮喘的病人都知道，每当哮喘发作，常自汗出，甚至大汗淋漓。我选用上海医科大学中医教授姜春华自拟的一张处方，经数十例患者临床使用效果颇佳。此方药源广，价格廉，哮喘患者不妨一试。

配方及用法： 瘪桃干15克，佛耳草15克，老鹳草15克，旋覆花10克（包），全瓜蒌15克，姜半夏15克，防风10克，五味子6克。水煎，分2次服，每日1剂。

运用本方，无需辨证，各型哮喘均可服用。一般连服7～10剂即能治愈或显著缓解，且十分安全可靠。（虞永水）

麝香紫皮蒜敷椎骨治好顽固性哮喘

王某，男，55岁。于1954年春季始发哮喘病，后发展到一年四季均发病，秋季尤重。遂取麝香1～1.5克，研成细末，紫皮蒜10～15头，捣碎成蒜泥。于1961年端午节中午近12点时，让患者伏卧，以肥皂水、盐水清洁局部皮肤，12点时先将麝香末均匀地撒敷在第七颈椎棘突到第十二胸椎棘突宽2.6～3.3厘米的脊背正中线长方形区域内，然后将蒜泥覆于麝香上，60～70分钟后将麝香及蒜泥取下，清洗局部，涂以消毒硼酸软膏，再覆以塑料薄膜，并以胶布固定。做后患者顿觉呼吸通畅，不憋气，胸部轻松，喘息消失，脊背再不感发凉，全身舒适，哮喘发作日减，之后未再住院治疗。随访多年，患者自诉哮喘已不再发作，且体质比过去增强。

引自：《陕西中医》（1983年第4期）、《中医单药奇效真传》

消除或缓解哮喘发作新招

支气管哮喘是多发病、常见病。气喘发作多见于夜间或清晨，这时如有特制光源设备进行光照，即能消除或缓解哮喘发作。特制光源是这样的：做一个一面透光，其余各面不透光封闭的玻璃盒（也可用木制的），盒中央放置一个150瓦灯泡，距脸15～20厘米，让透光的一面对准额部和头部。接通电源，让光充分射在暴露的头、额上。每次照射10～20分钟，每日1次，于清晨5时（春夏季）或6时（秋冬季）开始。注意应在哮喘发作季节进行。1疗程为半个月至1个月。

本方法治疗既经济，又方便，而且对患者无任何副作用。（王德勋）

引自：1996年10月5日《晚晴报》

打 鼾

打呼噜又称打鼾，是一种普遍存在的睡眠现象，目前大多数人认为这是司空见惯的，而不以为然，还有人把打呼噜看成睡得香的表现。其实打呼噜是健康的大敌，由于打呼噜使睡眠呼吸反复暂停，造成大脑、血液严重缺氧，形成低血氧症，而诱发高血压、脑心病、心率失常、心肌梗死、心绞痛。夜间呼吸暂停时间超过120秒容易在凌晨发生猝死。

哌甲酯能治睡觉打鼾

鼾症分中枢型和阻塞型两类。各种诱因如大量饮酒、劳累使大脑皮层过度抑制，咽部肌肉松弛，加重原有狭窄气道的闭塞，都可造成打鼾。同时打鼾还与呼吸中枢对气道闭塞所致的缺氧、高二氧化碳血症刺激不敏感有关。

哌甲酯曾是治疗小儿遗尿、多动症的中枢兴奋剂，用来防治鼾症效果显著。

方法：哌甲酯5～10毫克，临睡前口服。因作用温和，剂量小，可无副作用发生。

这是内科防治鼾症的尝试，简便、安全有效，请鼾症患者在医生指导下一试。

荐方人：江苏内科主治医师　章汝强

服醋蛋液也能使打鼾停止

我患有多年的鼾睡症，不论黑夜与白天，凡入睡就会出现呼吸困难、打"呼噜"。每每鼾声大作，使家人很烦。经服醋蛋液后，现入睡后呼吸舒畅，呼噜声也随之消失。我本人和家中成员都为之高兴。当我服到3个醋蛋液时，入睡后呼吸困难和打"呼噜"现象已基本消失。我爱人劝我再继续喝几个醋蛋液，以巩固疗效，避免旧病复发。

荐方人：黑龙江林甸县畜牧局　陶化民

消化系统疾病

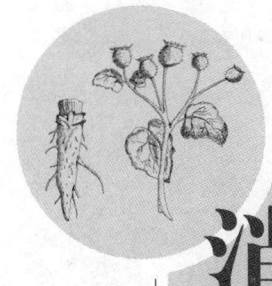

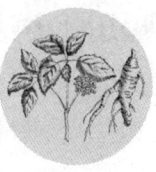

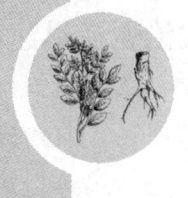

呃逆（打嗝）

呃逆即打嗝，是指气从胃中上逆，喉间频频作声，声音急而短促。是一个生理上常见的现象，由横膈膜痉挛收缩引起的。健康人也可发生一过性呃逆，多与饮食有关，特别是饮食过快、过饱，摄入很热或冷的食物饮料、饮酒等，外界温度变化和过度吸烟亦可引起。

我老伴打嗝用此方法很快治愈

在民间流传着许多治疗呃逆的验方，有一种速止呃逆的简便方法：当发生呃逆时，可迅速用自己的双手拇指和食指分别捏住双耳向两边揪5~6次，约5分钟，呃逆便可停止。若继续呃逆，仍用此法再重复2~3次，一般效果较好。还有一种方法：在嘴里含一小口水，并准备好随时吞咽的动作，当呃逆将要发生的一瞬间把水吞进肚里，呃逆便能止住。若一次不成功，可重复做几次，呃逆即会停止。（罗照春）

百姓验证： 辽宁西丰县房木镇赵源渊，男，64岁。他来信说："我老伴有打嗝的毛病，我用本条方为她治愈。"

引自： 1997年3月24日《辽宁老年报》

我按摩膻中穴治呃逆迅速获效

呃逆，祖国医学认为是胃气上逆动膈而产生。膻中为任脉气会穴，又称上气海，具有宽胸理气、宁心安神之功。近年来，我在农村医疗实践中，按摩膻中穴治疗呃逆症50余例，均获速效、显效。

方法： 让患者平卧床上，两腿屈曲，腹部放松，以中指点按其膻中穴（两乳头连线中点）。患者当即就会感到舒服，施术不到2分钟，便可恢复正常。

百姓验证： 湖北潜江市苑兴机械厂何桂珍，女，42岁，下岗。她来信说："有一次我突然不停地打嗝，非常不愉快，用本条方治疗，1分钟就止住了。"

荐方人：江西上犹县卫生院医生　钟久春

我患呃逆用本方很快治愈

配方及用法：佛手橘18克，丁香12克，广木香15克，降香15克，沉香6克，枳壳15克，青皮12克，扁豆24克，藿香12克，焦白术10克，茯神21克，黄芩12克，苏子12克，广大白15克，陈皮12克。将以上15味药煎两汁，分2天服，重者2剂，轻者1剂见效。

我几年前患此病，经服此药，至今未犯。

荐方人：河南遂平县文化局　王成德

引自：1997年第4期《老人春秋》

喝酒止呃逆屡试屡验

几十年来，我经常在乡下工作，吃饭早晚不定，一时不慎，吃了凉食，不断发生呃逆之病，一下接一下，一连几十下或十几分钟甚至几十分钟，心中非常难受，震得胸满心痛，但总觉非大病，也未吃过药。1991年春节的一天，又因吃凉食引起了呃逆不止，发现桌上放着未喝完的酒，就喝两杯白酒，酒下即止，从此照例治之。老伴孩子们都试验过，邻居也有多人用过，皆有效。有呃逆病者，不妨一试。

荐方人：河南渑池县卫生局　徐世增

我用心痛定治顽固性呃逆27例全部有效

顽固性呃逆药物治疗往往难以奏效，近年来临床用心痛定（硝苯吡啶）治疗27例，效果显著。27例均在呃逆发生后舌下含服心痛定10毫克，结果1次奏效19例，2次奏效7例，另1例次日又复发，再含服10毫克愈后未复发。（常怡勇）

百姓验证：河南平顶山市人民医院白凤林，男，61岁。他来信说："李喜庆患呃逆病已有3年之久，不犯病的时间少，后来我用本条方1次为他治愈。"

引自：1997年11月13日《老年报》

桂枝甘草龙骨牡蛎汤治疗呃逆90例全部治愈

主治：肝胃失和致呃逆、呕吐等。

配方及用法：桂枝15克，甘草（炙或生）10克，生龙骨、生牡蛎各20克。先将龙骨、牡蛎煎20分钟，再放入桂枝、甘草同煎15分钟取汁。每剂水煎3次，合计200毫升。6小时服一次，每次50毫升。若服药困难，可酌情小量频饮。各药用量，可根据患者病情、体质适当加减。如中阳虚弱较甚，桂枝可加至20克，甘草需炙用；肝逆阳亢较盛，宜重用龙骨、牡蛎各30克或40克，甘草生用或减量。

疗效：治疗患者90例，一般病例服药1剂即见效，3剂痊愈；顽固性病例，平均服药2剂见效，6~10剂痊愈。

荐方人：辽宁中医学院基础部副教授　孟繁志

引自：《当代中医师灵验奇方真传》

口服乙酰唑胺治呃逆有效率100%

配方及用法：乙酰唑胺0.25~0.5克，每日3次，口服。呃逆症状消失后停药。

疗效：《新医学》杂志1989年第12期报道，有效率100%。此法不但对神经性呃逆效果好，且对继发于某些疾病的顽固性呃逆亦有显著疗效。

引自：《实用西医验方》

祖传秘方治愈呃逆患者数百人

配方及用法：高丽参、牛膝各9克，白术、云苓各15克，陈皮、丁香各3克，沉香6克。水煎服，重煎2次，空腹服用。

禁忌：恼怒。

疗效：治愈数百人，有效率100%。

荐方人：黑龙江　李保全

引自：广西医学情报研究所《医学文选》

床头燃艾条可治顽固性呃逆

艾条点燃后放在患者床头边,一般3~5分钟呃逆即止,继续燃10分钟,可治顽固性呃逆。(鲁达)

引自:1996年12月19日《老年报》

山楂汁口服治顽固性呃逆有良效

配方及用法:生山楂汁。口服,每次15毫升,每日3次。

疗效:共治85例顽固性呃逆,均获良效。一般服用1~3日即可见效。

引自:《中西医结合杂志》(1984年第5期)、《单味中药治病大全》

镇逆汤可治顽固性呃逆

多年来,我自拟"镇逆汤"治疗顽固性呃逆56例,轻者1剂治愈,重者亦不过5剂。

配方及用法:代赭石30克,竹茹15克,枇杷叶15克,生姜10克,大枣10枚。上药水煎,每日1剂,早、晚分服。

荐方人:山东东平县梯门卫生院　梁兆松

重症呃逆用本方法治疗可痊愈

患者窦某,女,25岁。呃逆声特大,每分钟30余次,从不间歇,无法诉说病情,由内科转中医科诊治,1996年11月27日上午来诊。断其为胃气上逆、受寒所致,必须大剂降逆以止呃。

用生龙骨、生牡蛎、代赭石(前三味先煎15分钟)各100克,生姜、法半夏、丁香各20克,水煎服,每日3次。立即针刺双侧内关穴,5分钟捻针一次,共留针10分钟出针;并按摩内关穴、攒竹穴、上眼眶、鱼腰穴各100次,嘱其做屏气动作,回家后继续坚持。

12月4日复诊,其夫来告,药进5剂,呃逆立止,未再发作,甚为惊奇。再取2剂以巩固疗效。(吕建辉)

引自:1997年5月31日《中医药信息报》

益气止呃汤治癌嗝效果好

配方及用法： 人参、高良姜、干姜、柿蒂各6~9克，旋复花（包煎）、代赭石、吴茱萸、丁香、炙甘草各6~12克，炒白术9~20克。每天1剂，水煎，分早、晚2次服。进食困难者，可分数次服。

疗效： 此方治疗癌症呃逆11例，均有效。

百姓验证： 郝某，男，52岁。因饮食稍寒，性志不畅致呃逆2天，服西药无效。患者1年前经某医院确诊为胃癌，并行手术切除，半年后逐渐消瘦，四肢酸软，胃脘胀满，经医院复查，胃癌已转移至肝。症见呃声连连，呃声无力，舌红、苔薄，脉沉细弦。治宜益气止呃，健脾温中。服益气止呃汤1剂，呃逆减轻，2剂呃逆消失。

引自：《山东中医杂志》（1993年第1期）、《单方偏方精选》

咽部吸入鲜姜汁可治各种呃逆

配方及用法： 新鲜生姜50克。将生姜洗净脱皮，切细捣烂，挤出姜汁；再用消毒棉花团扎于竹筷上（需固定，以防吸入气管），饱吸姜汁；然后令患者取半仰卧位，张开口腔，术者左手用压舌板压住其舌体，暴露其咽后壁，右手持竹筷与舌根成45度角，将姜汁棉团轻轻送入咽部，反复轻按咽后壁左右两侧（此时嘱患者大口呼吸，以免恶心呕吐），约半分钟至1分钟，呃逆可止；抽出竹筷，让患者静卧30分钟，不可饮水进食。如有复发，多在重复上法后立即止呃。

疗效： 此方治疗顽固性呃逆5例，均获止呃之效。其中，中风后呃逆14天1例，治2次后痊愈；胃癌呃逆50天1例，治5次痊愈；肺癌呃逆18天1例，肺心脏起搏器安装术后呃逆3天1例，均治3次痊愈；贲门癌术后呃逆3天1例，治1次痊愈。

引自：《浙江中医杂志》（1988年第9期）、《单方偏方精选》

韭汁和酒同服呃逆可止

《天京杂证》载：天皇洪秀全，定都南京，二年元旦日，呃逆大作，连续不息，全朝惊慌，急召御医治之。御医请天皇以韭汁和酒同服，洪天皇一服而呃逆止。

引自:《偏方奇效闻见录》、《中医单药奇效真传》

本方可治不拘寒热突发性呃逆

对突发打嗝不止(不分寒热引起),急寻一根鸡之细毛,以此毛探患者鼻内取嚏,则呃即止。如呃不止可再探之。

引自:《医话奇方》

手法巧治呃逆可立竿见影

呃逆是膈肌痉挛引起的急促吸气后,声门突然关闭发出的声音。

呃逆多为饮食过急、过食生冷、辛热油腻、烟酒过度致使胃气上逆,或因感受外邪,燥热内结,气不顺行,腑热之气上逆引起膈肌痉挛所致。

手法治疗:令患者坐立,术者站在其背后,双手托住头部,两食指分别对应压在患者左右耳垂后凹陷处的翳风穴,手法由轻到重,压中带提,以患者最大耐痛量为佳,持续1分钟后缓慢松手即可止逆。偶尔有个别较重者过后仍有复发,待发作时按上述方法再施治一次即可。

此病偶尔发作或较轻者,病人只需深呼吸,或大口饮茶水便可自行消失。稍重者在临床上无特殊药物治疗,一般都是做针灸、耳针等。

该手法操作简单、方便,止逆效果立竿见影,不需吃药打针。除器质性病变(如肝硬化晚期)引起的呃逆外,一般呃逆效果较理想。(杨昌礼)

引自:1997年7月3日《健康之友》

手指顶下腭呃逆可立止

打嗝儿,贵州民间称欠勾。一旦遇上打呃逆,可用大拇指伸向自己的右下腭(腮帮下)朝上紧紧顶住,呃逆便可立即停止。只要顶上2~3分钟再松手就行了。(石敦奇)

针灸膈俞穴呃逆立止

横膈膜异常痉挛的情况,谓之呃逆,表现为打嗝。此时欲使之停止,最有效的就是"膈俞"穴位（在第七胸椎棘突下旁开1.5寸）。在此穴针灸，可立刻停止打嗝。

引自：《穴位刺激祛病奇术》

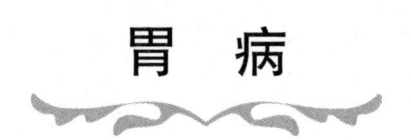

胃 病

胃病，是许多与胃相关疾病的统称。它们有相似的症状，如上腹胃脘部不适、疼痛、饭后饱胀、嗳气、返酸，甚至恶心、呕吐等等。临床上常见的胃病有急性胃炎、慢性胃炎、胃溃疡、十二指肠溃疡、胃十二指肠复合溃疡等。

我家祖传治胃病秘方疗效好

主治： 胃炎、十二指肠溃疡。

配方及用法： 黄连（需用姜黄炒，以制其寒）、木香、柴胡、当归、黄芪、白芍、枳壳、白术、甘草、茯苓取等量加薄荷少许研末，和匀，饭前每服9克，日3次，7天为1疗程。

自1993年以来，此方已为上千名各地胃病患者使用，无论病程长短均有良效。

百姓验证： 广西博白县国税东平分局冯巨峰，男，50岁，税务员。他来信说："绿珠镇冯官华患溃疡，空腹疼得厉害，有时吃饱饭后也很疼，曾服胃友未见效，服黄连素片、苏打片只能解一时之痛，继而又反复发作，痛苦不堪。后来用本条方，只用药2剂，连续治疗2个疗程，即获痊愈。现在已1年多，患者一切正常。"

荐方人： 浙江省台州市寒山康复门诊部　朱天辉

侧耳根炒鸡蛋治胃病效果佳

璧山县马坊乡竹林湾村二社社员何术碧，是个胃病老病号。每当病发时，胃疼难忍，饭不能吃，水不能喝，活不能干，走路没精神，求医治疗，效果不甚理想。去年春天病发去乡医院就诊，回家路上，一位老者见她抱肚呻吟，问明原因后，给她介绍了一个单方：侧耳根炒鸡蛋。何术碧回家后照老人讲的办法试用，仅7天时间病就好了，至今很少复发。后来，她又将此方介绍给3位胃病患者，均取得了同样的好效果。

配方及用法： 取鲜侧耳根250克，洗净切细，调2个鸡蛋（放少许盐）炒熟，早饭前一次吃完。每天1剂，一般连服3~4天，多则7~8天，即愈。

荐方人： 四川省璧山县定林乡　唐俊才

引自： 广西科技情报研究所《老病号治病绝招》

酒泡五味药治胃病很灵验

一名患胃病多年、久治不愈的老病友，用五味中草药传奇般地治好了胃病。以后有几位患者用这个药方治疗胃病也很灵验。今将此方献出，有胃病者不妨一试。

配方及用法： 地风、防风、公丁香、葛根、蒲黄各9克，用白酒500毫升泡7~10天，取酒服用。饭前将酒炖开加红糖服下，每次服25克，每日3次。（瞿灵）

愈胃汤治萎缩性胃炎41例全部有效

配方及用法： 丹参30克，白芍50克，龙葵50克，拔葜30克，炙甘草5克，细辛3克，砂仁（后下）3克，制乳香3克，失笑散（包）18克。水煎服，每日1剂。

胃脘痛甚者加服三七片，每天3次，每次5片；腹胀甚者加陈皮、厚朴、大腹皮等；纳食呆滞者加楂曲、蔻仁等；嗳气频作者加沉香粉、制半夏、枸杞等；嘈杂口干者加煅瓦楞、乌梅等。

疗效： 共治疗41例，临床痊愈11例，21例显效，9例进步，总有效率100%。

引自： 《云南中医杂志》（1986年7月第1期）、《实用专病专方临床大全》

我服三七治好40年的浅表性胃炎

我1949年便得了浅表性胃炎，经常处于胃灼热、吐酸、胃痛状态，稍不注意，如多吃或受冻即大痛。我也服过不少中、西药，有的药刚开始还能管用，时间一长就无效了。

1988年退休后听人介绍，胃病可服用"三七"（中药）治疗。于是，我买来了150克"三七"碾成粉末，每次服半汤匙，每天3次，用温开水送服，1周后出现奇效：胃口渐开、胃痛消失，继续服完药，至今病未复发。患有此病的人不妨一试。

注意：正在胃出血的人不宜服用。（戴一鸣）

百姓验证：重庆市忠县石宝坪镇山龙滩村邓明村，男，84岁。他来信说："本县石宝涂井乡何成禄，男，35岁，患浅表性胃炎，我用本条方为他治愈，只花10元钱，至今未复发。"

用此方2周能治愈胃病

我患慢性胃炎多年，食欲缺乏，身体消瘦，后经人介绍用下方治疗：苍术4克，人参4克，半夏4克，茯苓4克，大枣2克，陈皮2克，甘草1克，生姜0.5克，将以上生药混合研碎，用开水冲服，每次服5克，每天2次。服药2周后，胃病就好了。

荐方人：福建省农业区划所　刘兆福

引自：广西科技情报研究所《老病号治病绝招》

我用黄连素治好了糜烂性胃炎

据报道，由于多种原因致使胃黏膜损伤者，多有幽门螺旋杆菌存在，所以我坚持服具有抑、杀幽门螺旋杆菌效应的黄连素。每日三餐前化水先服（囫囵吃怕溶解后刺激胃壁），接着就吃面条，开始每次3片（300毫克），随病情好转改为2片。曾配合服用复合维生素B、胃酶素和猴头菌片等（用量均按瓶签说明，饭后服）。另外，我喜欢面食，除照上述方法服药外，面条中还加适量大蒜汁（因蒜亦具有抑制病原菌的作用）。就这样，我的糜烂性胃炎2个月左右就基本康复了，迄今未复发。

但要强调一点，胃病的饮食调节是极为重要的。

荐方人：云南省流行病防治研究所　郭振修

中国十大名医之一董建华的"胃苏冲剂"方

配方及用法：苏梗、香附、陈皮、佛手、荜澄茄各6克，枳壳、大腹皮、香皮各10克，每日1剂，水煎服，有理气和胃通降之功。适用于胃胀痛为主之胃炎患者。

董老是北京中医药大学教授、中国中医药学会内科学会名誉主任委员。此方为董老脾胃名方，得心应手，效果显著，现已制成成药"胃苏冲剂"，深受患者好评。

引自：1997年1月11日《中医药信息报》

我用蒲公英治疗慢性胃炎效果好

配方及用法：蒲公英（全草）25克，白芨10克。水煎2次混合，分早、中、晚3次饭后服。

疗效：王某，男，患慢性胃炎10多年，经常发作，近年来逐渐加剧，到多家医院治疗无效。用此方治疗，服药7天后，胃病基本痊愈，观察8个月未见复发。

百姓验证：湖北十堰市东风汽车公司余国富，男，46岁，干部。他来信说："我患浅表性胃炎，胃部很不舒服，疼痛，而且饭量减少。用西药奥美拉唑治疗2个疗程，疼痛缓解，但是没有过多长时间，胃部疼痛又恢复到治疗前的状态。后来我用本条方治疗，现在胃痛基本消失了，而且饭量也正常了。"

荐方人：黑龙江省明水县崇德镇卫生所　牟井有

引自：《当代中医师灵验奇方真传》

我用此方治好百余人的胃脘痛

配方及用法：牵牛子（黑丑、白丑）120克，硫黄60克。牵牛子半生半炒。用大红萝卜1个，挖空放入硫黄，然后用挖掉的萝卜片封闭，用麻线缠好，放入砂锅内加水煮2小时取出，将硫黄倾出弃去，萝卜晒干，与牵牛子共研细末，和水为丸，或用糯米糊为丸。每日早、晚各服1次，每次6～10克，淡盐汤送下，孕妇忌用。

疗效： 治愈百余人，疗效较好。

百姓验证： 辽宁省清原县湾甸子镇二道湾村王安才，男，53岁，农民。他来信说："我用此方治愈了张祺的胃脘疼痛症。"

我用复方氢氧化铝蘸蜂蜜吃治酸痛型胃病很灵验

配方及用法： 蜂蜜1.5千克，复方氢氧化铝300片。每日3次，每次3片。用筷子夹复方氢氧化铝蘸蜂蜜吃，争取多吃蜂蜜，最后蜂蜜和胃素平一同吃光。一般用药1剂痊愈。

百姓验证： 辽宁本溪县田师傅镇铁刹山村张明财，男，43岁。他来信说："我爱人患胃酸性胃炎，用本条方治疗，病痛得到缓解。"

荐方人： 黑龙江省绥棱县四海店镇半截河村　张连举

牵牛子羊肚汤治胃酸型胃病有良效

李某，男，56岁。平时胃酸嘈杂，痛时呕吐酸水，痛连背胁，曾多次呕血。经多次治疗，中西药物、针灸推拿兼施，虽可暂缓，但终难根治。后取牵牛子200克，羊肚1具，将羊肚用竹刀刮净，以水反复冲洗，把牵牛子装入羊肚内，加水，文火炖熟后，连汤及肉分4次食用。每日2次，早晚服。一服而痛止，再服酸止。2个月后痛作，又照上法服之疼痛又立止。前后共服羊肚3具，牵牛子600克。数载沉疴竟瘳。

引自： 《四川中医》（1990年第3期）、《中医单药奇效真传》

周安淘用苦胆豆治好十几人的胃痛病

我乡周安淘是一位10多年的严重胃病患者。1990年2月他去宁夏做工的时候，听当地人讲猪苦胆装黄豆晾干后吃治疗胃病有特效，便按照听来的方法试用，吃了6个猪苦胆的黄豆，胃病就好了。至今无论吃什么东西，做什么重活均未复发。他写信把这个方法告诉给同乡胃病患者王长华、张家财等10人，他们按此方法一试，果真胃病都好了。

方法： 将鲜猪苦胆洗干净，装上洗干净的黄豆，用绳将口扎紧，挂在墙壁上晾干服用。每天服3次，每次服3粒黄豆，糖水吞服。病轻者服3个猪苦胆的黄豆即愈，病重者服6个猪苦胆的黄豆可愈。

百姓验证：河北巨鹿县小吕寨乡刘堂由，男，53岁。他来信说："我患有多年的胃病，吃过很多药，如三九胃泰、快胃片、复方氢氧化铝、胃友等，均不见明显效果。后来我用本条方治疗，3个苦胆才吃了一个半，就觉得胃部宽松舒服，继续服完后此症痊愈了。"

荐方人：四川省璧山县政府 赵昌合

引自：广西科技情报研究所《老病号治病绝招》

我爱人服醋蛋液解除了长期慢性胃痛

我爱人长期患慢性胃痛，什么胃药都用过了，但无好转。在平时的主食里，她只能吃早稻米，其他品种大米一吃就发病，长年为此大伤脑筋。另外，她还不沾油腻和酒类。去年腊月初开始试服醋蛋液，仅用3个醋蛋液就基本上解决了问题。春节期间能放心大胆地不拘饭食了，睡眠也恢复正常，精神状态极佳。下班后从街上买一篮菜回家，再也不感到心慌腿软了。

我服用醋蛋液后，最明显的效果是解除了多年神经性头痛睡不好觉的毛病。目前，由于坚持服用，我这快50岁的人，好像年轻了许多，精力比前几年都充沛。

百姓验证：辽宁岫岩县张德珍，男，70岁，干部。他来信说："我和老伴都有胃病，我是原胃溃疡落下的消化不良，老伴是慢性胃炎和消化不良，经常发作，吃了很多药，花了很多钱就是不能根治，时好时坏。用本条方治疗后，胃不胀痛了，也不难受了，消化能力也增强了。而今食欲大增，感觉消化和各方面都很好，精神也好，我们已养成了喝醋蛋液的习惯。"

荐方人：湖北省天门图书室 赵于静

注：醋蛋液制作方法，请见本书最后面的附录。

用艾叶加红糖治好我的胃痛

前年初，一天突然胃痛难忍，并伴有发烧、打针、吃药治疗一个多星期，病情仍未好转。后来从一个朋友那里得知用艾叶治胃痛的验方，试用后果然效果不错，早上8点钟服药，10点钟竟烧退病除，愈后至今未复发。后来我又将此方传给了一些朋友，均较快治愈，效果明显。

具体做法：用一把艾叶加上一汤匙红糖，放入一碗凉水煎煮，放温服下。（李伯川）

引自：1996年10月9日《安徽老年报》

用七叶一枝花蒸猪肉吃治胃病效果佳

我有个瑶族朋友，他曾患胃病多年，当肚饿或吃饱时胃部疼痛，服过很多药均无效。后来用草药七叶一枝花块根切碎拌瘦猪肉蒸食，胃痛明显缓解。10天后又服了一次，胃就不再痛了。

他把此单方介绍给村里患胃病的人用，也同样收到好效果。

引自：《家庭之友》

我用酒烧鸡蛋治好了经常性胃痛病

我的胃经常疼，做过各种检查未见异常，但疼痛有增无减。有一次，姥姥让我用酒烧鸡蛋吃，吃了几回，胃竟然不疼了。

方法：将50毫升白酒倒在一个耐烧的碗内，并在碗中放一个生鸡蛋，然后把酒点燃烧鸡蛋，酒烧光了，鸡蛋也可以吃了（蛋黄有点稀是正常的）。（李伶）

百姓验证：江苏启东市万安乡王呈镇王安德来信说："我从小就有胃酸过多疾病，30岁时又患上了胃十二指肠溃疡。两种病集于一身，曾服中西药不计其数，大小医院开的中药处方有六七厘米厚，经济上更是花钱无数。邻居都说我得的是癌症，没药可救了。家里人更是为我着急上火。后来试用本条方治疗，结果只用10天时间，就彻底治愈了我的胃十二指肠溃疡和胃酸过多。"

我用白鸡加黑白丑治胃痛效果好

配方及用法：白鸡1只（公、母、老、小均可），黑、白丑100克。将鸡去毛剖腹，除去腹内物，同黑、白丑一起捣烂，再用芝麻油炸熟，分若干次吃完。

百姓验证：郭妻，1979年患胃痛，着气（情志所伤）即发，可长达20多个小时，多次吃药无效。服此方1剂病去，2年多未复发。又将此方介绍给20余名患者，效果均好。

荐方人：河南省郏县冢头乡　郭自冉

杉树寄生治胃痛效果更好

配方及用法：杉树寄生（如没有寄生，枝叶也可用）干品30克，生品60克。胃痛者煲瘦猪肉60克，1000毫升水煎至500毫升，每日1剂。轻者1剂，重者3剂便可缓解。用药3剂后，每天用30～50克（不论生干）煎服当茶饮（不用肉），20天可愈。

百姓验证：广东番禺县我的朋友苏炳南，患胃病2年多，不断用胃药，均无效。经老中医范玉南指点，我用此方为他治疗，2剂就止痛，3剂后再不见痛。后15天当茶饮，现已完全恢复，至今10个月未见再疼。

荐方人：广东省　冯志成

烧酒加糖治胃气痛很有效

荣昌县古昌乡黄老太婆，患胃气痛多年，每当病发时，疼痛难忍，虽经多方医治，疗效不甚理想。一次她从别人那里得来一验方试用，病竟痊愈，至今未再复发。

配方及用法：在碗中放50～100克冰糖，倒入适量白酒（以淹过冰糖为度），用火将酒点燃，待冰糖溶化完后将火吹灭，当温度降至25～30度时，趁热喝下。每日1次，连服3次即愈。

荐方人：四川省荣昌县古昌乡　刘德全

引自：广西科技情报研究所《老病号治病绝招》

香油炸生姜片治胃痛半个月可痊愈

香油炸生姜片治胃（寒）痛的方法是：将鲜姜洗净，切成薄片，带汁放在绵白糖里蘸一下，放入烧至六七成热的香油锅内，待姜片颜色变深，轻翻一下，再稍炸，出锅即可。每次2片，饭前吃（热吃），每天2～3次。10天左右见效，半个月可痊愈。（常培信）

引自： 1997年11月26日《晚晴报》

我用西药片巧搭配治好了多年的十二指肠溃疡

我妹夫患十二指肠溃疡多年，常吐酸水，胃腹作痛，经多方求医服药，均未治好，后获一方，服2个疗程即愈。

配方及用法： 维生素B$_6$ 24片，痢特灵24片。7日为1个疗程。每个疗程的前6天为服药日，第一天服4次，每次各2片；第二天服3次，每次各服1片；第三天服4次，每次各1片；第四天服4次，每次各1片；第五天服2次，每次各2片；第六天服1次，每次各服2片；第七天，用红糖120克，鲜鸡蛋8个，打荷包蛋，早晚分食之。

注意： 服药期间忌食酸辣；如第一个疗程只见轻而未愈，可再服1个疗程。在服药中如感手脚麻木，应停止服药。

百姓验证： 四川省绵阳市高水中街18号李俊如，男，75岁，退休干部。他来信说："我于1991年患胃病，住院治疗好转，花药费8000多元，但出院后半年又复发。后来我用本条方治疗，胃病痊愈了，至今已4年未复发。"

荐方人： 河南省沈丘县杨集乡　王廷栋

用土豆粉能神奇般地治好胃病

30多年的胃病使我经受了巨大的痛苦，虽经多方医治却收效甚微。亲友常劝我"一刀除病患"，可我怕手术迟迟下不了决心。后来从某杂志上见到，有一位患胃及十二指肠溃疡的病人，在医生决定给他做手术时，服用一食疗验方，3个星期后，经检查溃疡面已缩小到只有原来的1/5，继续又服食3个星期，溃疡消失，症状全无。

此验方用的食物仅是普通的土豆，其制法也较简单：将2千克土豆洗净，去除芽眼，切碎捣烂如泥，反复揉搓，使其生出一种白色粉质，然后把这含有淀粉的粉质浆水倒入铁锅里，先用武火熬，至水将干时，改用文火慢慢烘焦，使浆汁最终变成一种黑色糊状物，取出研末，用干净容器（最好为玻璃罐）贮存好。每日服食3次，每次饭前用温开水送服1克。我按此法自制服食，现已痊愈5年多了。

中医认为，土豆味甘性平，具有补气健脾消肿之功效。将土豆淀粉烤至焦煳，除对溃疡病灶起保护作用外，还有促进愈合的作用。

为了防止胃病复发，几年来，我还总结了几点经验：第一是营养要全面、合理，以便更好地帮助修复受损伤的组织，促进溃疡面愈合。第二是饮食定时定量，以减少胃酸对病灶的刺激。第三是忌食刺激胃酸分泌的食物和调味品，如辛辣食品、浓茶、酒类及过咸过酸和煎炸食物。此外，我还坚持体育锻炼和气功。这些对老年人胃的保养都大有裨益。（叶恨秋）

黄连素治胃溃疡效果好

我曾是多发性胃溃疡患者，前年检查幽门螺旋菌"++"，服痢特灵、灭滴灵没有反应。一次在报上看到黄连素可杀螺旋菌，我坚持小剂量长期服，日服1次，每晨空腹服2片（0.1克×2）。300片服完后复查，螺旋菌没有了。在服药期间有两件怪事：一是经常复发的慢性肠炎逐渐好转，现在近1年不发作了（为了巩固疗效，我打算停2个月后再服200片）。二是因患胆囊炎经常疼痛，而现在不疼了。我深深体会到价格不贵颇受冷落的黄连素作用真不小。（唐国庆）

引自：1996年7月9日《家庭保健报》

用蒲公英治胃溃疡效率高

蒲公英俗称"灯笼花"，系草本科中药，味苦，性寒，入肝、胃经。清代《外科证治全生集》记载："蒲公英瓦上炙枯存性，研末火酒送服治胃脘痛。"

现代药理研究表明，蒲公英含蒲公英甾醇、胆碱、菊糖及果胶等，对多种细菌均有较好的抑制作用，特别是对幽门弯曲杆菌有较强的杀灭作用，对溃疡病或糜烂性胃炎有很好的疗效。有报道称，采用蒲公英冲剂治疗消化性溃疡，治愈好转率90%以上。

近年来，我常嘱患者用蒲公英适量，炒黄研末，每次口服3~5克，日服3次，治疗慢性胃炎和十二指肠溃疡，一般服用3天即有显效。如一男性患者，经常胃脘隐隐作痛，干呕、吞酸，食后隐痛明显，舌质红，脉细弦，经检查诊断为慢性胃溃疡。嘱其用温开水连服蒲公英粉末，每次3克，每日3次，连服5天后疼痛大减，食欲增加。

荐方人： 重庆永川市中医院　李世林

用气功法治胃溃疡有奇效

我曾患胃溃疡病，拍片检查，溃疡面为2.5平方厘米，胃下垂6厘米。不想吃饭，身体消瘦，四处求医，治疗效果不佳，时好时犯。后来我习练气功3个月，再次拍片检查，发现胃溃疡已结痂脱落痊愈，胃下垂病也好了。时隔几年都没有复发。我想把这个功法介绍给有胃病的朋友参考。这套功法简便易行，治病效果显著，有病治病，无病可以健身。

（1）呼、吸和姿势。盘腿坐式，挺胸拔背，两眼轻闭，舌顶上腭，意守丹田（两手叠放于下丹田部位，掌心轻贴腹部），全身放松，开始配合呼吸。先是自然呼吸，约10分钟后改为逆呼吸：吸气时意想气从下丹田吸进胃部，胃随气向上提，胃功能恢复正常（气吸到脖子时闭住上器官，防止气冲大脑发生头痛）；呼气时意想胃的病气通过鼻子呼出体外。这样真气在胃中起到新陈代谢、洗胃治病的作用。习练时一定要凝神入静，想象真气在胃中消炎、止痛，溃疡痊愈。呼吸做到深、细、慢、长。早晚习练，每次30~40分钟。

（2）全身按摩，疏通经络。①搓双手，干洗脸，干梳头；②按摩两臂：先左臂后右臂，分别从肩部由外侧向下推至指尖，再由指尖通过手心内侧向上至肩部，反复6次；③两肋和胸部上下按摩36次，意想任督二脉通畅；④按摩两腿：两手同时从臀部外侧向下按摩至脚心（涌泉穴），然后由脚心经腿内侧按摩至大腿根，反复16次；⑤仰卧，按摩胃部及上腹部，顺时针旋转16次，反向旋转16次。

（3）坐起，做深呼吸3次。

荐方人： 陕西眉县邮电局　甄世荣

用香灵散治胃肠溃疡效果很好

我用复方香灵散治疗32例溃疡病（十二指肠球部溃疡21例，胃溃疡11例），效果良好。服药后大多1周内症状开始缓解，最短半天，最长16天，平均11天。治愈25例，好转5例，无效2例。复方香灵散由五灵脂250克，香附500克，黑、白丑各45克（半生半熟蜡炒），木香15克，共为细末。每次6克，每天2～4次，饭前15分钟及睡前开水冲服，30天为1疗程。治疗中不用解疼药、制酸药。

荐方人：山东烟台芝罘医院　王永山

鲶鱼治十二指肠溃疡50余例均有效

配方及用法：0.5千克左右鲶鱼1条，白糖0.5千克。将鲶鱼切段盛入红瓦盆内，加入白糖搅拌均匀，然后连盆放入笼中蒸熟即可。此方多在天气凉时使用，一次吃不完的，可食用多次，也可在夏季存放于冰箱中多次食用。

疗效：此方治愈过50多人，最多者吃3条鲶鱼。

荐方人：河南襄城县麦岭镇政府　崇立

无毒棉籽可治愈胃及十二指肠球部溃疡

河南修武县城关镇三里屯蒋志中患胃病，食用无毒棉籽，每次50克，共吃2.5千克病愈。河南省农林科学院彭伟成同志服棉籽半月，治愈十二指肠球部溃疡。

"三七乌贼散"治胃及十二指肠溃疡效果佳

胃及十二指肠溃疡属于中医"胃脘痛"范畴，多因长期饮食生活不节制使肝胃不和、脾胃不健、胃气郁滞、胃肠组织受损等而产生。

临床症状：胃溃疡、十二指肠溃疡秋冬时节发作较多。临床共同表现为上腹部疼痛、恶心、呕吐、嗳气、泛酸、反复发作等；不同表现是胃溃疡在饭后半小时至2小时发生疼痛，十二指肠溃疡在饭后2～4小时发生疼痛，进食后痛感减轻为其特征。

治疗方法：我在长期行医工作中，参阅大量的临床治疗资料，综合筛选拟制"三七乌贼散"方剂治疗胃及十二指肠溃疡病，效果理想。

配方及用法：三七、乌贼骨、墨鱼、佛手、川楝子、玄胡、黄连、白芨、甘草、川贝各30克，郁金、砂仁、广木香各15克，丁香10克，生白芍50克，鸡蛋壳40克,共研末过筛,装瓶备用。每日早、中、晚各服药3克,开水冲服。15天为1疗程,一般经2~4个疗程可愈。服药期间忌饮烈酒和食用辛辣刺激物。

百姓验证:梁平县礼上镇新拱村四组农民刘某,胃部胀痛,饮食明显减少,形体消瘦,不能参加体力劳动,到县医院透视诊断为胃溃疡。我用"三七乌贼散"给予治疗,服药2周症状明显好转,食量增加。续服药4个疗程,透视检查溃疡愈合康复。随访3年未见复发。

荐方人:重庆梁平县礼上镇新拱村卫生站　唐术耘

我用鸡蛋壳乌贼粉治胃及十二指肠溃疡有奇效

配方及用法:鸡蛋壳2份,乌贼骨1份,微火烘干研细,过细粉筛,装瓶备用。每次服1匙,每天服2次,以温开水送服。

此方对胃及十二指肠溃疡疼痛、泛酸等症状有立竿见影的效果,能在短期内修补溃疡,治愈疾病。服此方后禁吃酸菜、糯米。

百姓验证:广西陆川县医院沈宣耀,男,医生。他来信说:"患者吕禾民,69岁,患胃溃疡,疼痛泛酸纳食少,用本条方治疗10天后,胃痛减轻,酸水消失,能进食一碗饭。又继续服药10天,胃痛基本消失。"

荐方人:浙江龙泉市防疫站　郭振东

引自:1997年第7期《农家科技》

中药治愈巨大胃结石验案

王某,男,51岁。因胃溃疡而做胃部分切除术,1周来上腹疼痛伴饱胀、嗳气、泛酸,食入即吐,呕吐物为胃内容物,大便不通。体查:面色不华,腹软,中上腹可触及一4厘米×5厘米包块,可移动,轻度触痛。胃镜检查显示胃腔内可见5厘米×4厘米胃石一块,质硬,做数次内窥镜下异物取出术,因胃石大、硬、光滑而失败,姑以服药图之。

配方及用法:广木香10克,砂仁(后下)5克,制军(后下)10克,枳实10克,川朴10克,芒硝(冲)10克,炒白芍30克,鸡内金10克,炙甘草10克。每日1剂,水煎服。服完3剂后大便溏泄;第四天夜间突发剧烈腹痛,大便不通,历时数分钟后便意陡增,临厕一挣,泻下一物,顿觉满腹轻松,余证

亦愈，第7天胃镜检查发现胃石消失。（田耀洲等）

引自：1995年第4期《江苏中医》

本方治疗胃柿石2例全部消失

主治：因食柿子形成的胃柿石症。

配方及用法：党参15克，当归9克，干姜6克，制附子6克，炙甘草6克，大黄9克，川朴12克，枳实9克，桃仁9克，鸡内金9克，建曲9克，丁香2克，煅牡蛎（先煎）30克，芒硝（冲）10克。用开水煎服，每日早、晚各1次。同时用鸡内金15克，焦山楂30克，桃仁12克，冲红糖不拘时服。

疗效：治疗患者2例，连用6剂，临床症状消失，经吞钡透视胃内已无异物，有效率为100%。

按语：胃柿石症临床一般比较少见，报道也很少。此病是由于空腹食柿子所致，因柿子中含有一种鞣质，遇胃酸则凝结成块，形成该病。

荐方人：甘肃省正宁县宫河镇中心卫生院门诊主任　王建德

引自：《当代中医师灵验奇方真传》

胃石丹治疗胃石症106例，有效率100%

主治：胃石症。

配方及用法：鸡内金（研细末冲服）30克，白术15克，三棱10克，莪术10克，焦山楂20克，炒莱菔子20克，焦槟榔10克，青陈皮各10克，枳壳10克。水煎服，每日1剂，早晨空腹一次服下。

疗效：106例患者均系经上消化道造影确诊为胃石症者，其中男85例，女21例；年龄最大58岁，最小8岁；病程最长3年，最短1个月。疗程3~45天，治愈率96%，有效率100%。

荐方人：河北省丰南县中医院主治医师　傅贵余

引自：《当代中医师灵验奇方真传》

加味越鞠汤治疗胃结石8例全部治愈

主治：因食过量生山楂引起的胃山楂结石。

配方及用法：苍术12克，川朴15克，神曲30克，香附25克，川芎10克，栀子10克，莪术20克，大黄（后下）15克，枳实15克，鸡内金10克，莱菔子20克。上药煎20分钟取汁约250毫升，加水再煎，取汁约200毫升，两次汁混匀分3次服，日服3次。疼痛者加玄胡15克，川楝子12克；泛吐酸水者加浙贝10克，海螵蛸30克；痞闷者加槟榔15克；体虚者加党参15克。

疗效： 治疗8例，临床症状均除，钡餐复查结石影均消失，服药最多者15剂，最少者4剂，平均服药7剂。

荐方人： 山东省费县人民医院中医科主任　秦修成

引自： 《当代中医师灵验奇方真传》

喝醋蛋液使我的胃下垂病大有好转

我58岁，患有胃下垂，饮食不易消化，饭后1小时胃内作响，打嗝，大便异味难闻，有时秘结难排，还患有神经衰弱、关节炎。这些病使我痛苦难言。自从服用醋蛋液，各病逐步好转。最重的胃下垂已大好，消化很好，胃不疼了，饭量增加了。老伴57岁，原来心动过缓，脉搏每分钟45次，走路常喘不上气来。她同我一起喝醋蛋液，心律不齐不见了，脉搏每分钟可达60次，身上感到有劲了。

荐方人： 黑龙江省哈尔滨铁路五中　曲绵顺

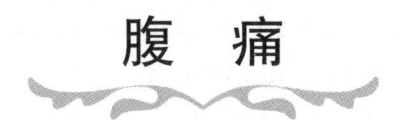

腹　痛

腹痛是指由于各种原因引起的腹腔内外脏器的病变，表现为腹部的疼痛。腹痛可分为急性与慢性两类。病因极为复杂，包括炎症、肿瘤、出血、梗阻、穿孔、创伤及功能障碍等。

腹痛散贴脐止腹痛150例全部有效

主治： 寒凝气滞（无论外寒或内寒）之腹痛。

配方及用法： 肉桂、干姜、炒元胡各6克，广木香3克。上药共研极细末，贮瓶备用，勿泄气。取本散1.5~2克，撒入脐中，或用食醋调和，搓成药饼，贴敷脐中，外以纱布覆盖，胶布固定。每日换药1次。

疗效：曾治150例，一般用药1~5次，均可痛止痊愈。

引自：《中药鼻脐疗法》

治脐肚痛验方

不论男女老少，用煤油在脐部点上两滴即好。未满100天婴儿用煤油滴在纸上，贴上脐部10分钟去掉，否则起疱。另外，也可按男左女右按压足三里穴。

此方经本人亲自验证，现家人大小都会用，不出门便可治病。

荐方人：广西玉林市大平山镇陈村　梁佐祥

本方治腹寒疼痛有奇特功效

如果因受寒而腹痛，可用一厚片生姜盖于肚脐之上灸之，或者敷盐于肚脐之上灸之，皆可收到奇特之功效。如果剧痛至绝脉者，应当用附子埋于热灰之中煨之，然后将其取出切细，加入少许冷茶后，用一碗水将其煎熬至七分热，再稍稍加入一些蜂蜜，待其冷却服下，便可救之。

引自：陕西人民教育出版社《中国秘术大观》

胃肠炎　胃肠紊乱

> 胃肠道功能紊乱又称胃肠神经官能症，是一组胃肠综合征的总称，精神因素为本病发生的主要诱因，如情绪紧张、焦虑、生活与工作上的困难、烦恼、意外不幸等，均可影响胃肠功能正常活动，进而引起胃肠道的功能障碍。

治愈慢性肠炎绝招

我长期患慢性肠炎，平日稍有饮食不当或受凉就会引起腹泻，痛苦不堪。曾四方投医求药，疗效甚微。后来，自己竟也琢磨出一种简便有效的食疗方法。

取新鲜的大蒜头，削掉根须，剥去外层粗糙表皮，保留里层嫩蒜皮，码入罐中，然后倒入食醋至淹没蒜头，腌制2周即可食用。其蒜瓣洁白脆嫩，微酸爽口，每餐食用几瓣，只需1周左右即可治愈慢性肠炎。（高永胜）

引自：1996年第3期《家庭之友杂志》

我服醋蛋液彻底治愈了胃肠炎

我于1960年患慢性胃炎、结肠炎，还经常消化不良、口臭、嗳气、腹泻、右小腹痛，有时还便血。近几年又添上了高血压病，血压在22.6／13.3千帕（170／100毫米汞柱）左右。对这几种病，我服用了多种中西药，也没能根治。去年11月开始试服醋蛋液，服用6个醋蛋液后，我的慢性胃肠炎已彻底治愈，消化正常，无口臭、不嗳气、不胀肚、不腹泻，小腹再也不痛了，也不见便血了。血压保持在17.3／13.3千帕（130／100毫米汞柱）左右。各种药物没起作用的病，竟让醋蛋液给降服了，醋蛋液竟比药物还灵。

百姓验证：云南西盟县粮食局李世云，男，54岁，公务员。他来信说："我身体较差，形体消瘦，长期便溏，一有便意，就必须马上去厕所；几年前出车祸造成第五腰椎闭合性骨折，经常疼痛，下蹲、站起非常困难。我按本条方自制醋蛋服用，每天2次，服用2个星期后，腰部疼痛消失；服用1个月后大便成形，可以忍一段时间，体重也由原来的58千克增至62千克。"

荐方人：吉林长春市器械局　刘德俊

注：醋蛋液制作方法，请见本书最后面的附录。

我用按摩法治好了慢性胃肠炎

我患有胃酸过多、腹胀、腹隐痛、消化不良和便溏等症，经X线检查为慢性胃肠炎。在吃中西药效果不佳的情况下，经按摩医生指导，每天晚上睡觉前躺下按摩腹部收到了良好的效果。

方法：先用右手掌按顺时针方向在腹部转50圈，再用左手掌按顺时针方向在腹部转50圈，然后用左右掌交替从心口处偏左些向下推摩100次。

我每天晚上按摩，坚持3个月，慢性胃肠炎就痊愈了。

百姓验证：山东威海市印刷厂谢振刚，男，31岁，工人。他来信说："有一段时间我患了胃肠功能紊乱，消化不良，去市立医院检查并开了西药思奇、吗叮啉、诺氟沙星，吃了一段时间略有好转，但是过一段时间又胃胀，到医院检查确诊为胃炎。我回来后按本条方施治，很快就痊愈了。"

引自：1996年6月22日《老年报》

用揉脐方法治好了我40多年的慢性肠炎

我从19岁那年起就患了慢性肠炎，一患就是40多年，经常拉肚子。40多年来经过中西医多次治疗，总是效果不佳。近几年我研究了按揉脐位的方法，效果很好，我已经多年不犯病了。现在我把这个方法介绍给肠炎患者。

方法：每天早晨起床前和晚间睡眠前各按揉1次。首先仰卧床上，然后用食指或中指按揉脐位，先顺时针按揉300次，再逆时针按揉300次，早、晚各600次，拉肚很快就会治愈。

荐方人：辽宁辽中县六间房乡八家子村退休教师　王纪伦

揉腹法奇迹般治好了我几十年的胃肠病

我是一位退休教师，现年76岁，从小就有胃肠病，经常恶心、胃灼热、打嗝、心窝难受、饭后腹胀作饱，有时便秘，有时腹泻，饱尝了痛苦。后来启用揉腹法，胃肠病竟得奇迹般痊愈了，且口味好，饮食香，身体健康。

方法：于早上起床前，以双手五指从中脘穴（脐上4寸处）揉到关元穴（脐下3寸处），然后双手左右分开，左手五指逆时针方向向上揉，这样为一轮，每次做30~40轮。随后，以脐为中心，用左手掌逆时针方向揉50转，再用右手掌顺时针方向揉50转。在揉腹过程中，中脘、天枢（脐侧两指处）、关元穴均可按摩到，从而可加速胃肠的血液循环，调整和改善胃肠的消化功能。

晚上睡觉之前也揉则效果更佳。一般每次揉腹时间为5~7分钟。（万庆和）

引自：1996年11月18日《家庭医生报》

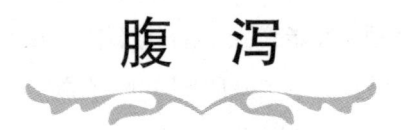

腹 泻

> 腹泻是一种常见症状，俗称"拉肚子"，是指排便次数明显超过平日习惯的频率，粪质稀薄，水分增加，每日排便量超过200克，或含未消化食物或脓血、黏液。腹泻常伴有排便急迫感、肛门不适、失禁等症状。腹泻分急性和慢性两类。急性腹泻发病急剧，病程在2~3周之内。慢性腹泻是指病程在两个月以上或间歇期在2~4周内的复发性腹泻。

多年的腹泻用醋蛋液可以治好

我于1992年秋开始腹泻，便很稀，一天两三次，后来还伴有腹部疼痛，多次到医院看医生都说是慢性结肠炎，吃了不少药也未治好，一直延续了4年。后来，有人介绍醋蛋液能治疗，抱着试试看的想法，从1996年8月开始，用500毫升白开水冲60毫升泡好了的醋蛋液，另加一小勺蜂蜜搅匀，每早空腹喝下去。1周后大便次数减少并逐渐成形，半月后全部成形且一日只便一次，至今未犯。

我老伴在省医院先后肠镜检4次，均确诊为慢性结肠炎，也是大便稀，10多年来从不成形，一天四五次不等。照我的办法试喝，结果半月后大便开始成形，20天后大便从头至尾全部成形，且大便规律，一天一次。

我制作醋蛋液的方法如下：装1千克蜂蜜的空瓶子，内放3个洗净晾干的新鲜鸡蛋，把醋（9度醋最好，我只买到了5度的醋）倒满，拧好盖，两三天后用干净筷子把蛋捣烂，皮不要取出，搅拌均匀，拧好盖再泡1周左右（时间长无妨）就可以喝了。同时照此方法把下瓶醋蛋液制作好，以免断档。

荐方人：河南省卫生防疫站　刘忠杰

引自：1997年第8期《老人春秋》

我用醋煎鸡蛋治寒凉腹痛拉肚特灵验

有一次，我不小心受了凉，腹痛拉肚子，差不多每半小时就要拉一次，弄得全身没劲。到村医疗室求医，医生对我说，用醋煎鸡蛋可治拉肚子，比用土霉素、痢特灵还灵呢。回家后我按照他讲的方法去做，果然立即止泻。后来我把此方介绍给几位亲戚，他们用了同样灵验。

方法：取食醋100毫升倒入锅内，打入2个去了壳的鸡蛋，用文火慢煎。待鸡蛋煎熟后，将蛋同食醋一起服下。

注：此法仅对受凉、消化不良造成的一般腹泻有效。（史桂争）

百姓验证：广西柳州市潭中西路河西小区陈远忠，男，67岁，退休干部。他来信说："有一次我不小心着了凉，造成腹痛拉肚子，从早晨5点开始拉，每隔1个多小时拉一次，半天不到就拉四五次，用本条方治疗1次就好了，未再复发。"

引自：广西科技情报研究所《老病号治病绝招》

冲服柏树油止腹泻一夜即愈

腹泻使人很快消瘦，且食欲缺乏。若用柏树油（豌豆大一粒）于腹泻当天或当晚用白开水服下，到第二天腹泻便停止，食欲恢复正常。此法是我从读小学起到现在亲身实践所证实的有效止泻法。

荐方人：四川省南江县凉水乡广播电视站　廖军

豆腐皮撒红糖蒸着吃治水泻有特效

我在行医中遇一老太太献出一方，专治喷射性水泻。

配方及用法：豆腐皮摊平，撒上红糖，然后把豆腐皮卷成一个卷，放在锅中帘上蒸干（吃者极其费力），连吃2天泻止康复。随后再续吃6天加以巩固，永不复发。

荐方人：黑龙江依安县三兴镇保国村　高洪川

我煎服大米茶叶汤治腹泻很灵

一位老农告诉我,"大米茶叶汤"对多种原因引起的腹泻有效。我一试他的办法,真的很灵验。又将此方介绍给8位不同病症引起的腹泻患者,均收到良好效果。

方法: 取大米30克,茶叶10克,先将大米入锅炒黄,再加入茶叶共炒至黄黑色,加水250毫升沸煮5分钟,温后滤渣,一次服饮煎液(婴幼儿酌减)。

百姓验证: 黑龙江大庆市采油四厂李永超,男,30岁,工人。他来信说:"有一次我患急性腹泻,半夜2时发病至晨6时就腹泻6次。在4小时之内服泻痢停、诺氟沙星均无效,仍腹痛,全身没劲。后来用本条方治疗,服后腹痛腹泻明显见好,从早晨7时至下午只泻2次。下午又服1剂,很快痊愈了。"

荐方人: 四川省江津县　唐德文

引自: 广西科技情报研究所《老病号治病绝招》

用榛子仁确实能治好大便稀溏

我老伴大便稀溏,从不成形,每天最多便6次,历时将近20年,天天如此。检验大便常规正常,其他脏腑也无病变。常服归脾丸、健脾丸、补脾益肠丸、肠炎灵、易蒙停等药,仍不能根治。最近我从书中得一偏方,采用榛子仁治好了此病。

配方及用法: 将榛子仁(大个质优)炒焦黄,研面,每次一汤匙,每日早、晚各1次,空腹以红枣汤送下。我老伴服到第四天,奇迹出现了,一天大便一次,而且成形,肠胃也不胀不响了。又连服10天,大便完全恢复正常,精神也不疲乏了。

榛子是一种富有营养的果实,无任何副作用,对常年因脾胃虚弱而拉稀者很有效。(李奠川)

引自: 1996年12月14日《晚晴报》

食盐烧红冲服治愈我侄儿的上吐下泻

方法: 食盐15克,置刀上烧红,用开水冲服。

我侄儿曾患此病，用药1剂便愈。

荐方人：湖南沅陵县东风乡三口村大陂头组　古云会

鸡蛋蘸白矾吃治腹泻效果好

配方及用法：白矾6克，鸡蛋2个，将白矾研末，鸡蛋煮熟，用鸡蛋蘸白矾吃，效果很好。每当我腹泻时用此方法，总能很快见效。吃时白矾不可超量，每次用3克即可。

荐方人：河北秦皇岛市山海关林场　尹文鹏

用茉莉花茶加红糖治好我爱人的腹泻

我爱人常患泻肚，经中西医治疗，时轻时重，未曾去根。后经乡邻介绍一验方，方便经济，药到病除，至今未犯。

配方及用法：两撮茉莉花茶叶，50克红糖。睡觉前先把一撮茶叶放在口中，咀嚼碎后咽下，再用25克红糖冲红糖水服下，然后将剩下的茶叶和红糖如上法服下即可。轻者1次即愈，重者2次可愈。

荐方人：河南栾川县教师进修学校　吕志谦

针刺加温罨治消化不良性腹泻273例，治愈率100%

方法：

（1）足三里、中脘、关元配阴陵泉、三阴交、合谷、内关。迅速进针，捻转30~60针退针，每日1次。

（2）温罨：麦麸250克，炒热，加醋250毫升，拌匀，分装2个布袋内，缝好口，蒸热（或盐250克，炒热，装袋）。患者睡后，温罨脐部，下垫折4层的毛巾，凉时换另一个，罨1~2小时。

（3）禁食8~16小时。给盐糖水及胃蛋白酶等消化药。

疗效：消化不良性腹泻273例，均在2日内治愈，治愈率100%。

引自：《常见病特效疗法荟萃》

艾灸腹泻特效穴止泻120例，有效率100%

艾灸方法：取腹泻特效穴（足外踝最高点直下，粗细皮肤交界处），用艾卷温灸，以能耐受为度。每侧每次10～15分钟，每日2～3次。

疗效： 120例患者，大多7～20岁，病程1～3日。小儿单纯性消化不良9例，急性肠炎88例，消化不良23例。治愈率98.3%，有效率100%，大多1～2日即愈。

引自：《常见病特效疗法荟萃》

复方石榴皮汤治疗慢性腹泻60例全部有效

主治： 慢性腹泻。

配方及用法： 石榴皮、楂炭、白术、云苓各15克，柴胡、诃子、木香、甘草各10克，鸡内金、砂仁各6克。每日1剂，每剂煎服2次。久病阴虚者加知母、黄柏，阳虚者加吴茱萸、干姜、黄芪、防风、玄胡，气阴两虚者加党参、黄芪、当归、白芍、淮山、玄胡，中气不足、内脏下垂者加升麻。

疗效： 治疗患者60例，治愈（腹泻停止，大便恢复正常，精神、食欲、体力恢复正常，经1年以上追访无复发者）59例，好转（症状消失且大便正常，但时有复发者）1例，有效率100%。

按语： 本组报道60例患者，起病原因各有不同，病程长短各有差异，短者1年，长者达30年。在治疗用药上一般较杂，都是经过许多医师诊治，用过多种中、西药治疗无效者。该组病例多属病程较长，脾气虚损者，用药时首选健脾利湿、和胃止泻之品，如云苓、白术、内金、楂炭、砂仁等；次以疏肝理气，如柴胡、木香等；佐以收敛固涩，如石榴皮、诃子等应予重用。尤其对久泻患者收效甚佳。

荐方人： 湖南桃源县人民医院副主任医师　李秉文

引自：《当代中医师灵验奇方真传》

老母鸡煮大黄治愈马庆赐妻子的腹泻

配方及用法： 隔年黄老母鸡1只，大黄250克。杀鸡除内脏洗净后，加水1500毫升，大黄用纱布包好，同鸡放入锅内煮，肉烂捞出大黄，肉和汤分2次吃完。

百姓验证： 马庆赐之妻产后腹泻达3年之久，用此方治愈。

说明： 马庆赐之妻产后患腹泻，原因很多，或因虚或因淤，但病程3

年，虚中挟实也，实者因久泻必滞所为，故治用鸡补虚，以建其本，用大黄泻下，以荡其滞，其虚得补，滞得除。

荐方人：河南方城县四里店乡　马庆赐

彭伦学小儿腹泻月余用此方半天治愈

配方及用法：炒神曲9克，荆芥炭9克，水煎服。若腹疼加白芍6克。

说明：本方对泄泻伴有绿便者，效果特佳。

百姓验证：安徽广德县芦村乡中明村彭伦学用本条方治好了他儿子的腹泻。此小儿腹泻1月有余，并有明显的脱水现象，到多家医院治疗，都没有什么效果。用此条方治疗，不到半天就奇迹般好了。

荐方人：河南省济源市下治乡　陈立新

硫黄加理中丸治好九载泄泻

黄某，男，39岁。患者泄泻九载，曾诊断为慢性肠炎，经中西药治疗无效，近1周又因饮食不节加重，大便溏薄，日行4～6次，有白色黏液，食油腻之物加重，腹冷痛，神疲乏力，腰膝酸软，四肢不温，食欲缺乏，舌淡红苔白，边有齿痕，脉沉细。证属脾肾阳虚，湿浊内结，非温通之药病邪不除。故予生硫黄2克，每日3次。服药当时腹泻加重，为腐秽当去故也，但精神佳，腹痛消除；继服2日泄泻停止，余症皆除；后以理中丸调理1周告愈。随访3年未复发。

引自：《浙江中医杂志》（1990年第1期）、《中医单药奇效真传》

儿茶研末治水泻有良效

李某，女，一岁半。泻黄色水样便3天而来就诊，日夜水泻5～7次，量多，伴腹痛。取儿茶2克研为细末，分3次服，药尽泻止而愈。

引自：《辽宁中医杂志》（1980年第5期）、《中医单药奇效真传》

翻白草治泄泻有奇妙效果

民间有一味治疗泄泻、肠炎的单方，即翻白草，常常对那些久治无效或用多种药物无效的患者有奇妙的疗效。翻白草又称委陵菜、翻白菜、鸡腿根等。

方法： 水煎，内服。常用量15～30克。治疗顽固性泄泻及食用多种药物疗效不佳的肠炎、痢疾，用量可加大到25～50克。每日服用2～3次。同时加些红糖作调味剂。

荐方人： 河北保定市　王浚权

引自： 1997年12月4日《老年报》

止痛片用火烤后服可立止拉肚

如因出差、旅游换水或吃多了油腻拉肚不止，请别怕，不妨将止痛片放在微火上，上下烤一烤吃下，拉肚子的病立即就好。（隋普选）

引自：《健康报》

用艾炷灸穴法5次可治愈腹泻

郁某，女，54岁。每天黎明时腹泻，已3年余。先隔盐灸神阙穴5壮，再隔附子饼灸石门或天枢、关元，或脾俞、命门，或肾俞。四组穴隔日轮灸，每穴3～5壮，艾炷如黄豆大。第一轮灸完，大便已实，共灸治5次而愈。数年后追访未发。

特效法治老年顽固性五更泻24例全部有效

主治： 老年顽固性五更泻。

取穴： 肾、脾、大肠、小肠、神门、交感（均取双侧耳穴）。

针法： 常规耳穴消毒后，以五分毫针对准所选穴位刺入，每日1次，每次留针1小时，行针3日可愈，个别疗效差者隔3日可行第二疗程。

疗效： 治老年顽固性五更泻24例，经1～2个疗程治疗后，痊愈（五更泻止，大便成形，伴随症状消失，1年以上随访无复发者）21例，显效（标准同痊愈，唯1年后病复发，且经耳针再次治好）3例，有效率100%。此法治老年顽固性五更泻可获佳效。

荐方人： 河南省卢氏县中医院副主任医师　张耕田

引自：《当代中医师灵验奇方真传》

结肠炎

> 结肠炎是指各种原因引起的结肠炎症性病变。主要临床表现为腹泻、腹痛、黏液便及脓血便、里急后重，甚则大便秘结、数日内不能通大便，常伴有消瘦乏力等，多反复发作。根据不同病因，结肠炎可分为溃疡性结肠炎、缺血性结肠炎、伪膜性结肠炎等。

我是这样治好结肠炎的

1990年，我突患结肠炎病，直至便脓便血，已坚持5年的三浴功晨练被迫中断。有人开玩笑问："你天天练功怎么还得病呢？"其实我心里明白：这是因为相濡以沫近40年的丈夫病故后，自己极度悲痛，免疫力下降，疾病乘虚而入了。怎么办？

第一，面对现实，调整情绪。要知道，生老病死乃自然法则，无法抗拒。死者已解脱，活者还要活下去。与其疾病缠身，苟延残喘，不如想法战胜疾病，健康地活下去。

第二，积极就医，注意饮食。西医确诊后，在打封闭、服西药的同时，我又去看中医。连服中药两个多月，并遵医嘱，注意饮食。

第三，坚持锻炼，增强体质。尝到晨练甜头的我，即使在便脓便血的半个多月里，早晨也去散步。病情稍好便继续晨练三浴功，体质日渐恢复。尤其得益于以下两种小功法：

（1）双手旋腹（三浴功床上功法之一）。我每日起床前，仰卧床上，内外劳宫穴相对，即左手心压右手背（男反之），围绕神阙穴（肚脐），顺、逆时针各旋转50圈。

（2）双手捂腹。每日晨练后，仰卧床上，将双手搓热（一般搓80下）捂在结肠部位。连续搓、捂7次。腹部渐渐由凉变热，并有上下通气之感。

如此这般，我的结肠炎病好了，我又是个活蹦乱跳的人了。

战胜结肠炎这件事，使我悟出一个道理：疾病与情绪，情绪与练功关系极大。许多疾病往往是在你情绪极坏时找上门来的。情绪不佳，你就是吃什么好药，练什么好功法也白搭；情绪好，吃药、练功才有效。（丁文）

引自： 1997年1月4日《晚晴报》

我用按摩法把20年的慢性结肠炎治好了

1973年，我患了慢性结肠炎，大便溏泻。20多年来用了不少中西药，时好时犯。1994年1月在吉林化学工业公司看了电视台播放的《脚诊与按摩》后，我开始进行自我按摩，每日2次，早起床前、晚睡觉前各按摩1次，每穴按摩100下，穴位按摩力度达到有酸、麻、胀、"得气"的感觉，半月以后大便成形，1个月后大便正常，至今没犯病。

我儿子在1991年念高中二年级时，因紧张的高考复习，患了和我一样的慢性结肠炎，医生诊断为神经官能性结肠炎。他也用了各种中西药，大便仍呈稀状，有时还伴有轻微腹痛。今年2月他寒假归来，我教他自我按摩。3月份回信告诉我病情好转。4月份来信又说："按摩疗法效果神了！我现在大便已经正常了，缠我4年的腹泻病可算治愈了。请家里人放心吧！"

至今，我们仍然坚持自我按摩，因为按摩一治病，二健身。

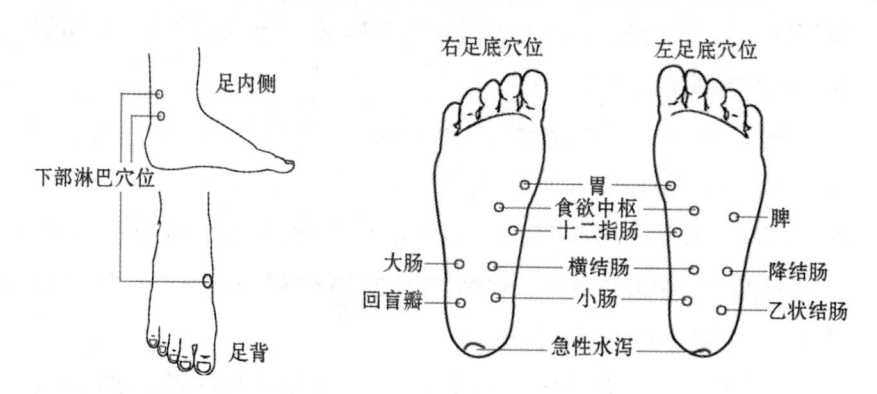

现将我们按摩穴位方法介绍如下：取关元、气海、天枢、下脘、中脘、足三里、三阴交、内庭等穴，用拇指按。

脚诊按摩（应用按摩棒按）：左右足底的穴位有食欲中枢、胃、十二指肠、小肠、回盲瓣、升结肠、降结肠、乙状结肠、脾、急性水泻及双足内侧的下淋巴穴。

荐方人：中国健康教育研究会会员　刘德新

我用清肠滑垢法治慢性结肠炎很有效

配方及用法：熟大黄6克，冬瓜仁15克，丹皮10克，焦山楂30克，川黄连6克，杭白芍10克，广木香8克。上药水煎服，每日1剂，连服15剂。

按语：本病临床中用温补、收敛等法收效甚微，且易复发，我通过临证35年的探索，认为清肠滑垢法是治疗本病的一种有效方法。服上药后会泻下黏冻样的粪便，1周左右症状即可消失而大便正常，此时不可停药，须再服10剂，以善其后。

百姓验证：四川绵阳市高水中街18号李俊如，男，75岁，退休干部。他来信说："2001年我患结肠炎，几天解不出大便，去三台人民医院就诊3次，治疗无效，花费82元。后来按本条方服药2剂痊愈，只花7元钱。"

引自：《家用验方一佰二》

坚持手脚穴位按摩可治好过敏性肠炎

过敏性肠炎亦称结肠功能紊乱症，患者多在情绪激动时或紧张时即有腹痛、腹泻，大便次数与性质不定，一般常为水样便，伴有多量黏液。确定本病时需排除慢性菌痢、结肠直肠肿瘤、血吸虫病等器质性疾病。

脚部选穴：20，29，30，31，40。（见图1）

按摩方法：20穴双脚取穴，用按摩棒小头定点按压，双脚取穴，每次每脚每穴点按5分钟。29穴双脚取穴，用按摩棒大头自外向内横推，每次每脚每穴推按5分钟。30，31两穴均在左脚取穴，用按摩棒大头推按，30穴由上向下推按，31穴由外向内横推，每穴每次推按5分钟。40穴用食指关节角推按，双脚取穴，每次每脚每穴推按5分钟。

手部选穴：18，4，12，68。（见图2）

按摩方法：4，12两穴分别用单根牙签扎刺，双手取穴，每穴每次2分钟。18，68两穴分别用梅花针刺激，双手取穴，每穴每次2分钟。

图1　　　　　图2

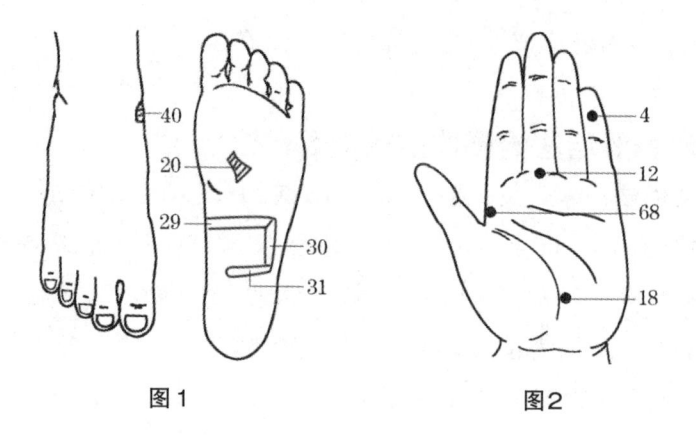

阑尾炎

阑尾炎是指阑尾由于多种因素而形成的炎性改变。是一种常见病，临床上常有右下腹部疼痛、体温升高、呕吐和中性粒细胞增多等表现。

我用本方治疗阑尾脓肿110例，有效率100%

内服药配方：薏苡仁30～50克，丹皮15克，赤芍12克，桃仁12克，大黄（后下）15～30克，芒硝（冲服）10克，银花15～30克，蒲公英15克，广木香10克，生甘草6克。

外敷药配方：大黄30克，没药10克，陈皮10克，冰片5克。

用法：内服药每日2剂，水煎分4次服。外敷药共研细末，按脓肿大小加入适量凡士林调成膏状，摊于塑料薄膜上（厚约0.5厘米），敷于患处，外加纱布敷盖固定，每日换1次。

疗效：治疗110例，治愈（右下腹包块消失，腹壁柔软）98例，好转（包块明显缩小）12例，有效率100%。用药天数：最短15天，最长36天，平均26天。少数病例配合3次穿刺抽脓。

百姓验证：湖南溆浦县水田庄乡杨柳村曾社祥，男，49岁，教师。他来信说:"本村罗元松,男,49岁。突然右下腹疼痛难忍,去县医院诊断为阑尾炎,在乡医院治疗花费400元未见效。后来我用本条方为他治疗,只吃5剂药就痊愈了。"

荐方人：湖南省零陵区医院　周沛君

引自：《当代中医师灵验奇方真传》

我用菜叶包蛤蟆心治阑尾炎特有效

配方及用法：蛤蟆心1个,用蔬菜叶等包住,每天早上空腹服下,连服7日。

我村上一孕妇,患阑尾炎,不能手术,服用此方,至今3年多未曾复发。我自己也患阑尾炎,医治十几次都没有治好,服用此方,2年来未曾复发。

注：治慢性阑尾炎,用桂肉包蛤蟆心更好。

百姓验证：江苏通州市三余镇忠义乡季妙贤,男,54岁,乡医。他来信说:"通州市季春美患慢性阑尾炎多年,镇医院医生嘱其保守治疗,用菌必治等输液治疗10多天,花费1000多元,有些好转,但稍后又复发。后来我用本条方为她治愈,至今已5年未复发。以后我又用此条方治好了本村陈美仙的急性阑尾炎病。"

荐方人：浙江长兴县新塘乡　王胜华

针灸治疗急性阑尾炎50例全部治愈

主治：急性阑尾炎症见右小腹疼痛拒按,或扪之有包块,右腿屈而不伸,或腰不能直立,膝下压痛,或发热汗出,或呕吐,脉滑数或紧,苔黄腻。

选穴：天枢、气海、阑尾穴（右）、阿是穴（右小腹部压痛点）。

施术：穴位常规消毒,取消毒毫针先依次针刺腹部穴位,均进针1.5寸深,然后再刺阑尾穴,进针2寸深,留针60~80分钟,或待疼痛缓解出针,留针期间每隔30分钟运针一次,徐转泻法。每日1次。

疗效：运用本方治疗急性阑尾炎,一般针治1次即可缓解,缓解后即可恢复正常工作,2~4次可获痊愈。曾对50例经医院确诊需手术的患者应用本法,结果2次治愈的18例,3次治愈的29例,4次治愈的3例。2年后随访,无一例复发。

按语：对慢性阑尾炎需长期治疗方能收效。对阑尾炎穿孔者不可应用本法。

荐方人： 内蒙古鄂伦春自治旗　刘培华

引自：《当代中医师灵验奇方真传》

我利用阑尾炎冲剂治疗急慢性阑尾炎可迅速见效

主治： 急慢性阑尾炎。

配方及用法： 一号冲剂：川楝子15克，丹皮、木香、银花、蒲公英各25克，大黄12克。二号冲剂：银花25克，蒲公英25克，大黄15克，败酱草15克，生薏仁25克，元胡12克，川楝12克，丹皮15克，桃仁15克，生石膏25克。以上两方研粉末冲服或煎服，每剂服3次。轻者服一号冲剂，日服2次；重者服二号冲剂，每日1剂。

疗效： 我们经治患者80例，随访有6例复发，其中3例因患阑尾穿孔并腹膜炎而手术，另外3例又服本方剂治愈。80例中住院治疗3例，77例于门诊治疗。一般服药4～12剂治愈。

按语：

（1）本方对急慢性单纯性阑尾炎症、轻症的蜂窝组织炎性阑尾炎、阑尾周围脓肿等急性阑尾炎有速效、显效。

（2）一般用药少，轻者服一号冲剂，重者服二号冲剂，服3～6剂就能达到治疗效果。

（3）对阑尾穿孔性腹膜炎或反复发作的阑尾炎，此方可适当加大，随症加减。

（4）对患有慢性炎症伴有阑尾炎者，大黄可改为酒炙大黄6克，肠炎轻者可去大黄。

（5）服药后大便稍稀带脓血者为佳。

百姓验证： 四川珙县川南水泥厂李平志来信说："珙县芙蓉煤矿李国华患慢性阑尾炎，脐周阵发性剧烈疼痛，腹部气鼓胀满，不思饮食，食之即吐。经矿医院确诊，住院观察治疗。医生打算为他手术，由于他反对未做。输葡萄糖加青霉素，连续用药4天，未见效果。后来用本条方二号冲剂治疗2个星期，阑尾炎就好了。由于仍饮食欠佳，走路心慌，又服用善后药治疗，现已完全康复。"

荐方人：湖南省桃源县人民医院　冉克茂
引自：《当代中医师灵奇方真传》

坚持手脚穴位按摩治阑尾炎有效

阑尾炎患者疼痛始于脐周围或中上腹部，然后出现恶心、呕吐，短时间后腹痛转移至右下腹部，可有腰背部或左下腹部等处牵引痛。如剧痛突然缓解，短时间后疼痛又再出现，并有范围扩大和增剧，已有穿孔可能，应送医院。

辨证参考：早期阑尾炎的预兆是手背上食指根与中指根交叉处出现硬化现象，甚至影响食指的自由活动。

脚部选穴：26，40。（见图1）

按摩方法：26穴在右脚取穴，用按摩棒小头定点由上向下按压，每次点按5～10分钟。40穴用食指关节角推按，双脚取穴，每次每脚每穴推按5分钟。每日按摩2次。

手部选穴：25。（见图2）①按摩整个食指，直至食指根与中指根交叉处出现的硬化现象消失为止。②用梅花针刺激25穴，每手每穴3分钟，每日数次。

已得阑尾炎者，用上法治疗也有疗效。

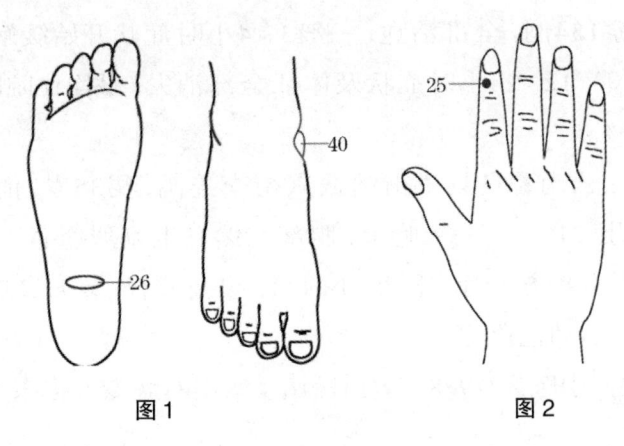

图1　　　　　　图2

消化系统疾病

肠梗阻

任何原因引起的肠内容物通过障碍统称肠梗阻。它是常见的外科急腹症之一。有时急性肠梗阻诊断困难，病情发展快，常致患者死亡。目前的死亡率一般为5%～10%，有绞窄性肠梗阻者为10%～20%。水、电解质与酸碱平衡失调，以及患者年龄大合并心肺功能不全等常为死亡原因。

温阳通痹汤治淤结型肠梗阻154例，治愈率100%

河北省医院田广秀自拟温阳通痹汤治疗淤结型肠梗阻患者154例，全部治愈，24小时内症状及体征全部消失。

配方及用法： 附子、炒山楂各9克，细辛6克，大黄15克，代赭石、莱菔子（炒）各30克，枳壳、川朴各12克，水煎，待肠胃减压后服用，每日2～3剂。

疗效： 观察154例，全部治愈，一般3～4小时症状开始缓解，8～12小时症状明显改善，12～24小时症状及体征全部消失。平均住院时间5天左右，治愈率100%。

百姓验证： 云南彝良县牛街镇振兴街李连禹，男35岁。他来信说："本镇张友，男，21岁。有一天晚上，腹部突然发生剧烈疼痛，呕吐，不排便，不排气。用本条方治疗，服药1小时后，腹痛减轻。次日又服药2剂，2天后病已痊愈，活动正常。"

引自：《陕西中医》（1988年9月4日）、《实用专病专方临床大全》

此祖传秘方已治愈四五百人的肠梗阻

配方及用法： 芦荟6克，牙皂6克，木香6克，牵牛18克，滑石9克，大戟6克（醋炒），芫花6克（醋炒），槟榔片9克，甘遂6克（面裹煨干，研末，分2次冲服），生姜15克，大枣10枚，水煎服。

注意：以上方剂为成人剂量，用时应按患者身体强弱、年龄大小以及疾病属于寒热虚实调整剂量。

疗效：治愈四五百人。

荐方人：河北省固安县　张润波

引自：广西医学情报研究所《医学文选》

单药索骨丹治机械性肠梗阻效果好

龚某，女，32岁。1978年5月6日要求绝育入院。次日行输卵管结扎术，术中误伤肠管，纵切口约3厘米，深及肠腔，经缝合后肠管内径可通过一指，术后禁食3天，抗感染、补液等，情况尚好。10天后突然发生呕吐，腹胀，大便量少，腹部可见肠形。诊为机械性肠梗阻（肠管狭窄）。用中西药治疗效果差，改服草药索骨丹粉，每次3克，每日3次。连服3天后症状缓解，1周后食欲、大便均正常，于6月10日出院。至今未见复发。

我村付红患肠梗阻用本方很快治愈

配方及用法：当归、生地、桃仁、红花、川芎、白芍、牛膝各10克，枳壳、桔梗、柴胡各6克，甘草8克。上药水煎，每日1剂，早、晚各服用1次。病情严重的患者每4～6小时服药1次，缓解后可将本方加黄芪制成丸服用。

疗效：52例患者中，有16例服药5～10剂治愈，占30.8%；有12例服药11～15剂治愈，占23.1%；有16例服药16～25剂治愈，占30.8%；有8例服药26～40剂治愈，占15.4%。

百姓验证：湖北广水市余店镇付立国，男，49岁。他来信说："村民付红小时候患肠粘连、肠梗阻，在武汉某大医院住院治疗，医生说不能开刀了，只能保守治疗，花医疗费上万元，出院后病症又复发。后来我用本条方为他治疗，现在已痊愈了。"

引自：1985年第7期《中医杂志》

便　秘

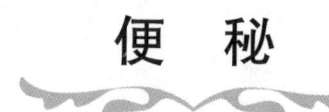

> 便秘是临床常见的复杂症状，而不是一种疾病，主要是指排便次数减少、粪便量减少、粪便干结、排便费力等。必须结合粪便的性状、本人平时排便习惯和排便有无困难作出有无便秘的判断。

嚼花生仁治便秘确实有效

我今年86岁，每次大便苦不堪言。偶见食疗书载："生花生仁30克，生吃嚼碎，早、晚空腹各食用1次。大多在服用两三天后，大便开始软易解。以后坚持长期服用，并根据大便的质地可适当增减用量，以不稀为度。忌辛辣。"于是，照法试用，果然有效。

荐方人：辽宁瓦房店市监狱老干部　辛益山

我用醋蛋液解除了便秘之苦

我有个讨厌的便秘病，经常六七天不解大便。为治这多年的老毛病，我服用了醋蛋液，结果吃完3个醋蛋液之后，最多3天就能自然排解大便1次，感觉比以前好多了。

百姓验证：重庆南川区马嘴乡李俊培，男，86岁。他来信说："我患习惯性便秘，经常大便困难，使我非常苦恼。后来用本条方治疗，当服用6个醋蛋液后，大便已基本正常。"

荐方人：四川省长寿县城关镇字库巷　黄国庸

注：醋蛋液制作方法，请见本书最后面的附录。

我多年的便秘坚持吃芝麻酱治愈

便秘困扰了我多年，虽多方治疗，但效果都不理想。半年前听人说，芝麻酱可以治便秘，而且还可软化血管。于是，我就在每次吃饭时吃一汤匙芝麻酱（不需加水和盐澥开），结果很见效。我已坚持半年多，再没出现便秘现象。如果因某种原因，偶尔出现轻微便秘现象，可配合一下水疗，即在便前于专用的盆里放适量温水，坐一会儿，大便即可顺利排出。

荐方人：辽宁抚顺市新抚区　解玉钧

引自：1997年第9期《老人春秋》

用麻油治便秘百余例效果甚佳

便秘是指大便秘结不通，或欲大便艰涩难下的一种病症，多因胃肠积热，灼伤津液，以致肠失润泽而形成。我在临床实践中，采用麻油治疗便秘百余例，效果甚佳。

配方及用法：麻油1～2汤匙，口服，连服1～2次。

荐方人：江西省南丰县人民医院主治医师　万桂华

本自我保健法能解除多年便秘之苦

痔疮可说是我的终身病，从年轻时就有内外痔，严重时便血。在我而立之年时，就曾挨过一刀。手术之后，外痔好了，内痔残留，未能根除，时好时坏。到了老年，便秘又跟我作对，成为痔疮的帮凶，大便干结，有时几天解不出大便来，里急后重，苦不堪言，只好求助于"便塞通"。

近年来，我采取了一些保健措施，总算解决了这个难题。第一，坚持每天晚上用水洗下身，坐浴。第二，饮食调养，多吃富含纤维素的蔬菜、水果、粗粮、豆腐渣等，多喝开水以保持体内有足够的水分，适当吃些核桃、芝麻、蜂蜜等润肠通便的食物，不吃辛辣上火刺激之物。第三，养成定时排便的习惯。清晨起来喝杯温开水，然后就去排便，即使没有便意也要蹲一蹲，久而久之就养成了定时排便的习惯。

我现在天天早晨排便不结不硬，半干半稀，畅通无阻。想起过去难言之苦，更觉今日保健之重要。

荐方人：广西桂林市五里亭干休所　邓旭红

用蜂蜜香油可治好多年便秘

我已年近七旬，患便秘多年，十分痛苦。为解除病痛，我综合蜂蜜、香油均有滑肠通便之功效，每当便秘时就往牛奶里放一匙蜂蜜喝下，便秘严重时就喝口香油，连喝两三天，大便就不干燥了，也畅通了。

平常防治便秘，可在晨起时空腹饮一杯加蜂蜜的温水。

荐方人：黑龙江牡丹江市　王忠文

我用蜂蜜豆浆治好了便结

我患过肺结核，已痊愈。但又患便结，饮食不振，营养不足，自然影响病体康复。于是我每日采用蜂蜜泡茶，以收润肺化痰通肠之功；外加豆浆一碗，以收降火清补之效。因为长年累月坚持，不但巩固了肺病治愈的效果，而且通畅了大便，降低了心火，增加了食欲，提高了身体健康水平。（柯仲俊）

引自：1996年11月20日《安徽老年报》

用通便汤治大便秘结疗效甚佳

主治：习惯性便秘，延至三五年或数十年不愈者，伴有胃脘胀闷、食欲不佳等。

配方及用法：藿香、法半夏、厚朴、炒枳壳各10克，白蔻仁6克，桔梗、杏仁泥各10克，瓜蒌仁15克，当归、郁李仁、桃仁泥各10克。水煎服，每日或2日1剂，分3次服。

加减：甚者加服半硫丸（每日2次，每服10克）以温运中阳。

疗效：多年使用，治验颇多，疗效颇著。

方解：便秘初起未治，日久形成习惯。方用苦平辛温芳香之桔梗、陈皮、藿香宣通上焦气滞；辛温苦酸微寒之半夏、厚朴、枳壳开泄中集湿热；辛苦甘温性降之杏仁、郁李仁、桃仁通泄下焦气秘、血秘；甘寒清润之瓜蒌仁开结利肠；辛甘苦温之当归行血中之气，润滑大肠；辛温味厚气薄之白蔻仁流行三焦、消散滞气。诸药合用，可使上下气机通畅，肠胃运化正常，则大便秘结自通。

引自：《秘方求真》

服蚂蚁粉使我老伴的便秘好转

去年我和老伴在报上看到关于蚂蚁粉治病的文章后，我们也吃点试了试。我老伴仅服用半个月,他的常年便秘症和严重脱肛都见好转。我的妇女病也痊愈了。从前老伴易感冒,从服蚂蚁粉到现在1年来,无论气候怎样变化,一次都没感冒。现在我们身体都很健康,精力充沛。蚂蚁粉食用简单,无毒副作用。(吴力华)

我生服黑豆治好了长期便秘

我是一个长期便秘的老人,多年来用了很多偏方、验方,都没有从根本上解决便秘之苦。后来用生服黑豆的方法治疗,效果极好。我从2月份开始服用,现在已经服用了9个月,基本上能每天大便1次,非常痛快。

方法: 每天早晨洗漱后,生吞(不嚼碎)黑豆49粒,温开水送服。

据介绍,生吞黑豆不但可以使大便畅通,长期服用还有明目、补肾、镇心的作用,且非常经济,特别适用于患便秘症的老年人。现介绍给患便秘的老年朋友们,不妨一试。

百姓验证: 广西融安泗顶矿何格元,男,71岁。他来信说:"我从50岁以后就患大便秘结,这20年来吃过很多药都不见效,自用本条方治疗后,大便轻松,不再秘结了。"

引自: 1995年12月18日《陕西老年报》

吃豆腐渣治便秘效果好

我患习惯性便秘多年,近年来试验用豆腐渣排便,效果很好。豆腐渣即做豆腐和豆浆的副产品,非常便宜,炖菜吃即可。

荐方人: 黑龙江省农科院 武英贤

我练提肛操使便秘痊愈

我原来患有便秘、痔疮、前列腺肥大等多种疾病,至少3天,甚至四五天才大便一次,加上有痔疮,排便时干燥的粪便往往把痔疮撑破,血流不止,真是苦不堪言。后来看到杂志上介绍"做提肛活动可以治便秘",我就坚持于每天起床前、晚上睡觉前在床上做一次"提肛活动",效果很好。

具体做法：两腿交错盘膝而坐，两手放在膝盖上，上身要挺直，头要正，眼平视，然后肛门用力收、放松，再收、再放松，如此收、放50次为宜。我用此法锻炼半个月，便秘疾患基本上痊愈了。（荆秀峰）

我爱人便秘8年用一味单药番泻叶治愈

配方及用法：用番泻叶10克，加沸水150毫升，浸泡30分钟即可服用。可根据排便次数掌握服量。加少量蜂蜜效果更佳。

疗效：经治200例，患者在服药后20～50分钟均排便，一般日腹泻6～8次，治愈率100%。

百姓验证：江苏启东市惠萍镇大同徐族勤，男，60岁。他来信说："我爱人患便秘达8年之久，时间长了很难治。用本条方治疗，只服药一星期就治好了。"

引自：《实用医学杂志》（1990年6月1日）、《单味中药治病大全》

用生白术研粉可治好便秘

胡某，女，23岁。便秘已有2～3年，需7～8日方解一次，干结如球状。平素自觉腹胀，纳食欠佳。月经不调，1个月两行。证属脾胃虚弱，津液不足，运化失职所致。予生白术30克，研粉成极细末，每次1克，每日3次。服药10日，排便改善为1～2日一解，便质变软，腹胀已消，纳谷增香。继服10日，大便正常，每日一行，余症皆除。又予10日量，以资巩固。

引自：《浙江中医杂志》（1990年第8期）、《中医单药奇效真传》

黑塔子根治便秘效果好

李某，男，45岁。1988年6月24日诊。便秘2年，一般5～6天解干燥便一次，腹部微胀，近半年来服番泻叶或果导片均无效。即以黑塔子根150克，水煎，取汁250毫升，每早起床后空腹服，傍晚解干燥大便一次，稍感困难。以后仍坚持每日150克，早晨空腹服，连服30天后，每日大便1～2次，大便再无困难感。停药观察30天，仍每日大便一次，随访3个月未见便秘。

引自：《四川中医》（1990年第2期）、《中医单药奇效真传》

红枣治便秘特灵

配方及用法：取干红枣十几个，加糖（最好是红糖）煮熟，连枣皮一起吃，枣汤喝掉。每天吃1次，5~7天便秘消失，大便通畅。若能在服用红枣前先服一次通便药，把原来积结多日的粪便排出，接着吃红枣，效果更好。

河北潜江市李开来用此方治好了便秘。

荐方人：安徽工学院老干部处　蒋传琨

青萝卜生吃通便效果好

方法：青萝卜1个，生吃后2小时通便。

荐方人：安徽淮南市安城镇黑泥村　何吉堂

坚持做到以下两条将永远不会便秘

介绍两种轻易就能消除便秘的方法：

（1）多少有一点便秘毛病的人，可在早晨起床时，喝一杯水（也可加蜂蜜或盐），必须在醒后一步也未走动的情况下喝下去，这是秘诀所在，也不能先上厕所。水要在就寝前准备好，放在床边，以便就近取用。人体各部密切相关，一旦起来走动，所有的机能都会开始工作，故上完厕所再喝水时，喝下去的水就会被已开始活动的肺、肠等吸收，自是达不到效果。

如能遵守上述规定，一般都能治愈便秘。如果这样仍旧无效的人，就应怀疑有其他疾病。

（2）橘子瓣的薄皮对便秘有效，是很多人都知道的。其实薄皮上的白丝，才是真正救便秘的"女神"。

中医将这种白丝视为一种药品。近年来也发现，这种白丝里含有许多养分，因而更受到重视。

有便秘烦恼的人，不要再顾忌体面，吃橘子时把白丝一起吃下去吧！

引自：哈尔滨出版社《珍藏男子回春秘诀》

急性胰腺炎

急性胰腺炎是比较常见的一种急腹症,其中80%以上的病人病情较轻,即急性水肿性胰腺炎,可经非手术治愈,基本上是一种内科病。10%左右的病人属于重症胰腺炎,即急性出血性坏死性胰腺炎,胰腺的炎症已非可逆性或自限性,常需手术治疗,应视为外科病。

服中坚汤12剂治愈胰腺炎

配方及用法: 白芍30克,甘草10克,半夏12克,茯苓15克,生姜3克,大枣3枚。上药水煎服,早、晚各服1次。

百姓验证: 解某,女,41岁。隰县解头墙村人。1975年3月2日就诊,半年前右上腹疼痛,某医院疑为胃溃疡,住院治疗。经过服中药,右胁下疼痛减轻,而左上腹和脐旁上下剧烈疼痛,每在半夜疼痛发作,有时持续三四个小时,注射强痛定也不减轻,呕吐频繁,将胃内容物全部吐干净,疼痛才稍有缓解。内科会诊诊为胃痉挛;由于疼痛放射于左输尿管部位,泌尿科诊断为泌尿系结石,拍片予以否定。排除其他疾病的可能,诊为胰腺痛,改用偏方中坚汤12剂,疼痛消失。

引自:《偏方治大病》

我用清胰汤治疗急性胰腺炎62例全部有效

配方及用法: 金银花、柴胡各25克,连翘、公英各20克,郁金、木香、川楝子、大黄、元胡各15克,牡蛎、莱菔子各40克。将上述诸药一煎加水400毫升,取汁100毫升,二煎加水300毫升,取汁100毫升,两煎混合,每日1剂,早、晚分服。恶心呕吐者加制半夏15克,生姜3片。

疗效: 治疗62例,治愈(用药3~5天,症状体征消失,各项理化检查恢复正常)55例,好转(症状体征基本消失,但上腹仍有轻度隐痛,各项理化检查恢复正常)7例,有效率100%。

百姓验证：河北滦平县西台子王春武来信说："马守仁患胰腺炎,在县医院住院治疗20多天,花去5000多元未见明显好转。我用本条方为他治疗,服药8剂即获痊愈。后来因喝酒消愁,该病复发,又用此条方服药15剂治愈。"

荐方人：吉林省前郭县医院医生　韩曼娜

引自：《当代中医师灵验奇方真传》

坚持手脚穴位按摩治胰腺炎有效

胰腺炎多在左侧上腹或腰部疼痛,疼痛规律是：经常反复发作,第二次比第一次重,常呈阵发性绞痛,少数为钝痛或胀痛,可有左腰背部牵引痛,疼痛发作数小时至数天不等,食后疼痛可增剧。

脚部选穴：15,16,17,39,40。(见图1)

按摩方法：15,16,17三穴要连按,用按摩棒大头从15推按至17,双脚取穴,每次每脚每三穴推按5～10分钟。39,40两穴同按,用拇指和食、中指从踝骨凹处捏住,向上推按,双脚取穴,每次每脚每两穴推按5～10分钟。

手部选穴：19,16,17。(见图2)

按摩方法：以上三穴均双手取穴,分别用梅花针强刺激,每手每穴每次刺激2分钟;刺激后双掌摩擦100次。

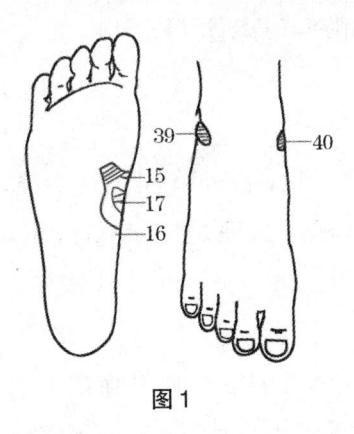

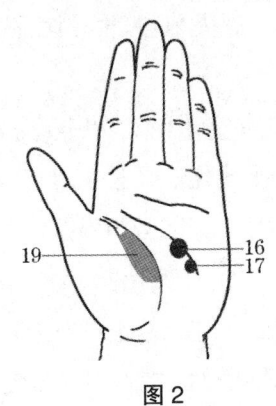

图1

图2

肝硬化及肝硬化腹水

肝硬化腹水俗称肝腹水。正常人腹腔内有少量的游离腹水,一般为50毫升左右,起着维持脏器间润滑作用,当腹腔内出现过多游离液体时,称为腹水。肝硬化腹水是一种慢性肝病。有大块型、结节型、弥漫型的肝细胞性变、坏死、再生;再生、坏死,促使组织纤维增生和瘢痕的收缩,致使肝质变硬,形成肝硬化。

服醋蛋液消除了我的肝硬化腹水

我在1986年夏季得了肝病,去县医院检查为肝硬化"++",到冬季又去哈市医院一门诊做B超检查,诊断相同。西药点滴治疗,虽控制住了病情发展,但仍有腹水,下肢浮肿已半年之久。后开始服醋蛋液,服至3个醋蛋液以后,腹水消了,下肢浮肿减退。我一直坚持服用了15个醋蛋液,中间因未买到蜂蜜,停服了20天,以后又连续服用至年末。现在腹水消失,两腿也不浮肿了,饭量增多,体重也增加了,肝区也不疼了,至今未再犯。自服醋蛋液后,感觉头脑比以前清醒,精神也愉悦了。

荐方人: 黑龙江木兰县民主三道街54号离休干部　白义

巴蜡丸是治肝病的良效方

主治: 肝硬化、肝炎。对长期消化不良、各种疮症亦有明显疗效。

配方及用法: 巴豆500克,黄蜡500克(必须是蜂蜡),血竭90克。①巴豆去皮取仁。②将黄蜡放入勺内,烧化,再放入豆仁,炸成紫黑色,把蜡控出,晾干巴豆仁。③先把血竭研碎,再另用一个勺,勺内放蜡,将蜡烧化后,放入血竭,使血竭溶化在蜡里面。血竭用量视蜡和血竭混合液的颜色而定。混合液呈红褐色或枣红色时,倒入小盆内凉凉。④混合液凉后,将巴豆仁用7号针头扎住,往混合液里蘸一下,即成巴蜡丸。

用法：每次5～10粒，每日2次，早、晚各1次，可用白糖温开水送服。

注意：①服时均匀嚼烂。②禁酒，避免食用高脂肪及对胃刺激的食物。③服用此药停用其他中药。孕妇禁服。由于本方中的巴豆仁有大毒，经蜂蜡炸制后也仍有毒性，在使用本方时，最好向有经验的中医师请教，以免发生中毒。必要时每日只限服5～10粒。服此方大泻，易使患者虚脱，造成危象，用时应切实注意。

百姓验证：李振铎曾患肝硬化腹水，服用此方治愈。之后有不少患者求此方，服后效果亦佳。

荐方人：河南西华县逍遥乡　李振铎

归芍六君子汤治早期肝硬化100例，有效率100%

配方及用法：当归12克，白术12克，白芍12克，党参12克，茯苓12克，陈皮9克，半夏9克，炙甘草4.5克。兼食积湿滞食欲缺乏、嗳气、脘腹胀满加莱菔子、旋覆花、枳实、厚朴、神曲，呕恶加竹茹、藿香、白豆蔻，便溏、乏力加扁豆、苡仁、葛根，兼气血淤滞肝脾肿大加瓦楞子、牡蛎、丹参，胁痛加全蝎、郁金、川楝子，肝掌、蜘蛛痣加丹参、泽兰、红花，兼湿热内蕴胸闷、困倦、目黄、舌质红、苔黄加虎杖、茵陈、黄芩、连翘，小便短少、水肿腹满加赤小豆、栀子、泽漆、葫芦等。

疗效：治疗100例，总有效率100%。

引自：《辽宁中医杂志》（1992年第11期）、《实用专病专方临床大全》

消肝饮治疗肝硬化腹水23例全部有效

主治：肝硬化腹水。

配方及用法：柴胡12克，白术12克，苍术9克，鸡内金15克，香附12克，郁金12克，制龟板15克，制鳖甲15克，枳壳15克，大腹皮15克，云茯苓15克，桂枝6克。上药加水煎煮两次，药液合在一起约500毫升，分3次服完。饭后服用，服2剂后小便量增加，见效后，可将上方制成散剂，每次服10克，直至痊愈。淤血重加桃仁9克，红花6克，川芎6克；气滞胸满气喘加麻黄6克，杏仁9克，厚朴9克；腹水盛、小便少加泽泻9克，车前子9克（包）；气虚乏力纳呆加黄芪15克，党参12克；腹中症瘕加水蛭6克，地龙9克。

疗效：临床治疗23例，18例痊愈，其余5例好转，治愈率78.3%，有效率100%。

服用本方期间，应忌食辛辣滋腻厚味及生冷之物。

荐方人：甘肃省陇南地区卫校主治医师　沈济人

引自：《当代中医师灵验奇方真传》

本方治肝硬化腹水及肾病性腹水效果佳

主治：鼓胀，即各种原因引起的腹水症，如肝硬化腹水、肾病性腹水、各种炎症性腹水及肿瘤晚期合并腹水等症。

配方及用法：川怀、牛膝、苍白术、汉防己各30克，生黄芪60克。上药共煎20分钟左右，分2次取汁400毫升，每日服2～3次。服药困难者可少量频服，服药期间忌盐忌碱。

疗效：用本方治鼓胀21例，总有效率84%，尤以肝硬化腹水、肾病性腹水效果最佳。

荐方人：河北省丰宁县中医院　华玉淑

引自：《当代中医师灵验奇方真传》

新加茵陈汤治肝炎、肝硬化疗效显著

主治：急、慢性肝炎，早期肝硬化。

配方及用法：茵陈30克，大黄（后下）9克，栀子9克，丹参18克，太子参24克，郁金12克，田基黄24克，紫珠草18克，内金10克，白芍12克，鳖甲（先煎）15克，白术15克。上药水煎15～20分钟取汁，约200毫升。早、晚各服1次，忌油腻及辛辣饮食。

随症加减如下：

（1）出现黄疸，阳黄加马蹄金、车前草，阴黄加玉米须、白马骨，虚黄加龙磷草、穿山甲，急黄加大量野菊花、丹皮。

（2）胁痛加元胡、川楝子、青皮。

（3）腹胀腹泻加黄连、淮山。

（4）血证加茜草根、仙鹤草、生地炭。

（5）症积鼓胀加三棱、莪术或甘遂粉冲服。

疗效： 本方具有清解湿毒、疏肝化淤、益气健脾等功效。治疗各种急慢性肝炎及早期肝硬化患者68例，治愈（用药1~3周，临床症状消失，黄疸退却，肝功能及肝B超检查均正常）54例，好转（用药4~5周，黄疸及临床症状消失，肝功能部分指标偏高，B超检查正常）11例，总有效率在95%以上。

按语： 本方经数年临床验证确有显著疗效。

荐方人： 福建省南平铝厂医院中医科中医师　唐金模

引自：《当代中医师灵验奇方真传》

我用老军医的肝硬化腹水方为邻居治疗收到痊愈效果

配方及用法： 白芷20克，田基黄20克，香附9克，茵陈籽30克，赤小豆30克，约1500克重的鲜鲤鱼1条。将鱼去鳞及内脏，在鱼腹内放入诸药，加水清蒸，吃肉喝汤，空腹2次或3次服完。一般用药2剂治愈。

注意： 各味方药缺一不可。勿用相近药代替，否则无效。

百姓验证： 新疆乌鲁木齐市三建公司朱义臣，男，72岁，离休医师。他来信说："邻居黄康年患晚期肝硬化，卧床不起，身体浮肿，双小腿及足部肿得像面包，用手一按就是一个深坑。因家境贫困无钱医治，我就用本条方为他治疗，一开始吃药排尿像葡萄酒色，后来逐渐像淡茶色，又至清亮，全身水肿排尽，精神好转，能起床在室内活动，饮食增加，继而又可以出外活动，最后肝硬化痊愈了。"

荐方人： 山东菏泽市　王军峰

胆囊炎

胆囊炎是较常见的疾病，发病率较高。根据其临床表现和临床经过，又可分为急性的和慢性的两种类型，常与胆石症合并存在。右上腹剧痛或绞痛，多为结石或寄生虫嵌顿梗阻胆囊颈部所致的急性胆囊炎，疼痛常突然发作，十分剧烈，或呈现绞痛样。

我用猪胆绿豆治好了朋友之妻多年的胆囊炎

朋友之妻患胆囊炎多年，经常复发，我给她用猪胆浸绿豆治疗，效果显著。

方法： 取新鲜猪苦胆（最好大而胆汁多的）1个，不要浸水，在猪胆上口剪一小洞，倒去部分胆汁，加入干净绿豆若干，以能够扎紧为度。然后用细绳将猪胆吊挂在阴凉通风处，风干6~7天后倒出绿豆，晾干豆身。每次取20粒绿豆捣烂冲服，每日3次。一般10天即可见效，如不愈可连服2~3个猪胆料。

百姓验证： 四川成都市龙泉驿区平安镇蒋康健，男，27岁，农民，他来信说："我患胆囊炎，前胸后背都痛，服胆舒胶囊等药物均不能治愈，吃油大点的食物，胆区就隐隐作痛。后来用本条方治疗，胆区不再疼痛。我的亲属患此症，也是用此条方治愈的。"

荐方人： 江苏省启东市　黄锡昌

引自： 广西科技情报研究所《老病号治病绝招》

一味药广郁金煎汁治胆囊炎很有效

崔某，男，1953年5月发病，起初右侧肋骨弓处轻度疼痛，以后疼痛日增，发病10天左右即出现消化不良，大便灰白色，渐呈腹泻，但不呕吐，身体逐渐消瘦。经各种检查，诊为胆囊炎。服用多种中西药物效果不显。后改用广郁金，每日60克，煎汁，分3次服。前后用药13天，完全治愈。

引自：《实用经效单方》、《中医单药奇效真传》

黄连清胆汤治疗慢性胆囊炎疗效好

主治： 肝胆郁滞或肝胆湿热型的慢性胆囊炎。

配方及用法： 黄连、龙胆草、姜黄各15克，元胡、郁金、吴茱萸、当归、白芍各10克，甘草5克。上药煎20分钟，取汁150毫升，再煎一次，取汁150毫升，分早、晚2次服下。忌油腻及辣物。肝郁甚者加柴胡、枳壳、莱菔子；兼有虚寒证者，吴茱萸加至15克，酌加焦术、山药、陈皮等。

疗效： 治疗患者100例，10剂1个疗程。治愈（1个疗程后，症状体征消失，舌脉正常）83例，占83%；有效（1个疗程后，症状好转，胆囊有轻度压痛，超声检查示透声欠佳）13例，占13%；无效（1个疗程后无明显变化）4例，占4%，总有效率96%。

黄连清胆汤是家父应用数十年的经验方，不仅对治疗慢性胆囊炎疗效好，对治疗急性胆囊炎或慢性胆囊炎急性发作也有很好的疗效，不妨一试。

荐方人：黑龙江省伊春市第一医院主治医师　荣跃贵
引自：《当代中医师灵验奇方真传》

胆结石

> 胆结石又称胆石症，是指胆道系统包括胆囊或胆管内发生结石的疾病，胆道感染是属于常见的疾病。按发病部位分为胆囊炎和胆管炎。结石在胆囊内形成后，可刺激胆囊黏膜，不仅可引起胆囊的慢性炎症，而且当结石嵌顿在胆囊颈部或胆囊管后，还可以引起继发感染，导致胆囊的急性炎症。

我老伴的胆结石是服醋蛋液治好的

同事老杨，年届六旬，人高马大，平易近人。从事农业技术工作30余年，为高级农艺师，堪称县市农技方面权威人物，在省里也小有名气。

不料在工作中突发心脏病。抢救过来之后，一位心血管主治医师给他规定了今后生活中的多个不准：不准抽烟、不准饮酒、不准喝茶、不准上楼梯、不准工作……老杨不相信有这么严重，有一回，独自上楼梯，未行几步就脸孔煞白，大汗淋漓，弄得家人手忙脚乱。于是老杨不得不承认自己心脏有疾病。

老杨在田野里奔波了大半生，当然不甘心从此蛰居在家。看了3本介绍醋蛋液的书就开始如法炮制，服用醋蛋液。越吃越来劲，过了段时间，竟笑嘻嘻地上班了。同事领导大吃一惊，开头是半天上班，不久就是全天，一干就干到了退休。退休后，因工作需要，又续聘2年。这期间老杨跑田头、乡镇，办班培训，搞规划设计，上山东、下湖北，考察参观，甚至登泰山，忙得不可开交。但服醋蛋液则是他每天必做的功课。有时出差，就随身携带一瓶。

我老伴前几年得了胆结石，吃点肥肉就痛，跟着老杨服了3个月醋蛋液，B超检查结石不见了，大块肥肉吃下再也不痛。老岳母几年前也随着服醋蛋液，今年已经89岁，非常健康。

药学上称"蛋清为阴，可祛火消肿；蛋黄为阳，能补血壮体"。蜂蜜同样是一种营养丰富的药物食品，有滋补强壮、滋润五脏、补气缓痛、补益解毒的作用。

再说老杨，服了6年醋蛋液，如今是几个"不准"全部推翻，茶照样喝，工作照做，楼梯照上，泰山也上，并且工作量超过常人。（赵绍连）

百姓验证： 广东广州市百灵路兴隆西黄耀辉，男，70岁，干部。他来信说："邓惠梅，女，60岁。几年前经县医院做B超检查确诊为胆结石，治疗1年多不见好转，时常犯病。后来我用本条方为她治疗几个月，疼痛减轻，再继续服用，最后结石完全消失了。"

注： 醋蛋液制作方法，请见本书最后面的附录。

名医张梦农的治胆道结石验方很有效

1994年元月，我村叶巧老太患胆石症，疼痛难眠。经医院检查，结石有黄豆大，嘱她住院手术治疗。她因年逾古稀，不愿手术治疗，而且负担不起1000多元的医药费。因我喜欢研究医学，收集秘验方很多，其儿媳许金花求方于我。我用名医张梦农治胆道结石验方开了5剂药，就治愈了她的胆石症。迄今已1年余，未见复发。

配方及用法： 酒炒龙胆草10克，金钱草60克，海藻15克，昆布15克，降香15克，夏枯草30克，蒲公英30克，紫花地丁30克，旋覆花10克（布包），天葵子10克，煨三棱10克，红柴胡10克，硝石（即火硝，又名硝酸钾）15克。上药除硝石一味分5次另行冲服外，加水浓煎。水2200毫升，浓煎成900毫升，分2日5次服，15剂为1疗程。痛止则停药，平时可4日服药1剂（服药1剂，休息2日），5剂可服20天。（田王充　凌成彦）

引自：1995年11月29日《安徽老年报》

我以九味木香散治疗胆囊炎及胆石症160例全部有效

主治：胆囊炎、胆石症。

配方及用法：木香、柴胡、黄芩、红花各15克，大黄、枳壳、郁金、芒硝各10克，半夏5克。以上诸药研为细粉，过筛混匀，每次5克，每日2次，温开水送服。

疗效：治疗胆囊炎60例，胆石症100例，治愈率均达到95%，总有效率100%。

百姓验证：江苏响水县灌东小区蒯本贵，男，67岁，主治医师。他来信说："滨海县通榆镇蒯某，女，43岁，经县地区医院诊断为胆结石、胆囊炎。多方治疗效果不佳，医院要为她手术治疗，因经济困难，本人未同意。后来用本条方试治，服药40天便感到疼痛消失，经医院检查结石没有了，一下子就节省药费、手术费几千元。"

荐方人：内蒙古通辽市　那达来

引自：《当代中医师灵验奇方真传》

"金钱草"是排石的重要药物

金钱草，为报春花科多年生草本植物过路黄的全草，主产于四川、浙江等地，功能清热退黄、利胆排石、利尿解毒，主治湿热黄疸、胆道及尿道结石以及跌打损伤、疔疮肿毒等症，尤其是对胆道结石疗效颇著，被誉为治结石之要药。

近年来的临床应用表明，每日用金钱草60~250克，水煎服，对治疗肝胆结石有较好效果。某些病例治疗后不仅临床症状消除，肝功能恢复正常，且X线亦见结石阴影消失。煎服以金钱草为主，配以木香、枳壳、栀子等药组成的排石汤，以及用金钱草、狗宝研粉蒸猪肝服等方法治疗胆结石，效果亦佳。用金钱草60克水煎代茶饮，治疗泌尿系结石；用金钱草配海金沙，煎服治疗膀胱及尿管结石；用金钱草配石苇，水煎服治疗肾结石；用金钱草配茵陈、栀子，水煎服治湿热黄疸；用金钱草干品60克，水煎分2次服，每日1剂治疗肾炎等均有较好疗效。此外，用鲜金钱草全草捣烂，取汁内服，取药渣外敷治疗跌打损伤、乳腺炎、恶疮肿毒、毒蛇虫咬伤等亦有较好疗效。

现代研究表明，金钱草含有酚性成分、甾醇、黄酮类、氨基酸、鞣质、挥发油及胆碱等，有利尿排石、促进胆汁分泌和抗菌作用。其利尿作用可能与其所含钾盐有关，能使尿液变为酸性，促使在碱性条件下的泌尿系结石溶解。可见，金钱草确具有排石作用。

值得注意的是，全国各地以金钱草命名的同名异物药材甚多，目前已知者就有8科11种之多。常见的有两广一带的广金钱草（豆科）、江苏的活血丹（唇形科）、江西的元胡荽及其变种破铜钱（伞形科）及浙江的点腺过路黄（报春花科）等，应注意区别。正品金钱草与这些地方习用品的主要区别在于：正品药材茎呈暗红棕色，叶片圆扇形或心形，对生，叶片对光透视可见黑色或褐色条纹；花黄色，单生叶腋，具长梗。掌握这些特征便可区分出其他混淆品了。（梅全喜）

引自：1997年第5期《家庭中医药》

循环系统疾病

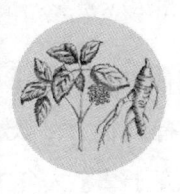

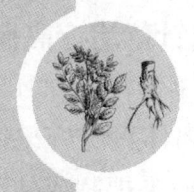

高血压

> 高血压是指以体循环动脉血压（收缩压和/或舒张压）增高为主要特征（收缩压≥140毫米汞柱，舒张压≥90毫米汞柱），可伴有心、脑、肾等器官的功能或器质性损害的临床综合征。高血压是最常见的慢性病，也是心脑血管病最主要的危险因素。正常人的血压随内外环境变化在一定范围内波动。

我也用白矾枕头治好了高血压头昏症

原来我患有高血压，天天头昏，甚至走路也有点摇摇晃晃的，服了许多中西药都无济于事。去年3月下旬的一天，我无意中看见《晚霞报》刊登了一则"用白矾枕头可治高血压头昏"的单方，就立即照法试用：购3.5千克白矾捣碎，用双层布做枕头装好，放在平常的枕头上睡觉用。果真灵验，不到1个月，头昏病就消失了。而后又经过春夏秋冬四季的使用，仍不见头昏病复发，走路也稳健了。由此足以证明，用白矾枕头治高血压头昏病效果确实好。

荐方人： 重庆市庆江机器厂　刘声然

我应用三叶鬼针草治疗高血压有效率100%

提供三叶鬼针草治疗高血压方的人，是韦绍群同志。他原是广西融水县组织部干部，离休后研究鬼针草达8年之久。他亲自种药、栽培、收割、制药、留种，然后再把制成的药和种子寄给全国各地的患者。他就是这一方药的受益者，自从服药后，血压平衡，自觉症状良好，食欲增加，睡眠明显好转。过去走路困难，现在走很远的路也不费劲了。

据来信反映，全国数百名患者服药后，一致认为韦绍群推荐的"鬼针草"是治疗高血压的一种好中药。一般服用1~2周血压即可维持正常。

近几年来，临床应用鬼针草治疗高血压病取得显著疗效，有效率达100%，痊愈率达98%。

鬼针草亦称金盏银盘、三叶鬼针草，民间称为老鼠枪、长寿草等。

服法和用量： 每天取鬼针草（干品）10克，先将其洗净，然后加水500～1000毫升，烧开即可当茶饮用。也可每次用干鬼针草30克，加水2000毫升，煎后当茶饮，1日内服完。连服3～5天即可见效或恢复正常，并长期保持血压稳定。

该药的独特之处在于患高血压的病人服药后血压降至正常，血压偏低的人可以使血压回升，血压正常的人没有变化。它确实是防治高血压、心脑血管病的特效药物。

百姓验证： 广东阳西县儒洞办事处杨建模来信说："儒洞西华区杨洪标于1996年患上了高血压，曾服中西药有所缓解，但停药一段时间又复发。血压一度高达23.9/16.0千帕（180/120毫米汞柱），病情总是反反复复，几年来花掉药费4000多元。1999年3月经我介绍用本条方自治，只花100元钱，他的高血压就治愈了，至今未复发。"

引自： 1997年6月24日与1997年10月28日《老年报》

我服醋蛋液对7种病均有奇效

我是名72岁的女离休干部，服用醋蛋液仅半年时间，就对多年不愈的7种慢性病产生奇效。

第一，我治好了脾弱、溏便。我原来只要吃了不太热的饭菜马上就发生溏便，生西红柿每次只能吃个小的，西瓜只能吃一小口儿，现在这些东西都能随意吃了。第二，减少了夜尿次数。以前我每晚都要起夜3～4次，折腾得睡不好觉。现在每晚只起夜1次，2次的时候极少。第三，每年冬天反复出现的感冒咳嗽久治不愈症状消失。第四，几年来因血小板减少，四肢常出现的紫斑，刷牙时牙龈经常出血，鼻子也易流血，服醋蛋液后紫斑没有了，牙龈也很少出血，鼻出血基本痊愈。第五，冠心病见好了。原来犯病时心率快、心慌、气短、全身乏力，连说话的气力都没有，左乳下疼痛。服醋蛋液后病情逐渐减轻，犯病次数减少。第六，风湿性关节炎大有好转。原来两膝关节经常痛，左腿伸不直，坐时间长了要双手支撑才能站起。服醋蛋液后，两腿渐舒展，痛感减少，起、坐不吃力。第七，我患有高血压，以前偏高的血压，现已正常，而且很稳定。

以上是我服醋蛋液得到的实惠。我的经验是：服用醋蛋液的同时要辅以体育锻炼。我就是配合长期练气功才见效的。

百姓验证：江苏宜兴市南新镇河北街余连生，男，77岁，教师。他来信说："本村季夕根，患高血压，经常头昏，有乏力之感。自用我介绍的本条方治疗后，原本很胖的他现在也瘦了，血压也正常了，而且全身轻松，身体很好。"

荐方人：北京西苑1000号　范行先

注：醋蛋液制作方法，请见本书最后面的附录。

我自配山楂白芍饮料治愈了高血压

1982年3月，我患了高血压病，虽经服药得到缓解，但未能治愈。从1984年5月开始，我饮用了一种疗效很好的保健饮料，经过3年的饮用，我的高血压被治愈了。

配方及用法：山楂7～10克，白芍5～10克，冰糖3～5克（此为一天的干料量，若使用鲜料应适当增加用量。不喜欢吃甜味的，用山楂10～15克，白芍5～10克即可）。以上各味每日只用料1次，早、中、晚用大茶缸放在炉子上煮开，即可当茶饮用。煎服前，要用温水洗去山楂、白芍上的灰尘。

百姓验证：广西博白县国税东平分局冯巨峰，男，50岁，税务员。他来信说："东平镇叶成光患高血压已3年多，曾多次到东平卫生院、沙河卫生院及附近的卫生室治疗，但总是不见有多大的好转。后来我用本条方为他治疗，用药10天，果然奏效。他坚持用药3个星期，现在已完全正常，健步行走，头不晕，眼不花了，所花药费仅11元多。"

荐方人：河南南阳市　王忠魁

引自：广西科技情报研究所《老病号治病绝招》

我用五生汤治高血压很有效

我参加医疗队下乡巡诊时，结识一位乡间民医，他传授一方，治疗高血压病，一般服药3～5剂血压即降，诸症缓解；服药15～30剂血压基本恢复正常。若间断定期服用，可控制高血压病。

配方及用法：生牡蛎15克，生龙骨18克，生地15克，生山药18克，生赭石12克，柏子仁12克，川牛膝10克。每日1剂，分早、晚2次煎服。在服药期间及愈后，停服西药，忌生冷、辛辣、油腻之品。

本方具有心、肝、脾、肾同治的特点，生龙骨、牡蛎镇心安神，镇潜肝阳；生赭石重镇附逆；生地、柏子仁滋补肝肾，柔肝养血熄风；生山药滋脾益肾；川牛膝滋补肝肾，导引下行。综观全方，配伍合理，四脏同治，虚实结合，镇、润、升相伍。经我多年临床验证，对高血压各期应用均有效。我针对本方配伍特点及高血压病的病理特点，应用时常加泽兰一味，以活血化淤，健脾利尿，加一个"活"法，使本方更趋合理。

荐方人：山东沂水中心医院　王鸣松

本洗脚法治高血压有特效

近年来，我在医疗实践中应用下述验方治疗高血压症50例，效果显著。

方法：取桑寄生、桑枝各30克，桑叶20克，加水4000毫升煮沸30分钟后，将药液滤出，趁热浸洗双脚20~30分钟。每2~3日1次，连洗1~2个月可获显效。

荐方人：江西上犹县中医院　钟久春

我用小苏打洗脚治疗高血压很见效

我以前患有高血压病，吃各类降压药治疗效果不大。后来一老者让我用小苏打洗脚，我洗了3次很见效。至今已有20年了，高血压一直未犯。

方法：把水烧开，放入两三小勺小苏打，等水温能放下脚时开始洗，每次洗20~30分钟。

百姓验证：陕西咸阳市干休所崔惟光，男，76岁，离休干部。他来信说："我患了高血压，医生让我吃药治疗，我没有照做，而是用本条方治疗，现在血压已恢复正常。"

吃木瓜真正治好了我的高血压

我是一个高血压患者，经过多家医院治疗，均未痊愈。

正当我治疗无门之际，唐河县大河屯乡张湾村我的一位亲戚来看望我，并带来了用木瓜治疗高血压的方法，我愉快地采用了。

此方法简单易行，无副作用。木瓜成熟的时候，我便开始吃起了木瓜。将木瓜洗净，除去内核，切成细丝（或薄片），再加适量白糖，放入笼中蒸熟即成，味道酸甜可口。每天要持续不断地吃，次数与用量可自己掌握。

我的体会是这样的： 当你感到双眼干涩或鼻孔出气太热或口腔干渴时，是用量过多的现象，可减少用量或停吃三两日再继续吃。不要期望吃上十个八个木瓜，十天八天就获得显著效果。经过两三个月之后，不知不觉下肢浮肿消除了，头晕、胸闷等现象也没有了，血压也正常了。迄今已有13年之久，一直没再犯过。

荐方人：河南泌阳县泌水镇一中　宁福庆

我用长呼短吸法使血压20余年保持正常

我于20世纪60年代初就患上高血压病，多处治疗，血压始终居高不降，头晕心慌，整夜不眠，精神恍惚，悲观至极。后来自练气功，在尽量放松、安静和引血下行情况下，坚持做到长呼短吸，呼气占2/3时间，吸气占1/3时间。自1969年起，20余年我从未服过降压药，血压基本正常，不适症状全消，睡眠良好。原来，呼气时交感神经抑制，血压下降；吸气时交感神经兴奋，血压升高，以此降多升少，其病乃治。此法不问地点，不拘形式，坐卧立均可，唯坐最佳。持之以恒，受益匪浅。（骆泉生）

引自：1996年11月6日《安徽老年报》

转动脚腕也可降血压

一般血压偏高的人，踝部均有程度不同的发硬现象，转动踝部，有助血液运行，血压下降。其治疗方法如下：

盘腿坐在椅子上，用手抓住脚尖，转动踝部；应慢慢、仔细地转动，切忌用力过大、过猛，以防踝关节软组织扭伤；左右踝部各转动30~40次。早、晚进行较有效，洗澡后进行效果更佳。

引自：1997年4月22日《老年报》

按本方外敷涌泉穴半小时左右可使高血压降至正常

配方及用法：糯米3克，黑胡椒1.5克，桃仁、杏仁、栀子各3克，鸡蛋清适量。将以上药物共研成细末后，用鸡蛋清调成糊状，外敷在涌泉穴上，用胶布固定。待血压下降后（半小时左右），再将外敷药取下。

疗效：降压效果较快。

引自：1997年11月13日《健康之友》

按摩手指可降低血压

中国古代的医生早已知道在手指和脚趾上的穴道揉按，有降低血压的功效。

方法：左右两手互相交换来做。用拇指和食指在指甲部位的正面及反面按摩，用力要均匀，不能太大，一个一个做下去，一只手做完换另一只手。同样，脚趾亦可以做同样的按摩。

手指中，中指尖端的中冲穴尤其要重，它属于手厥阴心包经，主治心痛烦闷和中风不省人事。其次，小指的少泽穴，食指的商阳穴和无名指的关冲穴，都是要穴，经常按摩必有疗效。

按摩每一个手指大概只用10秒钟左右。假若有时间，做久一些也可以，不过必须天天坚持做，能形成习惯最好。降低血压或者控制血压，在治疗上有不少方法，按摩手指可以作为辅助治疗，对人体安全有益。

引自：1996年12月25日《国际气功报》

槐花山楂饮是治疗高血压的一剂良药

据资料统计，利尿酸和速尿、安体舒通、利血平、美多似安、复方降压片等治疗高血压的药物，长期使用均可引起阳痿。为了保证患者既能治疗高血压，又是不影响性欲，现推荐一种中药降压良剂：生槐花20克，菊花20克，生山楂20克，以上为1剂，水煎当茶饮。每日1剂，连服1个月，可使血压降至正常水平。据临床观察，总有效率为95.6%。

初夏，正是槐花盛开的时节，可采一些晒干，存于家中以防治高血压。（李曾福）

引自：1997年7月10日《老年报》

白颈活蚯蚓治高血压病有效

配方及用法： 白颈活蚯蚓15条，白糖100克。将蚯蚓剖开，洗净泥土，加白糖，30分钟后待蚯蚓溶化成液体时，顿服。每天早、晚各服1次，5天为1疗程。

疗效： 此方治疗高血压24例，疗效满意。

百姓验证： 史某，男，58岁，1984年10月16日诊。患高血压病3年，证见头晕不适，头部胀痛，口苦咽干，舌红，苔白，脉弦。证属肝阳上亢，治宜平肝潜阳、降压利尿。用蚯蚓合剂治疗1疗程后，血压已恢复正常，再服1个疗程巩固疗效。随访未见复发。

引自：《湖南中医杂志》（1987年第3期）、《单方偏方精选》

桃仁蛋治高血压2周可愈

最近偶得一方，治疗高血压有效率达90%以上。具体方法如下：每次取1枚鸡蛋，将蛋倒出1/3份，然后将研成面的7克桃仁放入鸡蛋里，用筷子拌匀，再用黄豆秸火烧熟，待凉后一次吃下。每天早、晚各吃1枚，2周后即可治愈。（苏德录）

引自：1997年3月21日《家庭保健报》

我使用决明子粉为老伴治高血压迅速见效

配方及用法： 决明子500克，白糖适量。将决明子炒黄捣碎，加白糖，每次3克，用开水泡开，每日3次。

按语： 现代药理研究证明，决明子含有大黄素、决明子内脂、蛋白质、色素、胡萝卜素等成分，有降血脂、降血压、抗菌等作用。相传，陕西龙门山有一老道，年过百岁，仍鹤发童颜，耳聪目明，可远眺十里以外之物，可近视蝇头小字，人以为奇，恳求老道传授仙方。老人欣然应允，授以决明子，令其捣烂吞服，每次一小匙，连服1年。净得天地四时阴明之气，龙门人服决明子后，个个目明眼亮。

百姓验证：四川川西建筑公司赵季芳，女，60岁，她来信说："我老伴患有高血压，整天两眼昏花，我用本条方为他治愈。"

引自：《小偏方妙用》

用玉米须煎水喝可降血压

方法：干玉米须煎水代茶饮，每天3次，5天见效（降压）。

荐方人：福建尤溪县溪尾乡埔宁村　纪长球

用醋浸花生仁治高血压 20 天降至正常

配方及用法：花生仁、食醋。将花生仁在食醋中浸泡1周以上，时间越久越好。每天晚上临睡前服，每次2～4粒，嚼碎吞服，连服7天为1疗程。一般治疗1疗程，血压即降至正常范围。

百姓验证：蒋某，男，63岁。近几年来经常头痛、头晕、心跳、失眠。1976年8月突然发生头重脚轻，行走蹒跚如入云雾中，耳鸣眼花，头晕加重，血压25.3/17.3千帕（190/130毫米汞柱），脉弦紧，诊断为高血压。经西医治疗，每天肌肉注射10%硫酸镁10毫升，口服利血平、维生素C、益寿宁等约1周，但血压一直很高。遂停用西药，开始服用醋花生仁，每晚睡前嚼服4粒。仅1疗程，自觉症状全部消失，血压降至17.3/12.0千帕（130/90毫米汞柱）。以后继续每星期服1次，到现在血压一直正常。

备注：①生花生仁的红色外皮不可去掉，否则效果大减。②本方内的食醋易挥发，在浸泡花生仁时要将盛器口密封，切勿走气。③服完1疗程之后，如血压降至正常，自觉症状已消失，为了巩固疗效，防止复发，可每星期服1次，每次服2粒醋花生仁。④本法对动脉粥样硬化病患者疗效亦佳，可以降低血脂、胆固醇和甘油三酯，疗效较持续，但须长期服用。

百姓验证：辽宁瓦房店市永宁镇倪殿龙，男，73岁，离休。他来信说："朋友之妻患高血压，心里难受，头发晕，吃了1盒脉通，2盒降压药，效果均不佳。后来我用本条方为其治疗，20天后血压正常。"

引自：1978年第1期《新中医》、1981年广西中医学院《广西中医药》

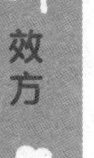

大蒜粥可"降服"高血压

此粥对高血压、高血脂和冠心病等有较好的防治效果。

方法：①独头蒜40克，去皮洗净，切成两半，入沸水中焯2分钟；粳米100克，淘洗干净待用。②砂锅置火上，加清水1000毫升，下粳米用火烧开后，改用小火慢煮至半开花时放入大蒜。③煮至米烂、蒜软、汤稠，表面有浮油时下精盐调味即成。

荐方人： 重庆市第二药品检验所　唐德江

引自： 1997年10月21日《老年报》

低血压

> 低血压是指体循环动脉压力低于正常的状态。由于高血压在临床上常常引起心、脑、肾等重要脏器的损害而备受重视，世界卫生组织也对高血压的诊断标准有明确规定，但低血压的诊断尚无统一标准。一般认为成年人上肢动脉血压低于12/8千帕（90/60毫米汞柱）即为低血压。

参山苡莲粥治老年人低血压颇有效验

老年低血压病人，气阴（血）两虚者占80%以上，患者表现为眩晕、神疲、乏力，甚者心悸、气促、失眠多梦、脘胀食欲缺乏、腰膝酸软等。

我在临床上采用自拟方——参山苡莲粥治疗老人低血压眩晕数10例，颇有效验。现介绍如下，供老年患者参考使用。

配方及用法： 党参、山药、苡仁、莲子肉各15克，大枣10枚（去核），糯米50克。先将前5味药放在凉水中洗净，待药被泡涨后捞出，再将淘好的糯米和药一同入锅，加水适量，以文火煮，待糯米煮烂，即可将药和粥1次吃完。早晚各1次，15天为1疗程。多数人吃1个疗程后即见效；少数病程长、病情重者，可连吃2个疗程。

引自：1996年5月7日《老年报》

我服醋蛋液使低血压恢复了正常

醋蛋液能治低血压，这是我个人服用后的经验。我过去一直是低血压，收缩压12.0～13.3千帕（90～100毫米汞柱），舒张压8.0～12.0千帕（60～70毫米汞柱）。服了几个醋蛋液后，血压就变正常了。近半年来血压一直保持在正常范围，精神轻松愉快多了。我们单位还有一位老同志原来是高血压，经过服醋蛋液后血压降到正常。我服醋蛋液却升高了血压，看来这醋蛋液可做双向调整，真是个宝！

百姓验证：福建屏南县果园新村15号曾灼书，男，71岁，离休。他来信说："我患有多年的低血压，曾经住院治疗，打针吃药都不见效。后来用本条方仅治疗1个月，血压就升高了，睡眠也好了，身体也健康了。"

荐方人：黑龙江省军区干休所 李玉良

注：醋蛋液制作方法，请见本书最后面的附录。

我用此方治低血压效果甚佳

配方及用法：甘草15克，桂枝30克，肉桂30克。3味药物混合，水煎当茶饮。

疗效：服2～3天血压即可升高，应用数例，效果甚佳。

百姓验证：吉林长岭县邮局宋德才，男，68岁，退休干部。他来信说："梁晶患低血压多年，经县医院治疗效果不明显。我用本条方为他治疗仅3剂药治愈。"

荐方人：河北 宋孟 斋文献

引自：广西医学情报研究所《医学文选》、《实用民间土单验秘方一千首》

常刺激手掌与心脏有关穴位可消除低血压症状

患低血压的人，一般来说血管都有过于脆弱的弱点。因此，难以收缩自如，血液流通也比较缓慢。所以，血液很难深入到毛细血管内，导致手、脚冰冷的症状。

除手脚冰冷外，还会对脑部和各内脏器官产生影响。心脑的功能就是输送带氧的血液到胃、肠、肝、肾等器官，因此，低血压的人内脏一直呈缺氧状态，这种情况必定要危及到脏器机能。低血压所引起的疲惫感觉，是典型表现。低血压患者突然站起来时有晕眩感，这就是脑部缺氧的症状。从以上情形看，低血压患者当务之急就是促进血液循环，而担负血液循环重要任务的是心脏。因此刺激手掌时，应以三个穴位为中心，即以和心脏有密切关系的心经、心包经及连接心包经的三焦经三个穴位。具体地说，就是手腕上的神门穴、大陵穴、阳池穴及位于无名指和小指背交叉处下方的中渚穴。

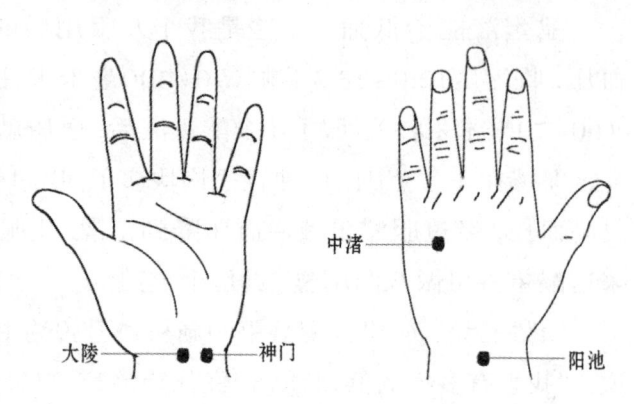

脑动脉硬化

脑动脉硬化是全身动脉硬化的一部分，同时也是急性脑血循环尤其是脑缺血发作的主要发病基础，是各种因素导致的脑动脉管壁变性和硬化的总称。包括医学上常常提到的脑动脉粥样硬化（大、中动脉）、小动脉硬化、微小动脉的玻璃样变都称为脑动脉硬化。

我服醋蛋液使脑动脉硬化、心血管病都有好转

我今年63岁，自1980年以来，我的身体就开始陆续添病，头晕、抬不起胳膊、牙疼、口臭、舌头发硬、四肢麻木、五指捏不到一块，后来发展到两腿时常抽筋，伸缩、走路皆困难，大便后需慢慢扶墙而起，半天走不出厕所，心里也越来越没底，感觉活得很吃力。于是用醋泡了1个鸡蛋，喝蛋清和蛋黄。这样吃了8个鸡蛋后，去省医院复查，原来的脑动脉硬化、心血管疾病都见轻。医生问我吃了什么特效药，我告诉说只吃了几个醋泡蛋。我又服用了一段时间，现在半身麻木已恢复知觉，甩头自如，不晕不疼了，腿抽筋的毛病也已消除，15年的牙疼病也好利索了，口不臭，舌不硬，吃饭也香甜。

荐方人：河南民权县贸易路208号 刘金俭

坚持手脚穴位按摩对防治脑动脉硬化有一定疗效

动脉硬化是中老年人多发病，通常人进入40岁左右就开始出现心、脑血管动脉硬化，因此必须采取积极对策，及早控制和预防。合理的饮食、正确的养生、科学的作息，对预防和治疗动脉硬化是有效的，特别是手脚穴位按摩对预防动脉硬化的发生、发展具有一定的疗效。

脚部选穴：21，22，23，24。（见图1）

按摩方法：21穴要用按摩棒小头点按，双脚取穴，每次每脚每穴点按5分钟。22，23，24三穴要连按，用按摩棒大头从22穴斜推按至24穴，每次每脚每三穴推按10分钟。每次按摩结束时饮300毫升蜜蜂花粉水（取5克蜜蜂花粉加300毫升水）。每日按摩2次。

手部选穴：69，70，71。（见图2）

按摩方法：此三穴要用食指关节角连按，从69穴推按至71穴，双手取穴，每次每三穴推按5分钟。

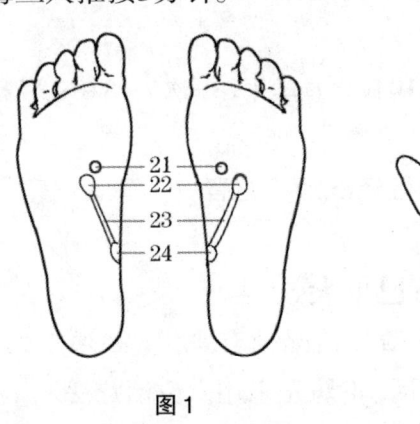

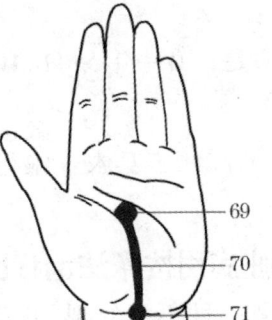

图1　　　　图2

各种心脏病

> 心脏病是心脏疾病的总称,常见的心脏病有:高血压性心脏病,因长期高血压所致;冠状动脉性心脏病,冠状动脉发生病变所引起;风湿性心脏病,A族溶血性链球菌引起;先天性心脏病,心脏先天畸型。

我吃醋豆治好了心脏病

我从1987年患冠心病,到1991年4年内住过五次医院,虽有所缓解,但心律不齐、早搏问题总解决不了。在治疗期间,一朋友告诉我,吃醋豆很好,它对高血压、冠心病、肝炎、便秘、糖尿病都有较好的疗效。我听了之后,马上按照所述方法服用。经过8天醋豆辅助治疗,早搏问题真的解决了,医生给我做了一次心电图,告诉我心律已恢复正常。出院后我坚持吃醋豆,整整吃了4年,迄今为止,没有因冠心病复发到医院住院。有时遇到气候突变,胸部出现不适,嘴里含上几粒速效救心丸,20分钟后就缓解了。过去从一楼走上二楼气就急,胸闷,现在按过去上楼的速度,走上五楼也没事。

醋豆制法及用法: 取生大黄豆用米醋浸泡,浸足6个月后即可取出生食。怕吃醋者,可在豆内加点红糖或蜂蜜。日服2次(早、晚各1次),每次10粒,嚼碎吞下。

我的吃法是: 第一年,每次10粒;第二年,每次7~8粒;第三年,每次5粒。

荐方人: 浙江缙云县农业银行经济师　赵晋

我的心脏病用按摩法治疗已见大效

心脏病是一种不可忽视的疾病,情况稍有恶化,必须立刻到医院接受检查与治疗。如果症状轻微的话,不妨先采用穴位治疗法。

如果你到医院做心电图,并无任何异状,医生告诉你"一切正常,不必担心",可是你总觉得心脏有点毛病,则可能是患了"期外收缩"。

操劳过度、睡眠不足、神经紧张、烟酒过度等会引起临时心脏跳动不规律,也有人称之为"心脏空转"。

另外还有"心脏突突地跳"、"突然间心脏有抽痛感"、"一压胸口就会痛"等,内科医生经常听到此类的话。

引起心悸的原因很多,有精神紧张引起的,也有冠状动脉硬化等引起的,看病时如果没有把症状讲清楚,很可能会被误诊为无关紧要的病痛。对这种和心脏血管有关的循环系统疾病,只要刺激手臂内侧的郄门穴即可收到奇效。

寻找郄门穴的方法:将手腕与手肘弯曲,手臂中会出现很多凹凸不平的线条。从手腕中央凹陷区开始用手指沿着手肘按压,中央位置可感到一个压痛点,此处即是郄门穴。

用指尖用力按压郄门穴,同时用腕往内旋转,治病效果颇佳。

当你觉得心脏功能不正常时,就按此穴3~5秒,休息1~2秒,反复刺激3~5次即可。这样一来,应可稳定病症,并消除不舒服感觉。

郄门穴具有调节血液循环的功能,因此对心脏失调等症,按摩郄门穴具有意想不到的效果。

另外还有一个心悸的原因,就是神经质。神经质的人常对自己的脉搏过度敏感,以致引起心悸。

心脏、血管受自律神经控制。但如果神经过敏,一味地担心心脏的话,就会莫名其妙的神经紧张,自律神经系统也紧张起来,从而加速心脏的跳动及血管的收缩,引发特殊的异常。这种症状常被命名为"自律神经失调症"。因此不必过于担心害怕,一有状况,可多利用郄门刺激法来抑制症状。

百姓验证: 重庆市潼南县米心镇五组唐永伦,男,61岁,技师。他来信说:"我的心脏不好,经医院检查是心律不齐,吃药很多,停药就犯,已治疗4年多,花药费1985元仍不能治愈。后来用本条方治疗,只用了20多天,没花钱就把病治好了。"

我用三种按摩法使心脏恢复正常

我患冠心病经常心跳气短、胸闷,有时心前疼,心电图S-T段下移。用过丹参片、心血康、消眩痛、救心丸,症状有所缓解。一年多前,我根据资料进行自我按摩:①足底心按摩。按摩左足心小趾一寸处,每日2次,1次20分钟。②在按摩足心后,按摩左胸前,每次10分钟。③腹部按摩。早晨醒来排空小便,平卧床上放松肌肉,两腿伸直,双手由心窝部往下按推到耻骨联合处60次,然后双手由心窝部往侧腹呈现扇形按摩到耻骨联合处50次。

我用以上三种方法治疗1年多,体检心电图正常,症状好转。

引自:《老年报》

心脏病抢救绝招

心脏病发作时,患者会突然失去知觉,昏迷不醒,时间稍长,有生命危险。这里介绍一种心脏病抢救绝招,在临床应用中屡见奇效,可以一试。

抢救方法: 术者抓握患者手掌(男患者左手、女患者右手),用拇指内侧贴在患者鱼际部位,从腕部经鱼际,向拇指方向轻轻地摩擦1~3次,即能抢救患者。当术者轻轻摩擦患者鱼际部位时,能拨动患者心脏,使其渐渐苏醒过来。

此法简单易行。现在您可以自己做一个实验:用同样的方法,可使正常人心跳加快,有心慌之感,但只是一瞬间,持续时间不太长,不必担心。

方法: 自己一手食指、中指、无名指、小指自然卷曲,与拇指对握另一手拇指,此时两眼微闭,注视心脏部位。卷曲手的拇指按上述法轻轻地摩动另一手的鱼际部位,1~3次后,您会明显感觉心脏跳动立即加快,并伴有轻度心慌不适之感。如果您不太敏感就不要做此实验,以免出意外。敏感的人也绝不能超过1~3次,因为您是健康之体,正常之人,若实验时间太长,会因心动过速而难受,甚至昏迷。

引自:《老年保健报》,重庆大学出版社《气功医疗保健技术》

冠心病

> 冠状动脉粥样硬化性心脏病是冠状动脉血管发生动脉粥样硬化病变而引起血管腔狭窄或阻塞,造成心肌缺血、缺氧或坏死而导致的心脏病,常常被称为"冠心病"。但是冠心病的范围可能更广泛,还包括炎症、栓塞等导致管腔狭窄或闭塞。

我的冠心病是这样治好的

冠心病是老年人中常见的一种心脑血管病,也是对人体生命威胁极大的疾病。一般症状表现为胸闷,气短,胸框紧压,时有隐痛感;严重的出现心绞痛,甚至因心肌梗死而窒息死亡。

冠心病患者,宜早戒烟酒,不宜做剧烈运动,也不宜精力高度集中地久坐不动,如夜以继日地打麻将,或者经常加班加点地伏案工作。同时,早晚应适度锻炼,如散步、打太极拳、练气功等,并做到经常化、制度化,常年坚持不断。做好调节性的娱乐活动。在饮食方面,少吃高脂肪、高蛋白食物,多吃新鲜果菜,油盐轻淡为宜。做到预防为主,防治兼顾。这是我多年来的切身体会。

俗话说"久病成良医"。长时间来,我在战胜疾病的实践中,对药物选择有所体会。我采用三七通脉、人参接气的原理,筛选活血化淤、增强元气之百草,配制草药粉,谓之"冠脉通"。只需5克与一个鸡蛋调匀蒸服,一刻钟,呼吸平和,胸隐痛渐渐消失。连服2个疗程,冠脉通畅,心脏供血正常,心肌收缩增强。

荐方人: 贵州龙里县民中　熊清香

我用醋豆治冠心病真灵验

1996年6月,我看到醋豆能治疗冠心病的消息后,便开始服用。早、晚各1次,每次10～25粒,坚持吃了半年,病情已大大缓解。后来别的药都停了,但醋豆没敢停。曾咨询过中医,他们说,醋豆主治心肌缺血,有扩张血管的功能。

百姓验证: 吉林省吉林市电信公司收发室孙俊久,男,71岁,退休。他来信说:"我患心脏病、心律不齐已40余年了,长期失眠,经各大医院治疗,花费数千元,只是起到暂时缓解作用。后来我按本条方服用5个月,病情有所减轻,睡眠有所改善,又服用10个月后病就痊愈了。同时又用此方治好了我的长期失眠症,现在我精力充沛。"

荐方人: 黑龙江海林市粮库　　吴德鹏

引自: 1997年9月18日《老年报》

注: 醋豆制作方法,请见本书最后面的附录。

防冠心病发生的有效法是每天吃1个苹果

苹果素有"果中之王"的美称,人们历来把它视为"智慧果"。新的科学研究又证实,苹果可以大大降低冠心病患者死亡的危险性,堪称冠心病防治的理想食品。

荷兰国立公共卫生和环境保护研究所的米切尔·赫托格博士领导的研究小组进行的一项流行病学调查研究表明,老年冠心病患者每天吃1个或1个以上的苹果(至少110克),可以把他们因冠心病死亡的危险性降低一半。这是由于苹果里丰富的类黄酮在发挥作用。

赫托格博士对805名65～84岁男性进行研究,并测定他们膳食中类黄酮的含量。结果发现,每天类黄酮摄入量最高组(摄入类黄酮≥30毫克)和最低组(摄入类黄酮≤19毫克)相比,死于冠心病的危险性降低一半,首次心肌梗死发生率也明显降低。赫托格博士测定了荷兰人最常食用的28种蔬菜、12种水果和9种饮料中类黄酮的含量,发现除苹果外,洋葱和茶中类黄酮含量也很丰富。美国纽约州立大学研究人员的测定表明,绿色蔬菜、坚果类和红葡萄酒中也含丰富的类黄酮,这些食品均有防治冠心病的作用。

众所周知,氧化低密度脂蛋白容易沉积在动脉管壁,引起动脉硬化和冠状动脉狭窄,导致冠心病或诱发心脏病发作。类黄酮则是一种天然抗氧化剂，通过抑制低密度脂蛋白氧化，发挥抗动脉硬化和抗冠心病作用；类黄酮尚能抑制血小板聚集，降低血液黏稠度，减少血管栓塞倾向，从而防止心脏病发作和降低冠心病的死亡率。（朱大钧）

引自：1994年10月19日《中国食品报》

自制葡萄酒可预防冠心病和脑栓塞

葡萄酒含有黄酮类和多脂类有效物质成分，对血液中血小板凝集有抑制作用，最近一位美国科学家证明，1天饮1次陈酿葡萄酒（含葡萄汁20克），可以预防冠心病和脑栓塞的发生。

自制葡萄酒的方法：在20升罐坛中，把洗净晾干的紫葡萄放在其中，先放进白糖2500克，再放入2500克38度高粱酒，以泡过葡萄为度，然后放在凉爽处，塑料布封顶保存。南方地区放在地下土里保存最好。3个月后可以饮服。饮服时，勾兑2～3倍白开水。兑加白糖要甜度适宜。每次饮30～60克左右。此为防病、延年益寿的佳品。（陈永强）

引自：1997年10月30日《老年报》

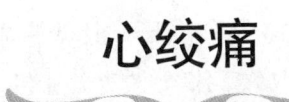

心绞痛

> 心绞痛是冠状动脉供血不足，心肌急剧的暂时缺血与缺氧所引起的以发作性胸痛或胸部不适为主要表现的临床综合征。心绞痛是心脏缺血反射到身体表面所感觉的疼痛，特点为前胸阵发性、压榨性疼痛，可伴有其他症状，疼痛主要位于胸骨后部，可放射至心前区与左上肢，劳动或情绪激动时常发生，每次发作持续3～5分钟，可数日一次，也可一日数次，休息或用硝酸酯类制剂后消失。

我服醋蛋液3个月治好30多年的心脏病

徐师傅今年74岁，退休在家，患有冠心病，尽管不断服药，且天天早

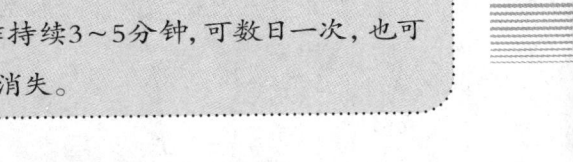

上去山上锻炼，仍不断犯心绞痛，严重了就住一段时间医院，缓解了出院，而后还是犯病。1987年冬，开始服用醋蛋液，不仅不吃药了，而且病也不犯了，也能吃饭了，体质也更健壮了，又胖起来，整天除了上山跑步、练剑外，总闲不住，浑身是劲。

百姓验证： 贵州贵阳市中华北路346号王幼琴，女，66岁。她来信说："我于1989年患上冠心病心绞痛，曾在贵阳市中医二院住院治疗2次，吃过不少药，输液50多天，稍好些便出院了。出院1个多月后病又复发，先后花去医药费上万元。自从用本条方治疗后，我服了2个月的醋蛋液，现在病已完全好了。"

荐方人： 黑龙江省双鸭山市离休干部　安国桢

注： 醋蛋液制作方法，请见本书最后面的附录。

用手脚穴位按摩法使心绞痛很快得到缓解

心绞痛是心血管痉挛、心肌乏氧引发的疼痛。疼痛部位在胸骨后下方或心前区，可放射至左肩及左上臂内侧，呈压榨样疼痛，伴胸前紧迫感或窒息感，有时出冷汗、心慌、气短。

脚部选穴： 33，21，22，23，24。（见图1）

按摩方法： 33穴用按摩棒大头点压，根据患者感觉掌握轻—重—轻手法，由点按变推按，左脚取穴，每次按摩5分钟。21穴用按摩棒小头点按，双脚取穴，每次每脚每穴点按5分钟。22，23，24三穴要连按，用按摩棒大头从22穴斜推按至24穴，双脚取穴，每次每脚每三穴推按10分钟。每日按摩2次。

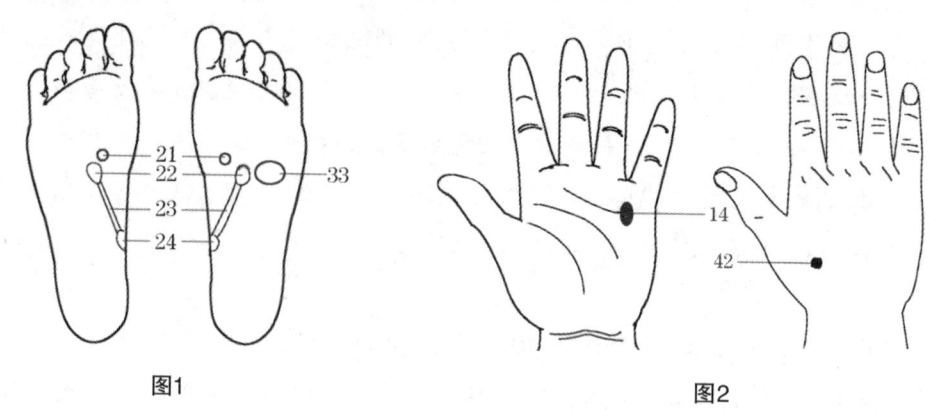

图1

图2

手部选穴： 用梅花针强刺激14穴点，每手每穴3分钟。强力捏按42穴点，每手每穴3分钟。（见图2）

萎蒌二枝二根饮治冠心病心绞痛40例效果显著

配方及用法： 胡荽10克、瓜蒌、柳枝、白杨枝、芦根、白茅根各100克，上药加水1500毫升，煎至400~500毫升。1次全服。每日服1剂。

疗效： 治疗40余例，一般3~5天心绞痛消失，10天后T波逐渐抬高，1个月后恢复正常。

引自：《四川中医》（1992年10月7日）、《实用专病专方临床大全》

心律失常

> 心律失常是由于窦房结激动异常或激动产生于窦房结以外，激动的传导缓慢、阻滞或经异常通道传导，即心脏活动的起源和（或）传导障碍导致心脏搏动的频率和（或）节律异常。心律失常是心血管疾病中重要的一组疾病。它可单独发病，亦可与其他心血管病伴发。

我服黄连素治好5年的心律失常病

我今年70岁，患心律失常已5年多，虽经多方治疗，长期服用西药，效果甚微。

去年在《老年报》上看到"黄连素可治疗心血管疾病"，当初我认为是不可能的，直到去年8月份由于多种药物治疗未愈，就试用了黄连素：每日3次，每次服3粒（饭后服），其他药物停用。经过1个月服用，效果显著，心悸、惊恐基本消失，心律不齐已转为正常。为了巩固疗效，我又连服2个月，现已基本正常。另外，我的血压偏高，通过服用黄连素后亦正常了。

荐方人： 江苏省宜兴市大塍镇曹家村　潘志安

练下蹲增强心脏活力，使心律恢复正常

我在《老年报》上看到张谏同志写的《练下蹲能强心脏活力》一文后，便照文锻炼，练后真正达到了祛病健身的效果。开始看到此方时有点半信半疑，因为我在近几年来，时常因蹲位过久站起身来眼前发黑冒金花，而且每天都几次出现心律失常之症状。

后来，我抱着试试看的态度，按张谏同志介绍的方法练下蹲：两手叉腰，双脚开立与肩同宽，双目平视前方，然后松腰屈膝慢慢下蹲。下蹲时脚跟离地，重心落在前脚掌上，上身尽量保持正直，避免前倾。同时口念"呵"字音，意念随着下蹲动作将浊气从丹田深处引出体外。起立时咬紧牙关，气引丹田，随着吸气站直身子。如此周而复始，坚持每天早、晚各1次，每次下蹲36下。当练到4个月后，奇迹果然出现了：我的上述症状完全消失了，心律也正常了。练下蹲使我这年过花甲的人祛病健身，精神比过去充沛了，干活也有了力气。

荐方人：黑龙江富裕县退休教师　李长富

室性早搏

> 频发室性早搏是指一分钟内有六次以上的室性早搏，多在器质性心脏病基础上出现，最常见的心脏疾病是高血压、冠心病、心肌病、风湿性心脏病与二尖瓣脱垂病。除了服用抗心律失常药物外，还应针对原发病及诱发原因进行治疗。正常人与各种心脏病患者均可发生室性早搏。

我吃醋豆治好了心脏早搏症

1993年9月，我突发心律不齐、早搏症，心脏每隔1~2秒钟就偷停一次，思想上有些紧张，便及时到大医院请有关专家确诊，结果为冠心病。

自1994年2月起，病情日益加重，早搏发作次数由半月一次增至每星期或3～4天一次，每次持续时间由3～4小时增到24小时以上，服用一些药物也控制不住。

这时，我想起了醋豆可治心脏病的单方。我按照方中介绍的制法与服法，制作醋豆，半个月后开始服用，每天早、晚各1次，每次15～20粒。服后一星期，就感到病情减轻，心中很高兴。这样我连续服用了4个月后，为了提高疗效，我又采取三疗程服法，即在连续服用15天后，停服一星期，再进入下个疗程，如此连续进行。我服醋豆只有近半年时间，心脏早搏现象便已完全消失。

百姓验证：江苏扬州市防疫站刘宁生，男，47岁，医师。他来信说："我用本条方治好了一位十几年的室性早搏患者。"

荐方人：湖南省衡阳市水电局　杨先德

注：醋豆制作方法，请见本书最后面的附录。

自练逍遥步使我室性早搏得以好转

我患有冠心病，心电图显示频发性室性早搏。病休在家，自练气功逍遥步，病情得以好转，不再感到心胸不适、容易疲劳。

逍遥步功法：行走落脚时跷起脚尖，让脚跟着地，调动阴阳两跻脉气启动运行；起脚时先跷起脚跟，让脚大趾触一下地，以调动肝脾两经气启动运行。走路时，对周围事物尽量做到"视而不见，听而不闻"，逍遥自然，得意忘形，全身放松。行走时保持站式身法，裆要圆，膝关节微微弯曲，不要把腿挺直，虽是信步行走，但也要争取使步法灵活轻快，保持松膝、松腰、松胯，手臂随身摆动，头颈微转不僵。此外，要掌握好呼吸强度和速度，强度以自己感到轻快舒畅为宜，不要太急太短。逍遥步每次练30分钟即可。通过调心调息，必能使头脑清醒，精力充沛。

引自：1995年第7期《家庭美容健身》

我用拍打胸部法治好了早搏

3年前我患了早搏，7～8次/分。一位中医朋友告诉我，拍打胸部可治早搏。

具体方法： 左手掌拍右胸部，右手掌拍左胸部，交替进行，各拍120次，早、晚各进行1次。经过1年多的拍打，早搏基本痊愈。另外两个朋友试用此法，亦治好了早搏。我的几位身体健康的同事，在空闲时间亦采用此法进行锻炼，感到心胸舒畅，对身体很有好处。

百姓验证： 广西南宁建政路1号张泰贵，男，74岁。他来信说："我于2003年3月经广西医科大一附院门诊诊断为房性早搏，并伴有陈旧性心肌梗，住院半个月花费2000多元，但病情总是时好时坏。后来我用本条方治疗，早搏现象基本痊愈，心率也恢复正常，至今未犯。"

荐方人： 河北峰峰矿务局总医院　刘德沛

口服黄连素治顽固性室性早搏有效率100%

配方及用法： 每次口服黄连素0.4～0.5克，每日3次，5～7天为1疗程。

疗效： 总有效率100%，治疗时间最短3天，最长15天。治疗期未见不良反应。此方适于顽固性室性早搏。

引自： 《实用西医验方》

脑血管意外

> 脑卒中又称中风、脑血管意外，是一种急性脑血管疾病，是由于脑部血管突然破裂或因血管阻塞导致血液不能流入大脑而引起脑组织损伤的一组疾病，包括缺血性和出血性卒中。颈内动脉和椎动脉闭塞和狭窄可引起缺血性脑卒中，年龄多在40岁以上，男性较女性多，严重者可引起死亡。

我脑缺血数年只按摩百会穴、太阳穴而得到缓解

我今年62岁，患暂时性脑缺血数年，每年都有几次早上起床后歪倒的现象。一位好友告诉我，按摩百会穴、太阳穴能防治脑缺血，我坚持做了

将近一年，效果很好，早上起床后再没有发生歪倒现象。

具体方法：将两手重叠，左手在下，右手在上放在百会穴上，正、逆方向各按摩35下，然后再用两手掌根同时放在左右两个太阳穴上，正、逆方面各按摩35下。晚上睡前和早上起床后各按摩1次。有类似情况的同志不妨一试。（李庆）

引自：1997年4月8日《老年报》

服灵芝使我心脑血管病情好转

1993年7月我因手指麻木、头痛去医院检查，发现有严重心脑血管病，遵医嘱认真治疗。我在治病的同时，阅读了《服灵芝治百病》的文章，在医生指导下开始服灵芝。服灵芝后病情很快好转，健康迅速恢复。历代古籍中记载灵芝具有益心血、益肺气、安神、补肝、坚筋骨、利关节、治耳聋等多种功能。灵芝味甘、性平、无毒，古今医学家认为灵芝具有扶正固本、强身、健脑、保肝、镇静、镇痛、抗衰老、抗菌、抗癌的功效，尤其在预防衰老和老年性疾病方面占有重要地位。灵芝对慢性气管炎、冠心病、心绞痛、高血压、神经衰弱、慢性肝炎、高山症、心悸、头晕、失眠、消化不良等症疗效均好。

我服灵芝，采用多种吃法效果都不够理想，后来在一位老中医的指导下服用，效果好，又不浪费灵芝，物尽其用。其方法是：①将灵芝剪成小块，再用粉碎机粉碎成粉末状；②将粉末状灵芝3克放入玻璃罐头瓶内，加温开水1碗，放适量冰糖；③用压力锅隔水蒸，待水烧开后再高压蒸15分钟，冷却后将灵芝的粉末及汤水全部喝光。（衷赐麟）

引自：1996年11月18日《家庭医生报》

加减羚羊角汤治脑血管意外效果显著

配方及用法：羚羊角粉3克（冲服）、龟板12克、生白芍18克、石决明15克、钩藤15克、生地15克、杭菊花9克、炒草决9克、胆南星9克、蝉蜕6克、石菖蒲6克、粉甘草6克。水煎服，每日1剂。

疗效：近年来采用如上"加减羚羊角汤"方配合针灸，治疗脑血管意外病人14例，除1例病势重笃而死亡外，余均获显著效果。

百姓验证： 朱某，男，59岁，工人，于1977年7月10日就诊。患者素体肥胖，并嗜好烟酒，有高血压病史已18年，时轻时重，近来感觉手足麻木，头晕耳鸣，腿软足轻。半小时前在厂里与人争吵，突然昏倒于地，不省人事，喉中痰鸣，两手握固，急送此诊治。查见体态肥胖，面色潮红，牙关紧闭，瞳孔缩小，对光反射迟钝，口眼鼻明显歪斜，血压29.26/17.29千帕（220/130毫米汞柱），脉弦有力。此乃肾阴亏损，肝阳偏亢，挟痰上逆，蒙蔽清窍。治当潜阳熄风，豁痰开窍。先施以针刺，以资急救。点刺十宣出血，取双侧合谷、太冲、曲池，采用泻法，丰隆、三阴、人中，平补平泻。留针10分钟许，病人发出哼声；留针20分钟后，牙关见松，两手握固已开，查见舌质红，苔根部厚黄。次日再诊治，见其神昏嗜睡，肢体显左侧偏瘫，瞳孔等大，对光反射比前有恢复。血压26.07/14.90千帕（196/112毫米汞柱），舌脉同前。此即投以"加减羚羊角汤"方，配合针灸，治疗4天，神志转清，两眼能睁开看人，时而哼哼欲语，左腿已稍能屈伸，并可吞咽饮食，口眼歪斜较前已减。采用同法继续治疗20日，病情进一步转佳，神志清，饮食吞咽自如，病手已能持物，患肢配合拐杖可行走，血压稳定在19.68/12.77千帕（148/96毫米汞柱）上下。嘱其加强功能锻炼，戒除烟酒。随访至今已3年余，其生活自理，每日扶杖上街游玩。（河南 王其祥）

引自：《千家妙方392》

灸神阙穴是救治昏厥一秘诀

主治： 昏厥病人。

方法： 晕厥病人取仰卧位，头颈躯体要方正，四肢伸直。松解其腰带或衣裤，以利经络气血运动，点燃艾条1~3支，悬灸于神阙（或填盐末于脐，隔姜灸）。如果灸半小时未见动静，术者口含艾条另一端吹气，以增强热气，促其回阳。必要时辅灸百会，或灸人中、涌泉、委中、内关、四缝等，以增功效。

疗效： 藤某某，女，59岁，中风昏迷，住医院按脑血管意外处理无效。脉左尺尚好，脐温暖。盐填脐，隔姜灸，姜焦则移，连灸约90分钟苏醒。调理月余，无后遗症。

按语： 不论何种病症，症状何等危急，脉诊男右尺女左尺尚好者，再摸其脐温者,救治莫不应手取效,为先父魏有恩授我之秘诀。拍打委中穴,对经络穴位损伤晕厥者为首选穴,灸百会为治疗从高处坠晕厥者之特效穴。此法为武术师吴学金授我的秘法。

荐方人: 福建平潭县医院主治医师　魏肾辉

引自:《当代中医师灵验奇方真传》

防止心脑血管疾病发生的秘诀

洪昭光说:"能采取有效预防措施,至少可使1/2的心脑血管病人免于死亡!措施之一就是简单易行的'三个半分钟'与'三个半小时'。"

"三个半分钟"就是:夜间醒来睁开眼睛后,继续平卧半分钟,再在床上坐半分钟,然后双腿下垂床沿再坐半分钟,最后下地活动。因为脑血栓、脑出血、心脏猝死等常发生在夜间。由于夜间体位的突然变化,会造成心脑血管突然供血不足,特别是老年人神经调解慢,更容易发生危险。即便是普通人,也应该注意避免因体位突然变化造成的晕厥。

"三个半小时"是指早上行走半小时,晚饭后散步半小时,中午午睡半小时。广大中老年朋友,若能按照所说去做,相信对你的身体健康长寿是有一定好处的。　(何家菊)

引自: 1997年11月13日《健康之友》

脑血栓及其后遗症

脑血栓是指在颅内外供应脑部的动脉血管壁发生病理性改变的基础上,在血流缓慢、血液成分改变或血黏度增加等情况下形成血栓,致使血管闭塞。临床上以偏瘫为主要后遗症。多发生于50岁以后,男性略多于女性。

司树堂服醋蛋液使脑血栓得到根本好转

我叫周竹庭，现年72岁，10年前就已离休。我患高血压、冠心病多年，治疗无效，不能参加活动。在服了8个醋蛋液后，血压完全正常，头不晕了，能打太极拳，练太极剑，还和老伙伴们每天打两三场门球，身体越来越好。与我同时服用醋蛋液的老伙伴司树堂，患脑血栓，原来全身瘫痪，有口不能言，吃喝拉尿全靠人侍候，经服用3个醋蛋液后，开始好转，能说话，右手能拿东西，并且还意外地治好了久治不愈的脚垫、鹅掌风；服了七八个醋蛋液后，已能下床活动。

百姓验证：湖北武汉市青山区红钢城12街吴志恩，男，56岁，退休。他来信说："我女儿1993年生病，口舌不灵活，语言不利，半身不遂。经武钢医院检查是脑血栓，治疗1年多，打针吃药、按摩等，共花药费5000多元不见效。2000年3月开始服用醋蛋液，半年后病情逐渐好转，能说话了，半身不遂症状减轻。服用1年多时间，自己可以下楼到公园里锻炼身体了。"

荐方人：山东东平县经济委员会　周竹庭

注：醋蛋液制作方法，请见本书最后面的附录。

我用水蛭炒黑研末治脑血栓后遗症效果好

水蛭为破血祛瘀药，水煎常用剂量为3~5克，一般生用。但我在临床实践中体会到，将蛭炒黑，研末冲服效果更佳。

方法：将水蛭捣碎，入锅内文火炒黑，取出研末。若入煎剂则可搅于煎好的药液中服用，也可服完煎剂立即用白开水冲服水蛭末。每剂3克，分3次服用。

在治脑血栓后遗症中用炒水蛭末3克比生用10克效果明显。（雪辑）

百姓验证：河南平顶山市人民医院白凤林，男，67岁，医师。他来信说："患者王桂芳，女，55岁。她于今年10月患脑出血，在市第一人民医院住院治疗13天，花医药费4000余元。出院后左侧上下肢瘫痪，不能活动。用本条方并配合针剂治疗近1个月，左腿已能抬腿行走，上肢也能抬高了。每剂药仅花1元多钱，1个月花费还不足50元。"

引自：1997年2月20日《益寿文摘》

我用本祖传秘方治脑血栓屡见神效

主治： 脑血栓。

配方及用法： 黄芪100克，血丹参20克，当归12克，川芎12克，赤芍15克，地龙5克，桃仁12克，红花12克，全虫15克，蜈蚣4条，牛膝12克，杜仲12克，生地12克，菖蒲12克，木瓜30克，车前子20克。每日1剂，水煎服。30天为1疗程，连服3个疗程。颅内压减轻后，将车前子减量或停服。

服上方同时，另将生水蛭20克捣碎成粉，每日2次，每次10克冲服。服25天停1周，然后服第二个疗程。第二个疗程服完后，每日2次，每次5克，再服1疗程。

疗效： 屡见神效，不留有轻微的后遗症，生活能自理。

百姓验证： 辽宁清原县湾甸子镇王安才，男，53岁。他来信说："村里一高血压患者突患脑血栓，我先用本条方为他治疗，上午11时服药，下午6时就神志清醒了。然后又结合醋蛋液疗法治疗，仅20余天患者就能下地行走了，没留下任何后遗症。"

荐方人： 山西省太原市国营职工医院　窦永政

引自： 《当代中医师灵验奇方真传》

我用醋蛋液治脑血管梗死立见奇效

我是个离休干部，因患有高血压又摔了跤，得了脑血管梗死症，得病当时即服用脉通等药物，但疗效甚慢。我改服醋蛋液后，不曾想立见奇效。以前我要别人扶助或拄拐才能走路，现在已扔掉拐杖自己走路，照此发展我估计再服10个醋蛋液，准能骑自行车跑了。

百姓验证： 广东肇庆市端州区宝月路64号余同凤，男，76岁。他来信说："我患有高脂血症，如不及时治疗就会引起动脉硬化，以至于脑血管梗死。我按本条方服用10个醋蛋液后，检查血脂已恢复正常。现在面色红润，举步轻快，食欲也增加了。"

荐方人： 河北乐亭老干部活动室　张育才

注： 醋蛋液制作方法，请见本书最后面的附录。

水蛭粉剂治脑出血、颅内血肿有效

配方及用法： 取水蛭粉剂或水剂。每次服量相当生药3克，1天3次，开水冲服，30天为1疗程。

疗效： 本药治疗脑出血、颅内血肿引起之中风偏瘫，甚则昏迷、嗜睡等症48例，痊愈16例，显效20例，好转8例，有效率91.7％。

注意： 急性期合并有脑水肿高颅压者加用20％甘露醇250毫升，2～3次／日，持续用药5～14天。合并感染者用抗生素，高血压者用降压药。

引自： 《中医杂志》（1986年第3期）、《单味中药治病大全》

中风偏瘫

> 偏瘫又叫半身不遂，是指一侧上下肢、面肌和舌肌下部的运动障碍，是急性脑血管病的常见症状。轻度偏瘫病人虽然尚能活动，但走起路来，往往上肢屈曲，下肢伸直，瘫痪的下肢走一步划半个圈，这种特殊的走路姿势，叫做偏瘫步态。严重者常卧床不起，丧失生活能力。

醋豆也可治偏瘫

安阳市郊区北郊乡方北营村李文生老汉今年83岁，早年患病导致左腿偏瘫。去年他偶得醋豆方，连续治疗半年多，现在偏瘫获得较大好转，左腿比先前灵便多了。

方法： 把冲洗干净的生黑豆浸泡在米醋中密封并存放在阴暗处，大约2周后泡软，便可食用。食用时不加任何作料，直接取出咀嚼咽下，每天限食黑豆20～25粒，日久见效。

荐方人： 河南安阳市　尚广

马钱子汤治脑卒中之偏瘫100例，有效率100%

配方及用法： 制马钱子6~10克，僵蚕、全蝎、当归、川芎、生地、桃仁、红花、丝瓜络、附子各10克，蜈蚣5条，白芍30克，黄芪30克。上药水煎服，每日1剂，水煎2次，取400毫升，早、晚饭后分服，15天为1疗程。

疗效： 治疗100例。其中，痊愈24例，占24%；基本痊愈33例，占33%；显效32例，占32%；有效11例，占11%。观察表明，病程越短效果越好，疗程越长疗效也越明显。无一例失败，有效率100%。

引自： 《实用专病专方临床大全》

麝雄大活络散外敷治中风半身不遂11例全部治愈

配方及用法： 麝香1克，冰片5克，川牛膝15克，木瓜20克，樟脑50克，雄黄40克，桃仁15克，半夏6克。共研细末，分30等份。另备大活络丸（中成药）30粒，生姜90克。每次用热米饭捣饼2个，每饼放上药末1份，大活络1粒，生姜末3克，敷患侧上下肢各1穴位（上肢取肩髃、尺泽，下肢取环跳、委中，交替使用）晚敷早去，半月为1疗程。

治疗11例中，男性9例，女性2例，年龄65~76岁，病程2天至半年。结果均获临床治愈。

荐方人： 湖北武穴市中医院　夏树槐

引自： 《当代中医师灵验奇方真传》

王德平用本方治愈8名偏瘫患者

配方及用法： 黄芪15克，当归12克，赤芍12克，桃仁6克，全虫12克，蜈蚣10克，川断12克，荆芥10克，牛膝12克。上药煎服，每日1剂，7剂为1疗程。每个疗程间隔3天，3个疗程即见效。

注： 本方为回龙乡柞楼村医生王德平根据祖传秘方加减而成，经临床使用，已治愈当地8名偏瘫患者。

百姓验证： 广东台山市台城镇富华新村4号甄沃根，男，53岁。他来信说："我用本条方加按摩法治好一位工友岳父的中风偏瘫。"

荐方人： 河南桐柏县回龙乡　党传统

敷脐奇法治中风有奇效

主治： 中风后遗症。

配方及用法： 黄芪、威灵仙、羌活各90克，乳香、没药、琥珀各40克，肉桂10克，共研极细末。于每晚睡前，用温水洗净脐窝，取上述药末6克用醋或黄酒调成糊状，炒温热，敷入脐中，加麝香风湿膏固定，然后再用热水袋（切勿过热，以防烫伤）置于脐部约30分钟，次日再将脐部药膏去之。第1周每日如法1次，第2周起隔日2次。

按： 中医药（含针灸）治疗中风后遗症有较好的疗效，但也存在一些问题，如服用不便，疗效较短等。现根据清人吴师机关于"治中而上下相应"理论创制的"中风敷脐方"，外治该症，为中医药治疗中风后遗症新添了一种治疗方法。

引自： 安徽黄山书社《享其天年谈益寿》

新六味治中风后遗症有奇效

主治： 脑血栓后遗症、偏瘫、口眼歪斜、四肢麻木、言语不清。

配方及用法： 全虫60克，地龙120克，穿山甲120克，水蛭120克（生水蛭），虾壳120克，黄芪100克。上述药物干品压成细面过罗，装入胶囊，每次服2克，1日3次，白开水送下。

荐方人： 黑龙江省桦南县农电局　卜相臣

服全蝎粉治中风半身麻木出汗逐愈

邻庄张马村一壮年，中风半身麻木。后得一方，用药房中蝎子62克，盐炒轧细，调红糖水中顿服之，其半身即出汗，麻木逐愈。

引自：《中医单药奇效真传》、《医学衷中参西录》

"开关散"能救治中风猝死

主治： 中风猝死，牙关紧闭，人事不省之闭证。又治五绝证。

配方及用法： 细辛、皂角各等份，共研极细末，贮瓶备用，勿泄气。每取本散少许，吹入两鼻中，得嚏即醒。

疗效：取嚏即醒，多能转危为安。

附记：方出自《验方新编》。又据报道：皂角6克和细辛0.9克，用于中风闭症、口噤，疗效颇佳；又治五绝证、中风猝死等证，多能转危为安。

引自：《中药鼻脐疗法》

每天吃1个土豆可避免中风发生

吃土豆不必担心脂肪过剩，因为它只含有0.1%的脂肪，是所有充饥食物望尘莫及的。每天多吃土豆，可以减少脂肪的摄入，使多余脂肪渐渐代谢掉，所以，土豆成为世界性的减肥食品。一份研究报告指出，土豆与其他含丰富钾元素食物诸如香蕉、杏、桃一样，都能减少中风危险，又没有任何副作用。每日吃一个土豆能达到预防中风的目的。（中原）

引自：1997年8月28日《健康之友》

单用豆油防治中风可有好效果

方法：每日晨起空腹口服生或熟（加热到140℃为佳）豆油20克，以3～6个月为1疗程。一般用药1个疗程，患者偏瘫都有不同程度好转，肢体僵硬、麻木等也伴随减轻。

百姓验证：荣某，男，64岁。1984年中风后出现半身偏瘫，服用豆油8个月，取得完全康复的疗效。

引自：《浙江中医杂志》（1990年第12期）、《单味中药治病大全》

下肢静脉曲张

单纯性下肢浅静脉曲张是指病变仅局限于下肢浅静脉者，其病变范围包括大隐静脉、小隐静脉及其分支，绝大多数病人都发生在大隐静脉，临床诊断为大隐静脉曲张。病变的浅静脉表现为伸长、扩张和蜿蜒屈曲，多发生于持久从事站立工作和体力劳动的人群。

治静脉曲张的简便法

方法：红花、透骨草各62~93克，用等量的醋和温水把药拌潮湿，装入自制的布袋（布袋大小根据患部大小而定）。把药袋敷于患处，用热水袋使药袋保持一定温度。每次热敷半小时左右，每天1次，一般1个月左右痊愈。每剂药可用10多天，用完再换1剂。每次用后药会干，下次再用时，可用等量的温水和醋把药拌潮湿。

荐方人：辽宁绥中县老干部局　刘富久

坚持手脚穴位按摩可完全治愈静脉曲张

脚部选穴：21，22，23，24，33。（见图1）

按摩方法：21穴用按摩棒小头由上向下点按，双脚取穴，每次每脚每穴点按5分钟。22，23，24三穴要连按，用按摩棒大头从22穴斜推按至24穴，双脚取穴，每次每脚每三穴推按10分钟。33穴用按摩棒大头由上向下点按，左脚取穴，每次点按5分钟。每日按摩2次。

手部选穴：69，70，71，14，21。（见图2）

治疗方法：69，70，71三穴要连按，用食指关节角推按，双手取穴，每次每三穴推按5分钟。14，21两穴点均分别用梅花针刺激。21穴双手取穴，14穴左手取穴，每穴每次刺激2分钟。

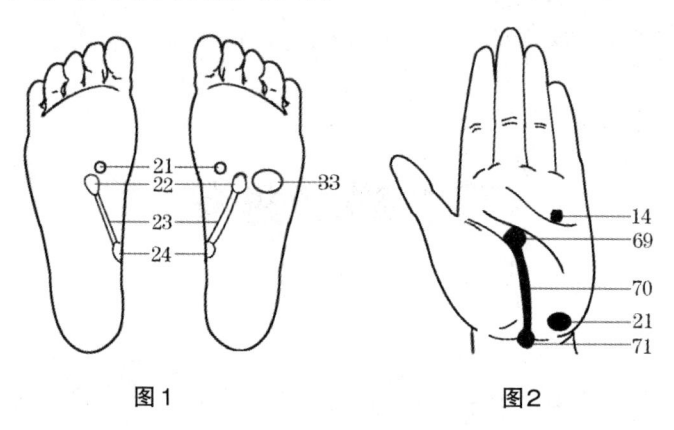

图1　　　　图2

鲜地瓜白矾外敷治静脉曲张10天可痊愈

配方及用法：鲜地瓜、白矾适量。将鲜地瓜捣烂如泥，白矾研面，两者混匀。用温水洗净患处，视患处大小，用纱布包些泥敷于患处。每天换1次。

疗效：5~10天痊愈。

引自：《实用民间土单验秘方一千首》

静脉炎

静脉炎（全称血栓性静脉炎）是指静脉血管的急性无菌性炎症，根据病变部位不同，静脉炎可分为浅静脉炎和深静脉炎。少数病人可有发热、白细胞总数增高等，患者常常陈诉疼痛肿胀。引起静脉血栓形成的病因很多，如创伤、手术、妊娠、分娩、心脏病等，较常见的是外科手术后引发本病。

七叶一枝花加醋汁外涂治静脉炎30例全部治愈

配方及用法：七叶一枝花、醋。在平底瓦盘中放醋20毫升，将晒干的七叶一枝花根茎放在瓦盘中研磨成汁状（相当于粉状七叶一枝花根茎5克，置于20毫升白醋中），而后用棉签外涂患处，每天3~4次。

疗效：经治30例，全部治愈。

引自：《新中医》（1987年第2期）、《单味中药治病大全》

赤小豆外敷治下肢静脉炎46例并全部有效

主治：下肢静脉炎。

配方及用法：赤小豆500克，食醋适量，鸡蛋1~3个。将赤小豆制为细末备用。用时取赤小豆粉适量，加入食醋及水各等份，鸡蛋1~3个取清调成膏状，涂于纱布上，厚度约10毫升，涂药范围略大于肿胀部位，于每晚饭后敷于患处，外附一层塑料薄膜。如此每日1次，外敷10日多可获愈。

疗效：自1984年以来采用赤小豆外敷治疗下肢静脉炎46例，结果痊愈29例，好转17例，总有效率100%。

荐方人： 河南省洛阳市第四人民医院中医科主任　孙焕明
引自：《当代中医师灵验奇方真传》

六神丸治输液后静脉炎 20 例全部治愈

配方及用法： 六神丸适量。六神丸研末，用酒调成糊状，均匀摊在消毒纱布上，敷于患部，胶布固定。24小时换1次，干后滴酒以保持湿度，至局部痛消变软为止。

疗效： 此方治疗输液后静脉炎20例，10余天后全部获愈。

百姓验证： 王某，女，32岁。1个月前因急性胃肠炎住医院静脉输液，进针局部胀痛、硬结、色暗，热敷后硬痛未全消。用上方6次，硬痛消失。

引自：《四川中医》（1993年第4期）、《单方偏方精选》

泌尿系统疾病

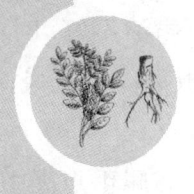

急、慢性肾炎

> 肾脏的生理功能主要是排泄代谢产物及调节水、电解质和酸碱平衡，分泌多种活性物质，维持机体内环境稳定，以保证机体的正常生理功能。肾炎是由免疫介导的、炎症介质（如补体、细胞因子、活性氧等）参与的，最后导致肾固有组织发生炎性改变，引起不同程度肾功能减退的一组肾脏疾病，可由多种病因引起。

我服醋蛋液基本治愈慢性肾炎

我是黑龙江伊春市红星林业局清水河林场的退休工人。从1987年5月份开始服用醋蛋液，没有连续服用，只是服服停停。服醋蛋液后感觉头脑特别清醒，最重要的是慢性肾炎基本痊愈，食欲好转，食量大增。

我用白茅根治好了肾炎

1961年我患上肾炎，住院治疗几个月，病情有所控制，但未能根治。出院以后，长期服中药治疗，但小便化验总是有蛋白、红血球、白血球和颗粒管型。

听人说，此病叫做富贵病，无特效药可治，只能吃中药慢慢调养。我真有些灰心了，认为病治不好，时间拖长了，可能会成尿毒症。后来，一位朋友告诉我，白茅根可以治肾炎，于是，我让住在乡下的弟弟替我挖了些白茅根，足有十多千克。

当时，我在一所省属重点高中教书，一个人，煎药不方便，于是我就在蒸饭罐里放100克白茅根另加300克水蒸制，每天将蒸制的汤分2次服下。这样服了1个月左右，效果出现了，水肿消退了。后来继续服了3个月，化验小便，蛋白、颗粒管型消失了，病痊愈了。

30年过去了，我的肾炎没有复发过。看来，白茅根真的能根治肾炎病。

体会：服药应当有耐心，应根据自己的病情决定服药的时间和剂量。（齐斌）

引自：广西科技情报研究所《老病号治病绝招》

用活鲫鱼大黄治急、慢性肾炎50例全部有效

配方及用法：活鲫鱼2条（每条30克以上），地榆15~30克，鲜土大黄9~15克。将鱼洗净，与上述中药同煮沸，睡前半小时或1小时吃鱼喝汤。每日1剂，3~5剂为1疗程。

疗效：治疗急性肾炎45例，轻者服3剂，重者服5剂而治愈；治疗慢性肾炎5例，痊愈3例，好转2例。

注意：愈后百日内不得吃公鸡、鲤鱼。

引自：1977年第1期《四川中草药通讯》、1981年广西中医学院《广西中医药》增刊

加减泽漆汤治急性肾炎80例疗效甚佳

配方及用法：泽漆、泽泻各30克，半夏、紫菀、白前各12克，黄芩、茯苓、白术各15克，桂枝、甘草各6克，生姜5片。加减：浮肿明显者加大腹皮15克，茯苓皮20克；血尿严重者加白茅根、仙鹤草各30克；尿蛋白"+++"以上者加芡实、金樱子各30克；血压偏高者加石决明30克，钩藤15克；恢复期去黄芩加生黄芪、菟丝子各30克，枸杞、党参各15克。每日1剂，水煎服，2周为1疗程。

疗效：治疗80例，痊愈66例，好转14例，治愈率82%，有效率100%。

引自：《四川中医》（1991年第11期）、《实用专病专方临床大全》

用蜈蚣粉鸡蛋治肾炎蛋白尿有奇效

配方及用法：将新鲜鸡蛋打一小口，把蛋清和蛋黄搅匀，将1条蜈蚣捣末后放入有口的鸡蛋内再搅匀，蒸15分钟即可，取出食用。一天服1个蜈蚣鸡蛋。

百姓验证：王某，男，32岁，山西省临汾市刘村人。1981年3月20日就

诊，该患者于1980年5月份出现下肢轻度浮肿，经某医院诊为急性肾炎，经服中药及激素好转。今年2月，上山拉煤遇上大雪，回家后感冒发烧，几天后全身浮肿，腰膝酸软，尿量减少，恶心，食欲缺乏，尿蛋白"+++"。经住院治疗1个月，浮肿减轻，仍头晕、耳鸣，尿蛋白"+++"，颗粒管型1~3个，白蛋白3.18毫克/分升，球蛋白2.93毫克/分升，服济生肾气汤后头晕耳鸣等症状消失。查尿蛋白"+++"，接着又服六味地黄汤加五苓散去桂枝加减，服15剂后，除尿蛋白"+++"外，别无其他所见，血压、血沉、血生化检查未见异常。嘱患者服鸡蛋蜈蚣偏方，每日早、晚各服1个蜈蚣鸡蛋。来院复查尿蛋白"+"，全身症状好转。

引自：《偏方治大病》

牛蹄角质片熬水喝治慢性肾炎效果佳

配方及用法：牛蹄（即牛蹄的角质部分）1只，除去泥土，用利刀切成薄片。用四分之一的牛蹄，加水三碗，水煎，煎至一碗水时，去渣温服。两日1次，晚饭后服。

百姓验证：王某，女，患慢性肾炎，用此方3次而愈。后又给其他几名肾炎患者用此方，其效果也好。

荐方人：河南滑县王庄乡大柳村医生　张尚兴

我用花生仁大枣鸡蛋同煮吃治肾炎有良效

配方及用法：花生仁50克，大枣适量，鸡蛋2~3个。大枣、花生仁煮熟后，再打入鸡蛋炖熟，一次将鸡蛋、大枣、花生仁连汤吃净，每日1次，或间日一服。

百姓验证：河南济源县下治乡陈立新来信说："下治乡韩龙介同志，年轻时患肾炎，每年冬、春坚持用此方，现在已60岁从未复发，身体健康。"

荐方人：河南济源市　陈立新

用西瓜和红皮蒜可治愈急性肾炎

配方及用法：大西瓜1个，红皮蒜13头，去皮。把西瓜挖一洞，将蒜放入洞内，用瓜皮塞住洞口，洞口向上，放锅内用水煮至蒜熟，吃蒜和西瓜。此方为2天用量。

疗效：一般服用14个西瓜可治愈。

注意：防止瓜汁流出洞口。

引自：《实用民间土单验秘方一千首》

用西瓜治急、慢性肾炎浮肿很有效

主治：小便不利，淋漓疼痛等症（急、慢性肾炎）。

配方及用法：西瓜汁200克，西瓜皮200克。将上二味加水适量，煎15分钟左右，去渣温服，每日2次。

按语：西瓜有清热解暑，除烦止渴，利小便的作用。现代药理研究：瓜肉中的瓜氨酸及精氨酸部分能利尿。《现代实用中药》载："西瓜为利尿剂。治肾脏炎浮肿、糖尿病、黄疸。"

引自：《小偏方妙用》

杨树毛籽可治疗肾炎浮肿

配方及用法：春末夏初杨树毛子（杨树种子）纷纷落地，拣些阴干备用。每次将六七条阴干的杨树毛子用温水洗去尘土，放茶杯中用开水冲泡代茶饮，直到无色无味扔掉，可连日用。

功用：有利尿作用，可用于肾炎浮肿。

荐方人：辽宁本溪市　果洪波

我以五子复肾汤治慢性肾小球肾炎65例全部有效

配方及用法：金樱子、菟丝子、女贞子、枸杞子、车前子、丹参各20克，党参、公英、赤小豆各30克，萆薢15克。上药水煎2遍，取汁500～600毫升，日服2次，每日1剂，20天1疗程，连服4～6个疗程。气虚加黄芪30～60克；血虚加首乌30克，当归10克；浮肿加泽泻20～30克，大腹皮15克；阳虚加附子6～12克。

疗效：治疗65例，治愈（临床症状消失，尿检正常）43例，显效（临床症状基本消失，尿检蛋白"+"以下）20例，有效（临床症状明显减轻，病情稳定，尿检"++"以下）2例，总有效率100%。

百姓验证：重庆市忠县石宝坪山龙滩村邓明材，男，80岁，教师。他来信说："坪山周康琼患肾小球肾炎4年多，全身水肿，四处求医，花掉1000多元治疗无效，后来我用本条方为她治愈。"

荐方人：山东济南市人民医院中医科　王宙田

引自：《当代中医师灵验奇方真传》

桑白皮汤治肾小球肾炎治愈率很高

配方及用法：桑白皮20克，赤小豆30克，白茅根18克，银花15克，连翘、黄芩各10克。每天1剂，水煎服。恢复期以六味地黄丸巩固疗效。

疗效：此方治疗急性肾小球肾炎45例，痊愈43例，2例转为慢性肾炎。

百姓验证：王某，男，14岁。面及双下肢浮肿5天，咳嗽，咽红、咽痛，腰痛，下肢浮肿，眼睑面部浮肿，体温37.5℃，血压20/13千帕（150/100毫米汞柱），呼吸音粗，左肺可闻及湿性啰音，两肾区叩痛；血象白细胞9.6×10^9/升，中性0.74；尿常规检查蛋白"++"，脓细胞"++"，红细胞少许，透明管型少许；胸透示左上肺有片状阴影。西医诊为急性肾炎、左肺肺炎，中医诊为风水。用桑白皮汤加减煎服，1剂后尿常规检查正常，血压正常。无不适，以六味地黄丸巩固疗效。随访未复发。

引自：《陕西中医》（1992年第3期）、《单方偏方精选》

尿毒症

慢性肾衰竭是指各种肾脏病导致肾脏功能渐进性不可逆性减退，直至功能丧失所出现的一系列症状和代谢紊乱所组成的临床综合征，简称慢性肾衰。慢性肾衰的终末期即为人们常说的尿毒症。尿毒症不是一个独立的疾病，而是各种晚期的肾脏病共有的临床综合征，是慢性肾功能衰竭进入终末阶段时出现的一系列临床表现所组成的综合征。

中医药治疗晚期尿毒症11例均显特效

主治： 晚期尿毒症（均系按1982年全国危重病急救医学学术会议拟定的诊断标准确诊）。

配方及用法： 蛇舌草30克，六月雪30克，生大黄7~10克。煎成200毫升，保留灌肠。同时推注"醒脑静"，每次2克，加50%葡萄糖40毫升缓注，每6小时1次，一般次日神志即清，呕吐亦止，则改为每日2次，继用3日，并予温肾解毒，活血利水之品。处方：熟附子10克，生白术20克，姜半夏10克，紫丹参30克，六月雪30克，插插活30克，党参15克，绿豆30克，半枝莲30克，黄连2克，另用益母草120克煎汤代水煎药，每日1剂。加减法：肌酐、尿素氮不下降者，加白金丸（包煎）6克；皮肤瘙痒者加白藓皮、地肤子各30克；病情稍见稳定后，即重用黄芪90克，以益气利水。若尿量少者，另用大黄8克，合成牛黄1克，研细末，装胶囊，每次服4粒，每日2次。

疗效： 自1984年1月至1991年12月共收治晚期尿毒症病人11例，用本处方治疗，均病情稳定出院，无一例恶化。

按语： 方中"插插活"为忍冬科接骨木属植物，甘苦平，有祛风湿、通筋络、活血止痛、利尿消肿功用。

荐方人： 苏州市吴江市芦墟中心卫生院主治医师　凌长发

引自：《当代中医师灵验奇方真传》

赵艳芳花数万元未治好的尿毒症用此方治愈

配方及用法： 兰花草（草本植物，生长在浙江、安徽一带，秋天常开蓝色小花朵）、老葫芦根（小孩手掌大的一块，越陈越好）。老葫芦根放在瓦罐里加水煎煮，汁越浓越好；将大拇指大的兰花根切成小片（像西药片一样），放在葫芦汁内一起煎煮至一小碗后喝汤。每日3次，每次一小碗。

疗效： 患者服药后，泻得快，消毒快，消肿消炎快，治愈率高。

注意： ①由于服药后泻得快，一定要让患者多饮水，以防失水。②由于药物对每个患者发挥的作用不一样，临床差异也很大。个别患者服用此方后，将出现恶心、呕吐、流涎、肌肉颤动、昏迷、神志不清、呼吸困难等现象，中毒深者将会有生命危险。一旦有这类情况应立即停止用药。③

由于此药毒性大，危险性也大，患者必须在医院服用。④此方适用于慢性肾炎引起的尿毒症，但有心脏病等并发症的患者禁用此方。

百姓验证：江苏东台市原种场中学赵艳芳，因慢性肾炎后期引起尿毒症，在大医院花去数万元钱也没有治好。后来用此方治疗，每天服药3次，每次一小碗，连服1个多月，病体痊愈，症状皆无。

荐方人：江苏东台市　陈屏

频饮单药山参可治愈尿毒症

孙某，男，46岁，患慢性肾炎多年，皮肤干燥，屡治无效。三天前突发急性胃肠炎，随即出现尿毒症，呕吐频繁，甚至流汁亦不能进食，呼之能应，声音低微，似寐而实非寐，脉微弱。经予山参30克，促其频频饮下，一昼夜后，神志渐醒，呕吐停止，并能进食流汁，调理2周痊愈。

引自：《老中医医案选》、《中医单药奇效真传》

尿　血

> 尿血是指尿中含有过多的红细胞。正常情况下，尿液中是没有红细胞的。医学上把病人尿液离心沉淀后，用显微镜来检查，如果每个高倍视野中有5个以上的红细胞，就叫血尿。

我用车前子加糖治愈了朋友的尿血症

一位姓李的男青年，21岁，冰球运动员。于1976年8月参加一场比赛后，发现尿中有血，开始时休息后可缓解，运动后又出现，发病8个月后，血尿呈持续性，停止运动1个月仍有血尿。1977年10月，经人介绍试用车前子加红糖治疗。取车前子15克（包）加适量清水煮沸后，微火煎熬15~20分钟，倒出药液后，加入红糖至有甜味，当茶饮，每日3次。连续服饮3天后，尿色稍好转；连续饮20多天后（在此期间未用任何中西药物），尿色呈黄色透明，查尿多次均正常。于是，继续饮用40天，以巩固疗效。又追踪观察2年，患者已恢复剧烈运动和日常工作，多次查尿未见异常。患者在服用上方期间，无任何不良反应。

百姓验证：重庆市南岸区李永德，男，49岁。他来信说："朋友朱天福患尿血症已有5年，去了不少医院治疗，花药费约6000多元均不见效。后来我用本条方为他治愈，现已有5个月未复发。"

引自：《中医杂志》（1980年第7期）、《中医单药奇效真传》

柳絮炭末与红糖黄酒冲服一次可治愈尿浊带血

主治：尿道刺疼，尿混浊带血。

配方及用法：将柳絮火煅成炭性，研为细末0.6克，将红糖200克溶于250克黄酒中，同柳絮炭一次冲服。用本方一次痊愈。

引自：《中医验方汇选》、《中医单药奇效真传》

膀胱炎

> 膀胱炎是发生在膀胱的炎症，主要由特异性和非特异性细菌感染引起，还有其他特殊类型的膀胱炎。特异性感染是指膀胱结核而言。非特异性膀胱炎系大肠杆菌、副大肠杆菌、变形杆菌、绿脓杆菌、粪链球菌和金黄色葡萄球菌所致。其临床表现有急性与慢性两种。

吃鳗鱼能治好慢性膀胱炎

慢性膀胱炎以中老年人多见，主要症状是下腹坠胀不适、排尿不畅、尿频、尿热、尿痛。天气越热或行走过多，诸症加剧。

浙江某卫生院姚鹏医生连续吃鳗鱼3年，治愈了他十多年的慢性膀胱炎。

配方及用法：取500克左右的鳗鱼，不放盐及其他佐料，蒸熟后淡

吃，分2次当天吃完，并将鳗鱼骨刺用文火烘干研末，温开水吞下，如此连续吃3年。（吕晓春）

引自：1996年7月13日《老年报》

用鱼腥草治慢性膀胱炎4例全部见效

配方及用法： 鱼腥草60克，炖瘦肉，每天1剂，连服1~2周。

疗效： 治疗4例（男、女各2例），其中3例病程在2年以上，均获痊愈，至今已3年未见复发；1例病程8个月，获好转。

引自：1975年第1期《湖南医药杂志》、1981年广西中医学院《广西中医药》增刊

尿失禁　尿急　尿频

> 尿失禁是由于膀胱括约肌损伤或神经功能障碍而丧失排尿自控能力，使尿液不自主地流出。尿失禁按照症状可分为充溢性尿失禁、无阻力性尿失禁、反射性尿失禁、急迫性尿失禁及压力性尿失禁5类。尿急与尿频在中文的西医诊断学里是两个不同的概念，尿急是指患者一有尿意即迫不及待地需要排尿，难以控制。

老年男性采取蹲位小便好处多

我在60多岁时，每次小便后都有余尿排不完，总会弄湿裤子，虽经医治，但效果不明显。后来一位老同志介绍说，你只要蹲下小便，问题就解决了。他说，由于老年人膀胱括约肌的功能衰退，再加上有些人前列腺肥大，剩余尿增多，影响小便排完。我采取蹲位小便以后，效果好得很。我10年来一直采取这种排尿方法，老年男性朋友不妨一试。

荐方人： 辽宁锦州　张洪义

异搏定治急迫性尿失禁总有效率100%

配方及用法： 异搏定40克，口服，每日3次，7天为1疗程。

疗效：《江西医药》1989年第6期报道治疗100例（尿路感染27例，尿路结核9例，慢性前列腺炎24例，膀胱结石7例，术后18例，其他原因所致15例）急迫性尿失禁患者，总有效率达100%，无不良反应者。本方对应用胆碱类药治疗无效者亦有一定作用。

引自：《实用西医验方》

自我控制法治疗老人急尿很有效

一次偶然机会，一位医友告诉我自我治疗急尿法，经过一段实践，感到效果不错。传授给一些老同志，用后也反映良好。现介绍给急尿患者。

方法： 在急尿的时候，在喉咙周围吸唾沫，让唾沫在嘴里一吸一吐地活动；喉咙没有唾沫时，舌尖顶上腭舔出唾沫，让唾沫在嘴里一吸一吐地活动，同时还要意想着制止尿和不尿。这样，一会儿就不急尿了，可拖延一段时间，甚至几个小时也不想尿了。（注意时间太长无益）

上述治疗急尿方法，主要是器官和神经起着制止急尿作用。

荐方人： 山西运城地区粮食局　肖正科

我应用干姜甘草汤治遗尿与小便失禁100例均有效

主治： 小儿遗尿、成人小便失禁。

配方及用法： 干姜、甘草、夜关门各30克，台乌、益智仁、白术各10克。上药用冷水浸泡20分钟后，文火煎30分钟，取汁约300毫升，1日3次，2日1剂。

疗效： 治疗患者100例，治愈（用药2剂，临床症状消失，小儿遗尿消失，成人小便正常）90例，好转（用药6剂以上，临床症状改善，小儿遗尿逐渐减少，成人小便失禁逐渐减轻）10例，有效率100%。

百姓验证： 广西南宁市民族大道86号盘军，男，40岁。他来信说："我母亲67岁，2004年3月突然患尿失禁，小便次数多，不能忍。后来用本条方治疗，只服3剂药就痊愈了。"

荐方人： 四川武胜县医院中医科　吴甫兴

引自：《当代中医师灵验奇方真传》

用按摩法治疗尿频症有奇效

方法：前正中线上，脐下三寸处为关元穴；前正中线上，脐下四寸处为中极穴。凡尿频者，用自己的食指、中指并拢为一寸，放在肚脐下边沿处，量三寸即关元穴，接着再量一寸入中极穴。用双手的食指、中指并拢，各按一穴位上，先按顺时针按摩80~100转，再按逆时针按摩80~100转即可。用力时要有点压迫感，否则达不到理想效果。

注意：①夜晚休息时仰卧床上，两腿并拢伸直。②初按时可坚持三四个夜晚，以后可以间断。要根据自身情况，灵活掌握。③手指所按住的穴位固定，不要左右上下挪动。④此法男女皆宜。

荐方人：河南光山县长镇乡长镇街40号　陈家胜

引自：1997年第四期《老人春秋》

用2种西药能治好尿频症

配方及用法：氯丙嗪每次0.1~0.125克，维生素B_1每次10~30毫克。每日3次，口服。以上是成人量。如儿童用药，每日量不可超过成人的一次量。年龄越小，用药量应越少。

百姓验证：六岁小男孩，患尿频，白天可尿几十次，蹲下即尿，夜间正常，经市医院化验尿正常。用上2种药治疗10天，病愈。

说明：氯丙嗪为镇静安眠药，维生素B_1调节神经。该男孩尿频非病理所为，主要是神经调节失常，故用上药调治获效。

荐方人：河南鹤壁市劳教所医生　王国献

巧食核桃肉治夜间尿频有较好效果

有些人夜间睡眠时常有尿意，轻则夜间起多次，重则影响睡眠。这里有一方，有症状者不妨试试。

配方及用法：取优质核桃1000克，去壳后约加20克精细无碘盐，文火炒熟，装入洁净的玻璃容器密封备用；再购一瓶低度白酒或饮料类黄酒等，临睡前配酒约10毫升，嚼服3~5颗自制的核桃肉即可明显见效。（郑善宗）

引自：1996年6月29日《老年报》

遗　尿

> 遗尿症俗称尿床，通常是指小儿在熟睡时不自主地排尿。一般至4岁时仅20%有遗尿，10岁时5%有遗尿，有少数患者遗尿症状持续到成年期。没有明显尿路或神经系统器质性病变者称为原发性遗尿，占70%～80%。继发于下尿路梗阻、膀胱炎、神经源性膀胱（神经病变引起的排尿功能障碍）等疾患者称为继发性遗尿。

三味中药研末糊脐可治愈遗尿

配方及用法： 五味子、胡椒、故纸各6克。上三味共为细末，糊在肚脐上，胶布封闭，每天换1次，4天为1疗程，若见效，连续服二三次即愈。

百姓验证： 二郎庙乡郭庄农民徐某，1983年底患遗尿，用此方治愈。

荐方人： 河南方城县二郎庙乡郭庄卫生所　燕国龙

我邻居家女孩遗尿十几年，用本方2次治愈

如果患有夜间遗尿即"尿床"、"尿炕"之症，无论是大人还是小孩，都可用一张白纸铺在床垫上，当遗尿于其上时，可取其纸晒干，然后点燃烧灰，再用酒服之，便可使遗尿之症不再犯。如果还再犯，则同样再使一遍，绝无再犯者。还有一则秘方是：用大甘草头来煎汤，每天晚上服一碗，久而久之，尿床之患必愈。

百姓验证： 福建龚济星来信说："邻居家女孩17岁，从4岁起就尿床，十几年不断，到医院检查，医生要求住院治疗，治疗费需500～800元。因家境贫穷没钱住院治疗，我知道后用本条方为她治疗2次就好了，现在已有20多天没复发。"

引自： 陕西人民教育出版社《中国秘术大观》

坚持手脚穴位按摩将会很快治愈尿床症

尿床主要症状是睡觉过程中不由自主排尿，多在半夜或清晨，轻者一夜一次，重者一夜数次。多见于15岁以下少年儿童。

脚部选穴：22，23，24。（见图1）

按摩方法：22，23，24要三穴连按，用按摩棒大头从22斜推按至24穴，双脚取穴，每次每脚每三穴推按10~15分钟。少儿惧痛，按摩时要采取轻—重—轻手法，先轻按后适当加力，然后再轻按，以患者能忍受为度。每日按摩2~3次。

手部选穴：69，70，71，75。（见图2）

按摩方法：69，70，71三穴宜连按，用食指关节角自69穴推按至71穴，每次每手每三穴推按3分钟。75穴要用单根牙签扎刺，后艾灸，每次每手每穴刺激2分钟，灸2分钟。

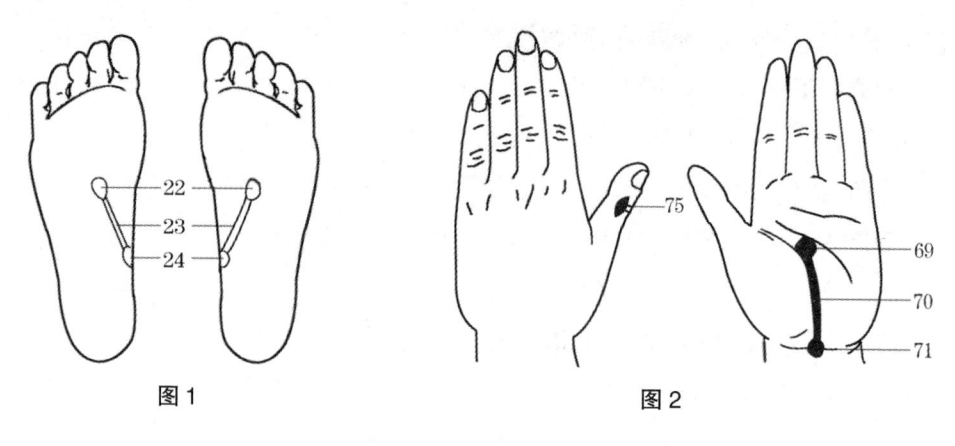

图1

图2

尿闭（癃闭）

尿闭症是以排尿困难为主，重者无尿排出的疾病，以小便不利短少为表症。主要因膀胱失职，其他脏器也能导致本病。上焦火盛，气失萧降，水道不通不能下输于膀胱，心有热也能发生本病。脾胃虚也会发生本病，不能升清降浊，使膀胱严重失职，也能使尿路不通。

捏小拇指关节治尿不通很有效

我患有老年前列腺肥大症,发作时小便不畅,甚至闭尿。我从实践中摸索出一个办法:每逢小便困难时,就用左手捏右手小指两个关节,用右手捏左手小指两个关节,不但小便通畅了,而且医院检查尿流量时发现,残留尿也大大减少。(京晚)

运用按摩法治疗10余例尿潴留患者均已痊愈

尿潴留俗称尿闭。我在临床中,运用按摩转动阿是穴的方法治疗此病10余例,皆收到了满意的疗效。

方法: 让患者仰卧床上,在神阙穴(脐中)与曲骨穴(耻骨联合上缘)之中点的阿是穴上,撒少许滑石粉。按摩者立于患者右侧,用右手中指腹在阿是穴上逆时针方向转动,速度每秒钟转一下,一般连续点转四五十下,尿液开始外排,再用左手掌轻压膀胱底部,可助尿液顺利排出。

荐方人: 山东省莱阳市莱阳中心医院　姜占先

用葱白胡椒敷脐治小便不通12例均愈

配方及用法: 葱白1根(约10厘米长),白胡椒7粒,共捣烂如泥,填敷肚脐上,盖以塑料薄膜,胶布固定。

疗效: 此方对小便不通者有良好的效果,我曾用此法治疗患者12例,均获痊愈。(周颂南)

引自: 1996年第7期《老人报》

清源通闭饮治癃闭52例全部有效

主治: 泌尿系疾患、癃闭。

配方及用法: 黄芩24克,桑白皮15克,麦冬、山栀、木通各10克,黄连6克,车前子(布包)18克,竹叶3克,王不留行15克。上药共煎30分钟,约300毫升,隔4～8小时服1剂,同时用生半夏少许研面,水泛为丸,绿豆大小入鼻取嚏。

疗效: 治疗癃闭患者52例,治愈(用药2次,临床症状消失,小便通畅）47例，好转（用药3~5次，临床症状改善，小便自行排出）5例。

荐方人： 山西省保德县人民医院中医科主任　冯曙光

引自： 《当代中医师灵验奇方真传》

干蝼蛄治疗尿潴留疗效甚佳

配方及用法： 干蝼蛄5克，研末温开水送服。

疗效： 治疗36例均有效。服药1次见效者32例，其中，1小时内排尿畅通者10例，1~2小时排尿畅通者16例，2小时后排尿畅通者6例；重复3次服药后排尿畅通者4例。用本法治疗均未发现毒副作用。

荐方人： 江苏如皋市勇敢乡卫生院　翟锦芳

引自： 1997年第7期《江苏中医》

净明和尚传秘方治小便不通可30分钟见效

配方及用法： 蝼蛄5个（即土狗），大蒜3片，上药捣烂如泥贴脐上。

疗效： 约半小时见效。

荐方人： 净明和尚秘传方

引自： 广西医学情报研究所《医学文选》

单药冬葵子水煎治小便不通能立见奇效

一人小便不通10余日，腹胀欲死，诸医用硝黄、牵牛等药无效，予以冬葵子1剂，水煎服，立通。

引自： 《寿世保元》、《中医单药奇效真传》

用白矾生盐研末围脐治小便不通效果显著

石某，于1980年初患小便不通，情势紧急，用导尿法及八正散等均无效后，医院诊断前列腺肥大，建议手术治疗。因患者年事已高，恐不胜负担，谋之中医。择孙德润氏《医学汇海》小便不通诸法：白矾、生白盐各7.5克共研末，以纸圈围脐，填药在内，滴冷水于药上，外用纱布覆盖，胶布固定。一般用药1小时排尿。翌年随访已痊愈。

引自： 《中医杂志》（1983年第1期）、《中医单药奇效真传》

芒硝加水湿敷小腹治尿痛不畅有效

王某，男，64岁，农民。1978年5月4日诊，3天前起尿痛，淋漓不畅，小腹胀满，经导尿等对症治疗无效。来诊伴见心烦易怒，口干欲饮，便秘5日不行，舌红、苔黄干，脉数。取芒硝100克，加开水50毫升，纱布浸后温敷小腹。3小时后解小便300毫升，8小时后又解500毫升，共治疗10天，小便通畅而愈。

引自：《广州中医》（1990年第7期）、《中医单药奇效真传》

一味蚯蚓治愈了74岁老汉的小便不通症

徐某，男，74岁，农民。1978年12月6日因五六天小便不通入院治疗。患者自觉小腹坠胀疼痛，时欲小便而不得出，面色苍白，少气懒言，食欲缺乏，睡眠不安，舌质淡，苔薄白，脉细弱。中医诊为癃闭，西医诊为尿潴留。入院3天经中西药多种治疗均未见效，即导尿数次。9日晚上患者面色苍白，欲尿而不出，小腹坠胀难忍，烦躁不安，再次要求导尿。医者考虑癃闭的形成主要病变在膀胱，蚯蚓能入膀胱以利尿，故令患者家属挖取鲜蚯蚓100余条，洗净泥土，分2次炒，外敷脐上，10分钟左右，排尿约20毫升，继续原方施治，小便自行排出，症状明显改善，尿清无异常。并予口服干蚯蚓（地龙）末，每日3次，每次9克，温水送服。配合治疗3天，痊愈出院。

引自：《陕西中医函授》（1985年第2期）、《中医单药奇效真传》

杨老汉吞服番木鳖粉治愈了排尿难

杨某，男，76岁。患者前列腺肿大，排尿困难已3年。现酒后复发，小便点滴难出已2天。小腹胀痛，拒按，急迫难忍。脉滑，舌苔薄黄。检：前列腺肿大5厘米×5厘米，触痛，前列腺沟消失。嘱取番木鳖去毛，文火煨至鼓起为度，研末，每次吞服0.6克，每日2次。经用本药后4时小便得通，服药2日，前列腺缩小为3厘米×3厘米而愈。

引自：《中医单药奇效真传》

治小便不通一良方

配方及用法：取淡竹叶10克，桔梗10克。将2味药置于一个大茶杯内，

再将沸水约300毫升倒入杯里，加盖闷泡20分钟左右，每隔3小时饮服1次，每日多次，即可排尿，恢复正常。（胡闻）

引自：1997年8月5日《老年报》

大田螺青盐捣烂敷脐治二便不通有神效

配方及用法：大田螺3个，青盐0.9克，共捣烂成膏敷于脐中和脐下4厘米处。片刻即通，有神效。

引自：《中药鼻脐疗法》

肾结石

> 肾结石为泌尿系统常见病、多发病，男性发病多于女性，多发生于青壮年，左右侧的发病率无明显差异。40%～75%的肾结石患者有不同程度的腰痛。结石较大，移动度很小，表现为腰部酸胀不适，或在身体活动增加时有隐痛或钝痛。较小结石引发的绞痛，常骤然发生，腰腹部刀割样剧烈疼痛，呈阵发性。

我用核桃仁治胆肾结石很有效

在老年人中，患胆结石和肾结石的人为数不少，令人痛苦之至。为解除患者痛苦，我对一些患者用一个偏方治疗已收到效果，此方对老年人有病治病，无病服了无副作用。

配方及用法：核桃仁50克（生、熟各一半碾成粉），冰糖粉50克，熟香油50克（菜油、花生油均可）。服时将三样混合成糨糊即可，每天早、晚各服一半。服完后，仍按上述配方继续配食。

百姓验证：广西鹿寨县寨沙镇团结街303号王唯懿，男，60岁，干部。他来信说："朋友之妻患肾结石，并伴有腰胀疼，因不愿手术，便在当地打点滴，痛未解除，服止痛药后，疼痛减轻。我得知后告诉她用本条方治疗。几天后，她告诉我，服药后未见疼痛，人也渐有精神，食量也增加了，能做家务活了。"

荐方人：云南蒙自市文澜镇　何思问

我以排石汤加减治疗肾结石124例均有效

主治：一侧或双侧肾结石（有或无积水）。

配方及用法：金钱草、鸡内金各30克，海金沙25克，石苇、冬葵子、当归、川芎、三棱、文术、元柏、泽泻各20克，枳壳、甘草各15克。上药冷水浸泡30分钟后，文火水煎20分钟取汁300毫升，分3次服。腰酸痛者加山萸肉、杜仲各20克，有积水者加猪苓、茯苓皮各30克。

疗效：治疗患者124例，有效率达100%。

百姓验证：山东恒合县荆家镇朱传辉来信说："本镇张承权患肾结石3年多，在县医院做过碎石，又用中药治疗，一直未愈。后来我用本条方为他治疗，服药23剂治愈。"

荐方人：黑龙江省铁力市医院主治医师　赵淑兰

引自：《当代中医师灵验奇方真传》

泌尿结石

泌尿结石是泌尿系统的常见病。结石可见于肾、膀胱、输尿管和尿道的任何部位。但以肾与输尿管结石为常见。临床表现因结石所在部位不同而有异。肾与输尿管结石的典型表现为肾绞痛与血尿，在结石引起绞痛发作以前，病人没有任何感觉，由于某种诱因，如剧烈运动、劳动、长途乘车等，突然出现一侧腰部剧烈的绞痛，并向下腹及会阴部放射，伴有腹胀、恶心、呕吐，程度不同的血尿；膀胱结石主要表现是排尿困难和排尿疼痛。

蝼蛄甘草滑石治尿结石36例全部有效

配方及用法：蝼蛄5只，六一散（滑石30克，甘草3克）。蝼蛄焙干研粉，对药服用。若结石较大、部位较高者加海金沙、金钱草各30克；小便热涩者加车前子、石苇各12克；有血尿者加白茅根30克，萹蓄、瞿麦各12克；肾绞痛者加琥珀、沉香各5克。

疗效：治疗36例，30例排下结石，6例结石消失。

百姓验证：王某，男，26岁。左侧肾区疼痛，向左下腹放射。尿常规检查：红细胞"++"，草酸钙结晶"++"。腹部X线摄片确诊为：左侧输尿管结石。用本方加金钱草、海金沙各30克。服药6剂疼痛缓解，服30剂后连续排出结石12粒，大的如黄豆，小的如绿豆，自觉症状消失。尿常规正常。随访5年未复发。

引自：1979年第7期《中医杂志》、1981年广西中医学院《广西中医药》增刊

"八正散"加减治疗泌尿系统结石112例，有效率100%

主治：泌尿系统结石。

配方及用法：车前子20克，木通、大黄、甘草各10克，滑石15克，白茅根30克，金钱草50克。上药水煎服，早、晚各服1次，每日1剂。结石在肾脏者加生地、枸杞子各20克；结石在输尿管及膀胱者加白术12克，桂枝6克，猪苓9克。

疗效：治疗112例，其中肾结石68例，输尿管及膀胱结石44例。最少者服药4例排清结石，最多者服12剂排清结石，有效率100%。

荐方人：辽宁省铁法矿务局晓南矿职工医院中医科中医师　郑福春

引自：《当代中医师灵验奇方真传》

生食核桃治尿结石14例全部治愈

配方及用法：核桃适量，生食。

疗效：治疗14例，3~20天内均痊愈。

百姓验证：某患者，突然右侧腰部疼痛，并向会阴部及双大腿放射，

顿感尿急、尿频、血尿，恶心呕吐。尿化验：红细胞"++++"，草酸钙结晶"+++"。X线摄片及肾盂造影，诊为右侧输尿管末端结石，服中药和磁化水2个月未见效。自行买来核桃5千克生食，吃了3日肾绞痛停止，X线摄片结石阴影消失。后又突发左侧肾绞痛，经X线摄片诊断为左侧输尿管末端结石，立即生食核桃，3日后X线摄片结石阴影消失。

引自：1980年第9期《山东医药》、1981年广西中医学院《广西中医药》增刊

鲜鱼腥草、地龙及白糖治尿路结石10余人均获效

配方及用法：鲜鱼腥草160克，红地龙10条，白糖50克。地龙用水漂净，将其置白糖内液化。鱼腥草取汁，两者混合后顿服。

疗效：本方曾治疗10余人，均获效。（赖新发）

引自：1995年5月27日《家庭医生报》

频饮单药鱼腥草水可使尿管结石排出体外

配方及用法：取鱼腥草泡开水频饮。

百姓验证：王某，男，24岁。因突发右腰绞痛伴血尿就诊，经B超及腹部平片确诊为右输尿管结石，大如黄豆，予以鱼腥草泡开水频饮，20天后结石即排出体外。

引自：《浙江中医杂志》（1991年第2期）、《单味中药治病大全》

每天喝醋治愈多例泌尿结石病人

配方及用法：食醋150毫升。每次服150毫升，每日3次。

疗效：治疗多例，5～6天排出结石。

引自：《实用民间土单验秘方一千首》

常练单腿跳跃可加速尿路结石排出

假如你正在为尿路结石病而苦恼，那么单腿跳跃运动值得你一试。临床医生证实，直径小于4毫米的结石，90%的输尿管上段结石，90%的输尿管下段结石，均可自行排出，此时配合运动可加快其排出，不药而愈。

单腿跳跃是医学专家根据这一原理而设计的一种运动疗法。方法是用患结石侧的那条腿上下跳跃,利用跳跃时的力量与震荡,促使结石下移,并最终排出。

引自:1997年9月4日《益寿文摘》

营养代谢系统疾病

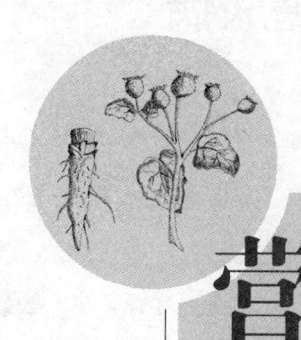

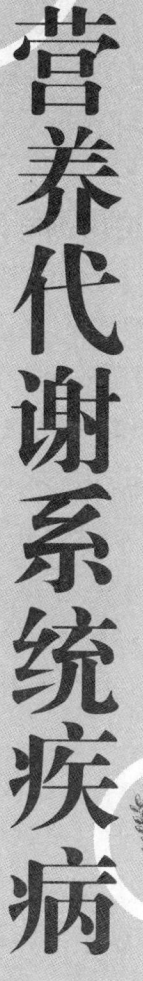

糖尿病

> 糖尿病是一组以高血糖为特征的代谢性疾病。高血糖则是由于胰岛素分泌缺陷或其生物作用受损,或两者兼有引起。糖尿病时长期存在的高血糖,导致各种组织,特别是眼、肾、心脏、血管、神经的慢性损害、功能障碍。

我用羊角瓜治好了老伴的糖尿病

前年因妇科病,我老伴去营口市妇婴医院检查,突然发现尿糖为"++"。从那以后,遵照医生的意见,吃了不少消渴丸和其他一些药品。虽然病情没有发展,也未收到明显效果。

去年听营口化纤厂职工医院张惠贤大夫介绍,羊角瓜(俗名叫瓜瓢,属野生植物)可治糖尿病的偏方,遂从农村亲戚家捎来一些羊角瓜食用。每天早晨在饭前将一些晒干后的羊角瓜用生水洗净,放在铝锅里,加上两小饭碗水煮,待水开一会儿后,再打上两个鸡蛋和羊角瓜一起煮,鸡蛋煮熟后,即可食用。吃的时候,既要吃鸡蛋,又要把汤水全喝下去。夏季,每次放的羊角瓜可煮用一次,下次换新的。其他季节用干羊角瓜可连用三次。

一年多的时间,我老伴一直坚持每天食用一次,现在糖尿病基本好了。原来尿糖是"++",最近到营口化纤厂职工医院化验为"-",老伴很高兴。

荐方人:辽宁营口市站前区东风街道办事处春光居委会　刘寿城

我的糖尿病是靠练气功治愈的

1994年5月初,偶然发现自己后背有水疱,当时没有重视。5月7日右大腿上出了许多小红疹。去医院诊为带状疱疹。经打针服药半个月,体重减了4.5千克，全身乏力，再去医院复诊为糖尿病。当时化验尿糖四个"+"，空腹血糖为16.3毫摩/升，超过正常值近三倍。医生要我住院治疗，我不愿住，带了些药就回去了。我是一个气功爱好者，我知道光靠药物只能控制糖尿病，难以彻底治愈，所以下定决心，要用气功来配合药物彻底治好糖尿病。

我自编一套功法开始练功：取正坐或盘坐，吸气时意想涌泉、足心内外侧及胰腺穴位，呼气意想气从神阙气海过命门、肾俞而下，这样练功后脚中趾及足心气感明显，肝经期门穴跳动，足心不冷了。不久奇迹出现了：小便变清，自我感觉转好。去医院化验尿糖阴性，空腹血糖5.3毫摩/升，全部正常。从5月24日确诊糖尿病到9月9日所有化验正常，仅用107天，这对于较重的糖尿病人来说是少见的。除了早、晚各服1片药外，主要还是练气功起到了治疗效果。

荐方人：上海市崇明北堡镇解放街246号　胡父贤

用按摩法也能治愈严重的糖尿病

我于20世纪80年代初，发现患有糖尿病，尿糖四个"+"号。经过十余年的药物治疗，病情虽然有好转，但尿糖总为两三个"+"号。前年，我利用在市老干部大学学到的按摩知识开始对症按摩。

（1）**整体按摩**：我以十二个重要强壮保健穴为主，突出揉中脘，摩小腹，按压天枢、气海、三阴交、太溪、太冲，擦涌泉等相关穴位，每天早晚按摩2次，每次约40分钟。

（2）**足部反射区按摩**：除按摩肾、输尿管、膀胱三个基本反射区外，突出胃肠、胰、心、肝、肾上腺、甲状旁腺、淋巴结及内侧坐骨神经等重点反射区和相关反射区。每隔一天，对双脚做一次全足按摩，每次约30分钟。

坚持2年后，尿糖总稳定在一个"+"上。今年开始，尿糖呈现了阴性，血糖由过去的8克以上下降到6.59克，服药量由每日3次逐步减少至每天只服用1次药物。这种变化，同我过去十几年单一的药物治疗办法相比，疗效是理想的。不仅缓解了病痛，增强了体质，也节省了药费开支。（李维成）

合理进食能够治好糖尿病

我于1987年（当时我67岁）得了糖尿病，在吃药的同时，遵从医生建议，合理控制饮食。开始时，我只是少吃主食，辅食仍像过去一样，但整天处于饥饿状态，很不好受，而且血糖、尿糖高低反复。后来我按《中国食品》1994年第5期所介绍的"糖尿病患者食谱"进餐，同时每天服2片（早、晚各1片）优降糖。到1994年，我的血糖、尿糖基本上正常了。最近，到医院检查，完全好了。

附：糖尿病食谱

主食： 黄豆粉100克，玉米粉200克，面粉或大米100克。

辅食： 每天动物性（肉类）食品150克，蔬菜500～750克，烹调油（荤、素油兼用）10～15克。

这样，一天可摄取糖类250克左右，蛋白质90克左右，脂肪70克左右。

该膳食配比，不仅适于糖尿病患者，也有利于心血管病的防治。（黄其襄）

引自：1996年10月7日《辽宁老年报》

我用四种方法彻底治愈了糖尿病

4年前，我得了轻度糖尿病，天天乏力疲劳，再加上原有的坐骨神经痛、颈椎病，把我折磨得睡不安吃不香。后来多次阅读《健康指南》和其他书刊，学到了一些糖尿病的知识，结合自己病情逐步摸索出精神、饮食、果药、走步按摩这四种疗法。

（1）精神（心理）疗法

征服疾病、增进健康取决于自己，一个人的心情好坏，对自身的疾病关系很大。我在治疗糖尿病中体会到，有病不能只想病，多想往往多愁，再好的药也治不好病。而良好的心情、乐观的情绪，则可以补身。通过饮食、运动等疗法，我的糖尿病开始向好的方向转化，当时我总结出四句话："精神食疗戒烟酒，山药枸杞瓜为友，菠菜豆腐宜忌糖，身体锻炼祛病愁"。

(2) 饮食疗法

首先控制饮食,戒烟、酒、糖、甜食、果汁、饮料和地瓜、辣椒、粉皮、粉丝等,每日三顿饭以玉米、小米、黄豆面蒸食为主,很少吃细粮,不吃肥肉,多吃蔬菜和海产品,低盐。定时吃饭,每次以七八分饱为量,每天吃2个鸡蛋,250克豆腐,800克左右的蔬菜,400克左右的主食。平时多吃韭菜、洋葱、大蒜、冬瓜、胡萝卜、蘑菇、鱼等,以利活血降脂、降血糖、减肥。

(3) 果药疗法

果药疗法是治愈糖尿病的重要措施。根据"药食同源"的原则,我已摸索出一套果药疗法。我经常吃枸杞、核桃、山药、南瓜,这四种果药的共同点是降血脂、降血糖、补气血、益肾健身,吃多少均没有毒副作用。我从1992年初至今,每天吃枸杞(蒸熟)、核桃仁各25克左右,山药(蒸熟)350克左右,南瓜350克左右。这四种果药对治愈糖尿病起了很大的辅助作用。

(4) 走步按摩疗法

走步及穴位按摩疗法是治疗糖尿病的重要手段。我从1992年初开始,每天早晨均进行散步、慢跑,3个月后检查血脂、血糖有了好转。后来,我又进一步采取了每周四次大步快走、慢跑和三次散步的运动锻炼方法,每天早五点起床活动后,用30分钟大步快走再慢跑交替进行,距离达2800~3000米;再用40分钟散步2800米,下午打门球或散步。这样定时、定速、定量的运动,促进血液循环,增强呼吸功能,对消耗体内积蓄的糖源,分解体内脂肪,降低血糖,促进新陈代谢,增强免疫力起着巨大的作用。

穴位按摩是一种最实际、最安全的保健与治疗的手段。我每天早、晚按摩2次,对糖尿病有直接的治疗作用。①取坐式,先将双手掌相对搓热,左右手交替搓手背各100次,再用左右手掌跟部按揉左右足内踝前下凹陷处和跟腱之间凹陷处各100次,再用右手食、中指腹点揉然谷穴、太溪穴100次(见图1)。②用左右手拇指或食指按揉左右足掌面内侧,即十二指肠穴、肾脏穴、胰腺穴各100次,左右足交替进行(见图2)。③用左右手拇食两指捏揉左右足趾趾腹36次,再用左右手掌擦揉左右足掌面,从后向前往返各100次。④用右足内侧及足心搓左足背36次,再换左足搓右足背36次。⑤用双手握拳搓后背腰眼，先按顺时针，后按逆时针各搓36次，再上下往返搓81次。

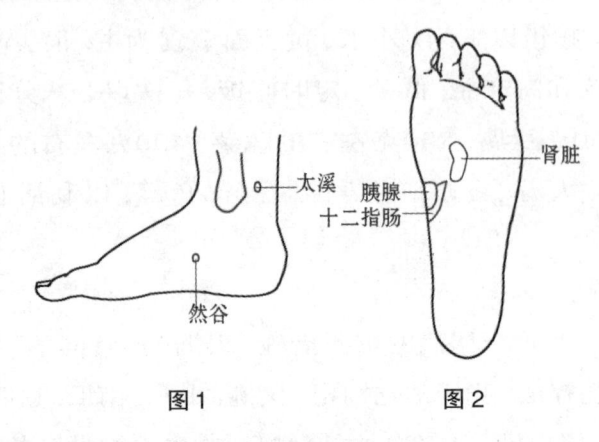

图1　　　　图2

体会：上述四种疗法可根据自身的病情配合服中、西药物，待病情控制到理想水平即可停药，但四种方法仍应持之以恒，将防病和保健集于一体，延年益寿。

荐方人：山东地矿局801队　栾怀德

采用耳穴压丸法有利于糖尿病的治疗

我在1991年的一次体检时，发现患了糖尿病。经人介绍我施用耳穴压丸疗法，效果很好。因为耳压能调节脏腑功能，疏通气血，增强体质，促进全身新陈代谢，减少并发症。

耳穴压丸法：先把医用胶布剪成0.5厘米×0.5厘米的小块，用尖头镊子夹起胶布，再将中药王不留行籽粘在胶布中央，然后贴在耳穴的胰、胆、肝、脾、胃、肾、肺、三焦、膀胱、肾上腺、内分泌的穴位上（耳穴图书店有售）。贴完后患者每日自行按压4～6次，每次1分钟，按压至耳部红热为宜；第二、第三天换药1次，每次贴一侧，双耳交替。10次为1疗程，休息3～4天后再贴压第2个疗程。（杨春青）

引自：1997年10月22日《晚晴报》

老革命家谢觉哉治糖尿病特效方

配方及用法：白粉甘葛9克，天花粉9克，麦冬9克，生地9克，五味子3

克，甘草3克，糯米9克。以上各味药研末冲服或用蜂蜜制成丸饮服。每剂可服2~3次。

荐方人： 黑龙江哈尔滨市南岗区和兴路振兴街13号2门一楼二户　富乃斌

任明哲用醋豆治好不少糖尿病患者

湖北黄陂区粮食局八旬离休干部任明哲，3年来自费购买一些黄豆和米醋，浸泡醋豆189瓶，馈赠给亲朋好友，凡是吃了醋豆的人都反映良好。

百姓验证： 广东大埔上漳郭可福来信说："我今年74岁，患有糖尿病，按本条方连吃醋豆8个月，解除了'三多一少'症状，现在一个加号也没有了。"

注： 醋豆制作方法，请见本书最后面的附录。

我的糖尿病是服醋蛋液治好的

我是一个糖尿病患者，今年已经68岁。1986年初得此病，经过积极治疗，基本恢复正常。1987年初，尿糖又出现加号，而且总是保持在三四个。多方求医问药，一年药费花去二三百元，加号仍不减，我精神上极为痛苦，家人也为我的病着急。后来听朋友介绍，醋蛋液治疗糖尿病很有效，便抱着试试看的想法开始服用醋蛋液，没想到按方服至8个醋蛋液后，尿糖就由4个加号降到1个。至今已服用12个醋蛋液，尿糖加号基本没有了，这说明醋蛋液治糖尿病是很有疗效的。

我服用醋蛋液的体会是：①服醋蛋液后食欲增加。②全身有劲。③原先尿是浑的，服醋蛋液后非常清。④体重增加4千克。我服醋蛋液的同时还配合服用优降糖和降糖灵片。

百姓验证： 广东广州市五羊新城寺右新马路103号彭宗堂，男，35岁，保安员。他来信说："我的老乡张永洪得了糖尿病，在医院治疗花掉500多元未愈。后来我用本条方为他治疗，1个月彻底治愈，而且至今未复发。"

荐方人： 河北省卢龙县石门转贸货栈　魏质原

注： 醋蛋液制作方法，请见本书最后面的附录。

积极自我治疗，有利于糖尿病的康复

糖尿病是因胰岛功能减退，胰腺分泌胰岛素减少，血糖不能正常被人体利用而致。胰岛功能为什么会减退呢？一些糖尿病友向我介绍：在发病前有一个共同的症状出现，即咽干，喜小量呷水以润喉。这可能是细菌或病毒影响咽分泌腺，进而细菌、病毒或其代谢物随血液循环而危害胰腺。

综合上述可得出胰岛衰退的主要因素应是细菌、病毒、寄生虫，或是这些因素的代谢物所致。清除这些因素是胰岛健康的关键。胰岛健康了，糖尿病不治自愈。

根据自己的思路和所见，确定"杀菌解毒、驱虫增强免疫力"的治疗原则，并拟出以桑叶、白菊花、桔梗各10克，甘草30克，苦瓜干50克，使君子（仁）10克，炮穿山甲10克，生黄芪50克等8味中药方剂（上药为1天剂量）。其煎法：先将炮穿山甲煎半小时，再入另外7味药共煎，待开后再用小火煎半小时，即可服用。每日分3次用。我服到20剂时血糖降到5.2毫摩/升。

从1994年11月至1995年8月，先后有5位糖尿病人找到我，都以上方加减予以治疗，均在1个月左右血糖恢复到6毫摩/升以下，其他并发症也相继消失。

注意：

（1）在以中药为主时，每天可同时用复方氯化钠500毫升，青霉素400万单位，维生素C 2克混合静滴（用7天）。虽无炎症，用之有明显辅助疗效。

（2）血糖正常后，可每天服半片至1片西药达美康以防复发。

荐方人：安徽宁国市河沥镇东马路27号　刘宏启

我用枣花蜂蜜治愈老战友的糖尿病

我的老战友患糖尿病，平常四个"+"号，经多种方法治疗无效。后来，我偶得一验方，告诉他尽快试用。用开水冲服枣花蜂蜜（要未加工的原蜜），一次一小勺，每天2~3次，效果很好。其他患者采用此法，也都获得良效。

引自：1996年2月14日《中国老年报》

消渴汤治糖尿病98例全部治愈

主治：多饮、多食、多尿症伴厌油、恶心、呕吐、腹痛等。

配方及用法：泽泻、玉竹、沙苑、蒺藜各13克，山药、桑白皮、枸杞子各15克，玉米须9克。上药水煎服，小儿酌减。服药7剂为1疗程，忌食生冷、辛辣及萝卜、羊肉。

疗效：治疗100例，除2例因患感冒中断服药影响疗效外，其余98例均获愈。

引自：《浙江中医杂志》（1988年第23期）、《实用专病专方临床大全》

醋蒸白毛鸡可使尿糖转阴

配方及用法：男性患者用1只2年龄以上的白毛母鸡，女性患者用1只2年龄以上的白毛公鸡（皆是菜鸡），宰杀后退毛取出五脏，用清水冲洗干净，往鸡肚内倒入250克米醋（不放盐），开口朝上置于陶瓷盆内，入锅蒸熟。早晨空腹服，一次吃不完次晨加热空腹再吃，1~3次服完。

轻者服1只，重者服2只，尿糖即可转阴，血糖即能降至正常。（段福华）

引自：1997年1月7日《中国老年报》

巧食山药有利于糖尿病康复

配方及用法：将山药蒸熟，每次饭前先吃山药150~200克，然后吃饭，这样非常有益于糖尿病的康复。

引自：《中医验方汇选》、《中医单药奇效真传》

萝卜汁治糖尿病可缩短疗程

配方及用法：将新鲜萝卜（红皮者为佳）洗净，捣烂取汁，不加热，不加作料。每天早、晚各服100克，15天为1疗程，一般10天即见效。可连续服用6个疗程，对缓解各期糖尿病症状，降低血糖、尿糖均有作用。若使用萝卜汁配合中药治疗，疗程可缩短三分之一左右。

荐方人：江苏省科技情报研究所　徐家琳

引自：1997年第3期《农家致富顾问》

青木瓜炖猪脚治糖尿病有奇效

有一患者，中年时就患高血压和糖尿病，经中医医治，仍无法治愈。至退休时，忽然收缩压高达27千帕（200毫米汞柱）以上，尿糖四个"+"号。听别人说未成熟的木瓜煮汤吃可以健胃，于是用木瓜分次炖猪前脚吃。两小时后，感到身体很轻松，10多天后，高血压和糖尿病都没了。

现在已经5年了，每年定期身体检查都很正常，未见高血压和糖尿病复发。

引自： 1988年第4期广西医学情报研究《医学文选》

红豆杉根炖排骨可治愈糖尿病

配方及用法： 红豆杉的根（宜兰山上产）250克，加水4碗煎成1碗的汤，再以此汤炖排骨，汤与排骨一起服用，每天1剂，连服3剂，保证治愈。

引自： 1988年第4期广西医学情报研究《医学文选》

豌豆面粥治糖尿病1周可见效

配方及用法： 豌豆磨面做粥，与扁豆同煮，加点猪油，连用5～7天即见效。

荐方人： 河南镇平县六一乡周堂村　周金中

苦瓜是治疗糖尿病的良药

印度科学家从苦瓜中发现含有一种类胰岛素的物质"多肽—P"，它有降低血糖的显著作用。动物实验证明，类胰岛素可使严重糖尿病动物的血糖下降，而且不论注射、口服疗效都相同，因而营养学家和医生均推荐苦瓜为治糖尿病的良药。

配方及用法： 取苦瓜250克，洗净切碎，水煎半小时，频服，每次一茶杯；或把苦瓜烘干，碾成粉，压成片剂，每片重1.5克，每日服3次，每次15～25片，饭前一小时服。无副作用。

荐方人： 黑龙江大学　谭林

引自： 1998年6月4日《老年报》

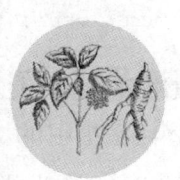

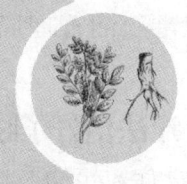

神经系统疾病

眩晕（美尼尔氏综合征）

> 眩晕是因机体对空间定位障碍而产生的一种动性或位置性错觉，它涉及多个学科。眩晕可分为真性眩晕和假性眩晕。真性眩晕是由眼、本体觉或前庭系统疾病引起的，有明显的外物或自身旋转感。假性眩晕多由全身系统性疾病引起，如心血管疾病、脑血管疾病等几乎都有轻重不等的头晕症状，患者感觉"飘飘荡荡"，没有明确转动感。

我服醋蛋液治好了美尼尔氏综合征

我是一名年近花甲的老教师，有15年的高血压病史，血压经常为13～21千帕（100～160毫米汞柱）。近年来又发现心律不齐，左心室偏大等症状。去年春季，又患上美尼尔氏综合征。我服醋蛋液后，高血压病没有犯过，血压保持11～18千帕（80～135毫米汞柱），4个多月来，我基本没服药。同时，我常到室外做一些轻微的锻炼，如做健脑强身操，练练太极拳或太极剑，最值得高兴的是美尼尔综合征再未发作过，使我心情愉快，精神饱满，能集中全部精力工作。另外，我老伴原来患有腰神经痛和偏头痛的毛病，她也和我同时喝醋蛋液，现在，她的腰神经不痛了，偏头痛的病也很少犯，我这贤内助的家务工作比以前干得更出色了。

荐方人：天津大港石油管理局二中　李长儒

我用按摩加食疗法治好了眩晕症

前年我患了眩晕症。起初，半月或20天犯一次，发病时觉得天旋地转，恶心、呕吐，很是痛苦。后经医生和友人指点，坚持用自我按摩和食疗法，眩晕病从轻到好，至今半年多未犯。

自我按摩：用拇指揉双手臂内关穴（腕横纹正中上2寸两筋之间），左右交换先轻后重，按摩2分钟；用拇指与中指按摩双风池穴按摩2分钟，便会有头脑清醒之感。

食疗法：芹菜炒猪脑。

配方及用法：芹菜500克，猪脑200克，酱油、醋、姜丝、豆油适量。先将猪脑洗净煮熟，切成1厘米见方的小块，拌上适量的酱油；把芹菜去叶洗净，切成2厘米长的段；将铁勺放在火上，加入适量豆油，油热后加入姜丝，然后放入芹菜煸炒。芹菜将熟时放入猪脑，要轻轻翻转，以免把猪脑搅成糊状，猪脑炒透后，盛入盘加少许醋调匀即可食用。

患眩晕症和从事脑力劳动的同志不妨试试。（遇金源）

引自：1997年2月1日《晚晴报》

我用仙鹤草治美尼尔氏病有效率100%

主治：美尼尔氏病。

配方及用法：仙鹤草100~120克，加水500毫升，煎至400毫升，每日1剂，分2次口服。5天为1个疗程，均治1~2个疗程。

疗效：用此方治疗美尼尔氏病50例，痊愈30例，有效20例，总有效率100%。

百姓验证：云南昆明市人民东路119号普林兴来信说："我将本条方介绍给许多朋友和同事治疗眩晕症，治一个好一个。"

荐方人：黑龙江省农垦前哨医院　王清贵

引自：《当代中医师灵验奇方真传》

清眩汤治实证眩晕极其有效

主治：风、热、痰、湿浊、淤血所致之实证眩晕。

配方及用法：荆芥10克，半夏15克，大黄10克，钩藤20克。前2味用清水约400毫升，文火先煎15分钟后入大黄、钩藤，再煎10多分钟去滓温服。

疗效：治疗实证眩晕患者35人，症见不同程度的突发头晕，自觉天旋地转，恶心或呕吐痰涎、胃内容物，舌红、苔黄厚腻，脉弦滑等，西医多诊为美尼尔氏综合征者，分别用药1~5剂，均获痊愈或好转。

荐方人：广东省阳江市人民医院中心门诊部副主任　梁如庆

引自：《当代中医师灵验奇方真传》

我用嚼咽生姜法治好了老伴的眩晕症

一位姓佟的女士，43岁，原有内耳眩晕史。1982年7月24日，因劳累突发眩晕呕吐，频繁发作，投西药降颅压、脱水、镇静止呕不效。8月1日晚求诊，10分钟左右呕吐一次，饮水即吐，眩晕不能起床，行立则欲倒地，脉象沉迟而弱，舌淡苔白，一派虚寒之征，遂用生姜一块（约10克）纳嚼后咽下。服后呕吐即止，眩晕顿减，后嘱其休息调养，未服其他药物，3日后饮食如常，眩晕未再发作，能正常参加劳动。

百姓验证： 河南郑州市政七街六号院李树彬，男，74岁，离休。他来信说："我用本条方治好了老伴的眩晕症，未花分文。"

引自：《四川中医》（1985年第4期）、《中医单药奇效真传》

黄连浸水频服治眩晕药到病除

李公老人，家住流江，务农为业，年近花甲，从不问于医事。一日，突觉头晕目眩，眼前发花：无奇不有，形状万千。延医入诊，服用归脾汤10剂无效，嘱进黄连30克，水浸频服，药到病除，单味而愈。迄今，患者年近古稀，视力甚佳。

引自：《长江医话》、《中医单药奇效真传》

单用鱼腥草水泡饮治眩昏疗效佳

一位姓陈的女士，52岁。自绝经后头目眩昏，面赤目红，失眠多梦。服谷维素安定以及中药"二仙汤"等无效，即取鱼腥草500克，每次10克，开水泡饮，服完后复诊，诸症消除。

引自：《浙江中医杂志》（1991年第2期）、《中医单药奇效真传》

头　痛

头痛是临床常见的症状，通常局限于头颅上半部，包括眉弓、耳轮上缘和枕外隆突连线以上部位的疼痛统称头痛。头痛病因繁多，神经痛、颅内感染、颅内占位病变、脑血管疾病、颅外头面部疾病，以及全身疾病如急性感染、中毒等均可导致头痛。发病年龄常见于青年、中年和老年。

我服醋蛋液治好了2年的血管头痛病

我患神经性血管头痛病2年了，必须经常服药，服药时疼痛有所缓解，但停药后又犯。我抱着试一试的心理服用了醋蛋液之后，不仅头不痛，而且意外地治好了我数十年便秘的毛病。

荐方人：湖南省煤矿设计院　赵廷锐

我用白芷乌头散治头痛有特效

主治：偏正头痛，诸风、火、寒头痛。

配方及用法：白芷（炒）7.5克，川芎（炒）、甘草（炙）、川乌（半生半熟）各30克。上药炒炙好后，共研细粉，青茶（半发酵的乌龙茶）与薄荷煎汤送下。每次服3克，每日2~3次。服药期间忌食生冷油腻之物。

按语：白芷，去头面之风而止阳明头痛；川芎上行头角，助元阳之气而止痛；炙甘草则温中而健脾胃，解乌头之毒；川乌（半生半熟）上行而走表，走里入肾而引火归源。此方配伍精珍，经过炒炙其奥妙无穷。

百姓验证：重庆市忠县石宝坪山龙滩邓明材，男，84岁，教师。他来信说："忠溪镇何如举于2001年3月头部剧烈疼痛，吃头痛粉、止痛片无效，住院治疗7天，花去人民币680多元，病情不但没有好转，反而逐步加重。后来我用本方为他治疗，吃药3天见效，服完1剂药，仅10天就彻底治愈了，才花几元钱。至今已近2个月未复发。"

荐方人：黑龙江省德都县城关乡　高宝山

引自：《当代中医师灵验奇方真传》

我利用三种西药治血管神经性头痛有效率100%

配方及用法：强的松20毫克，维生素K_3 8毫克，扑尔敏4毫克，口服，每日3次，连服3天，然后将三种药剂量减半继续服3天，6天为1疗程。

疗效：据四川万县分水镇医院李兴立医师报道，经1疗程治疗62例，治愈58例，有效4例，有效率100%。

本法简单方便，疗程短，无明显副作用，易为患者所接受，有推广价值。

百姓验证：四川资阳市丰裕镇王清河，男，60岁。他来信说："我用本条方治好了我爱人和女儿的头痛。"

引自：《实用西医验方》

我母亲服八味柴胡汤治好了偏头痛

配方及用法：柴胡、白芍、白芷、川芎、白芥子、香附、郁李仁、甘草共8味。其中川芎（30～40克）止头痛，同白芍（10克）用之，能平肝之气生肝之血；用郁李仁（3克），白芷（3克）助川芎散头风；柴胡（3克），香附（6克）以开郁；白芥子（10克）消痰；甘草调和滞气。合起来则调和气血、舒郁止痛、祛风消痰。凡遇有突发、时重时轻、时作时止，因情感不遂或烦劳而加剧的偏头痛及辨证属虚实夹杂、气郁血虚、气血失和、诸风上攻导致的偏头痛，均可用本方随症加减治疗。本方尤对诊断为血管神经性头痛者，疗效更佳。

荐方人：江西赣中化工厂职工医院内科　邹林根

复方柴胡汤治偏头痛治愈率很高

配方及用法：柴胡、香附各12克，栀子、白芍、川芎、蔓荆子、白蒺藜、玄胡各15克，地龙15克，僵蚕、川牛膝、甘草各10克，丹参20克。每日1剂，水煎两遍混匀，早、晚分服。

疗效： 治疗观察60例，治愈51例，显效7例，无效2例。服药最少6剂，最多15剂，平均8剂。一般7～10剂头痛即消失。

荐方人： 山东省东平县梯门卫生院　梁兆松

白芷冰片末治头痛、牙痛立见功效

主治： 牙痛，头痛。

配方及用法： 白芷30克，冰片0.6克。共研细末，贮瓶备用。鼻闻一次（约2分钟）。不应，再闻一次，必效。

疗效： 曾治疗牙痛30例，头痛17例，用后均收到迅速止痛之效。

引自： 《中药通报》(1959年)、《中药鼻脐疗法》

用药物塞鼻治单纯性偏头痛获满意效果

配方及用法： 川芎、白芷、炙远志各50克，冰片7克。将前3味药以屋瓦焙燥，与冰片共研为细末，装瓶，以蜡封住瓶盖，勿漏气。用时，以绸布一小块包少许药末塞入鼻孔内，右侧头痛塞左侧鼻孔，左侧头痛塞右侧鼻孔，一般3～5分钟痛减，10～15分钟止痛，个别患者半小时后头痛消除。

当然也有效果不佳者，很可能有其他疾病，如脑瘤之类。因此，如效果不佳时，宜到医院详细检查，以免延误治疗时机。（陈立初）

我女儿的头痛病是用川芎鸡蛋治好的

配方及用法： 川芎20克，鸡蛋7个。将鸡蛋先放在水中煮至半熟捞出，用针刺上数个孔，再放入煎好的川芎药液内煮熟吃下，每日1剂。如一次吃不完，可分两次吃。

说明： 川芎，味苦辛温，《雷公药性赋》记载有补血清头，通络活血止痛之功效，鸡蛋乃补虚健脑之佳品。二者合用，补中有活，故对耗神、血虚所致头痛，效果显著。

百姓验证： 广西宾阳县新桥镇民范群英村王世和，男，54岁，农民。他来信说："我女儿头痛，到卫生所打针吃药不见效，疼得直哭。我用本条方为她治疗，服药后就不痛了，仅花2元钱，至今未见复发。后来我又用此条方治好3名头痛患者。"

荐方人：河南民权县　宋宏志

单药蝎粉敷太阳穴治头痛

配方及用法：活蝎子1只。上药放在乳钵中趁鲜碾碎，贴于患者太阳穴上。

疗效：用此法治疗后，病者只觉一股清凉直入脑际，几分钟后头部疼痛即可缓解。

引自：《北京中医》（1991年第2期）、《单味中药治病大全》

三叉神经痛

三叉神经痛是最常见的脑神经疾病，以一侧面部三叉神经分布区内反复发作的阵发性剧烈痛为主要表现，国内统计的发病率为52.2/10万，女略多于男，发病率可随年龄而增长。三叉神经痛多发生于中老年人，右侧多于左侧。该病的特点是：在头面部三叉神经分布区域内，发病骤发、骤停、闪电样、刀割样、烧灼样、顽固性、难以忍受的剧烈性疼痛。

我服十三味治愈了三叉神经痛

我是多年患三叉神经痛的患者，经多方治疗终未能治愈。后在医院手术治愈后又复发。犯病时，似刀割、如火灼，痛苦不堪。一个偶然的机会，得到中国著名老中医赵希愚传方（赵老自患此症，配了此方），经服药，我病已痊愈，现已5年多没犯病。为了解除患三叉神经痛患者的痛苦，特将此方献上。

配方及用法：生石膏25克，葛根19克，黄芩9克，荆芥穗9克，赤芍13克，勾藤13克，苍耳子13克，薄荷6克，甘草9克，蔓荆子13克，柴胡13克，全蝎6克，蜈蚣3条。水煎服，每日服2次。（张富本）

我老伴患多年的三叉神经痛用醋蛋治好了

我老伴常芳春今年59岁，前几年患了三叉神经痛的病，到处请医吃药，疗效不佳，病情日趋严重，脸也肿了，长年吃不好饭，睡不好觉。自服4个醋蛋后，就大有好转，头也不痛了，脸也消肿了，睡觉吃饭也正常了。为了巩固疗效，她坚持饮醋蛋，以防旧病复发。

荐方人：黑龙江省电子技术研究所　佟振华

单药寻骨风酒治三叉神经痛可当日见效

配方及用法：寻骨风500克，浸于50度2500毫升高粱白酒中，密封，1周后即可服用。每日早、晚各服20毫升，外用药棉蘸酒敷于下关穴，干则易之。

疗效：经治5例，一般用药1日后疼痛减轻，发作次数减少，3日后疼痛即可消失。

引自：《浙江中医杂志》（1992年第1期）、《单味中药治病大全》

坐骨神经痛

> 坐骨神经痛属中医痹症中筋痹范畴，内因肝肾亏虚，外因风寒湿邪侵袭下肢经络，闭阻经脉，以致气血淤滞，不通则痛。

用"舒筋活络汤"治单纯性坐骨神经痛效果显著

我自拟"舒筋活络汤"治疗原发性坐骨神经痛及腰椎骨质增生等引起的继发性坐骨神经痛38例，效果显著，不妨一试。

配方及用法：制乳香12克，制没药12克，当归20克，川芎15克，丹参30克，玄胡15克，杜仲15克，川断15克，鸡血藤30克，独活12克，威灵仙15克，川牛膝15克，地龙15克，甘草10克。每日1剂，水煎两遍混匀，早、晚分服。

值得注意的是，坐骨神经痛经过治疗不见减轻，甚至反而加重的老年人，尤其是发生不能忍耐的夜间剧痛时，应当马上去医院就诊，作进一步的病因诊断，以断定是否有椎间盘脱出以及肿瘤压迫神经等情况，以便采取正确的治疗措施。

荐方人： 山东东平县梯门卫生院　梁兆松
引自： 1995年11期《中国保健》

我患坐骨神经痛食用甲鱼治好了

10年前，我患了坐骨神经痛，初期右侧坐骨部疼痛，持续半个月后疼痛加剧，如针刺般，并沿大腿后侧向下延伸至小腿后侧，牵拉状疼痛。入院治疗确诊为坐骨神经痛。虽经过理疗、普鲁卡因和强的松局部封闭及维生素B族注射等均无效。后来发展成白天午睡后和早晨起床都要人扶起，夜里疼痛更甚，无法入眠。朋友向我推荐了一个简便食疗法，仅连服9天就使疼痛消失，取得了意想不到的效果。现将该方介绍给读者。

配方及用法： 每次取甲鱼1只（以拳头大小为宜），斩去头，用开水烫一下，去掉表面一层薄皮。并在甲鱼腹部开一"+"形刀口，去掉内脏洗净，腹部向上放置盘子内。再将黄酒（绍兴黄酒也可）倒进腹部的刀口内，倒满为止，然后放入锅内蒸一小时，即可食用。每晚空腹食用一只后睡觉，此间不得吃其他食品，连吃9天为1疗程。

本人经服用此方后，坐骨神经痛已有10年没有复发。此方曾介绍给几位朋友，也收到极好的疗效。

我患8年的坐骨神经痛用体翘锻炼法治好了

我患右腿坐骨神经疼已有8年，病情严重时，真是痛苦难言。吃药、打针、针灸、理疗、封闭疗法、按摩等均无明显效果。前年，我的腿又疼得厉害，经CT检查，病因是腰椎骨质增生和椎间盘突出。有的医生认为只有动手术，才能解决问题。我想自己已经60多岁了，不愿意动手术。当时四川省人民医院骨科主任建议我试做一种体操：人俯卧在硬板上，腹部紧贴硬板，双手臂放于胯侧，手掌向上，手背贴硬板。躺平后，头部和双腿尽量往上翘，胸部也应随头部抬起而离硬板，持续半分钟，然后还原成俯卧姿势，休息1分钟（这时如有人能辅以按摩更好，自己也可以抚摸臀部和腰部），这样重复做5次，每天早、中、晚各做一遍。我按医生嘱咐，坚持做了半个月，未服任何药物，即初见成效。1个月后，腿不疼了。

现在我坚持做这个操已一年半了，腿没有再疼过，腿的麻木感也逐渐消失，这真是体疗的奇效！需要注意的是，不能睡软床，须睡硬板床。（张惠明）

二乌细辛驱痹汤治坐骨神经炎患者30例

主治：发病突然，疼痛剧烈，疼痛以一侧足太阳经所过处为主，并有患肢拘急、拒按等症状表现。

配方及用法：细辛6～12克，制草乌6～12克，麻黄15克，制川乌6～12克，牛膝20克，木瓜20克，乳香10克。水煎3次，每次不得少于半小时，然后将3次所煎药液混合，分早、晚2次服。细辛和制川乌和制草乌药量可逐渐增加，先小量，无不良反应渐加至最大量。

疗效：治疗30例，治愈25例，显效5例。痊愈患者中，3剂收效6例，6剂收效13例，9剂收效6例；显效例中均服15剂，1例服药后疼痛加重，停药1周后疼痛完全消失。

引自：《吉林中医药》（1985年第5期）、《实用专病专方临床大全》

单服威灵仙治坐骨神经痛效果好

王某，男，32岁。右侧腰以下至小腿疼痛已年余，服中西药不显，无外伤史。按压环跳、委中、承山等穴均有明显压痛，直腿抬高试验阳性，诊断为坐骨神经痛。嘱用威灵仙根，研末酒调服。（若不能饮酒，水吞服亦可）每次1汤匙，每日2次。服500克后腰腿疼痛基本消失，续服500克痊愈。

引自：《上海中医药杂志》（1985年第5期）、《中医单药奇效真传》

半身不遂

> 半身不遂又叫偏瘫，是指一侧上下肢、面肌和舌肌下部的运动障碍，它是急性脑血管病的一个常见症状。轻度偏瘫病人虽然尚能活动，但走起路来，往往上肢屈曲，下肢伸直，瘫痪的下肢走一步划半个圈，我们把这种特殊的走路姿势，叫做偏瘫步态。

治疗半身不遂的中药方剂

半身不遂又称偏瘫，是老年人的一种常见疾患。中医认为，半身不遂主要是由于气虚血运不良、气血淤滞、血脉痹阻，或因风痰阻络、络脉失和，或肝肾虚损、肝阳上亢、痰邪阻窍所致。中医治疗常用"补阳还五汤"加减。

配方及用法： 黄芪40～60克，炒川芎15克，广地龙10克，炒当归12克，赤芍12克，桃仁10克，红花8克。如风痰阻络、舌结、失语者加制全蝎8克，菖蒲10克，制胆星10克；如肝肾虚、肝阳上亢，见有舌红口干少津者加用元参10克，北沙参15克，石斛12克，麦冬10克；伴头昏、头痛者加钩藤20克（后下），滁菊花10克，白蒺藜12克；舌苔厚腻者加泽泻15克，姜半夏10克，炒陈皮10克，茯苓12克；上肢不遂者加桑枝30克，千年健15克；血压高或下肢不遂者选用炒牛膝12克，杜仲10克，桑寄生15克。

该方具有益气活血、化淤通络之功效，对出血性脑血管病，缺血性脑血管病引起的半身不遂，以及恢复肢体功能，均有良好的疗效。一般可连服20余剂。

引自： 1997年5月8日《老年报》

老军医献出的治半身不遂特效方

配方及用法： 当归9克，钩丁12克，川乌9克，芹籽9克，地风6克，杜仲9

克，桂枝4.5克，草乌6克，独活9克，千年健6克，虎骨6克，木瓜9克，牛膝9克，天茄子9克，明天麻1.5克，桑寄生9克。上药加水三碗半，煎至大半碗服。每日3次，3日为1疗程。每疗程服完后停药1日，5~6个疗程即愈。

注意： 各味药缺一不可，勿用相近药代替，否则无效。

荐方人： 山东菏泽市一中前街　王军峰

面肌痉挛

面肌痉挛，又称面肌抽搐，表现为一侧面部不自主抽搐。抽搐呈阵发性且不规则，程度不等，可因疲倦、精神紧张及自主运动等而加重。起病多从眼轮匝肌开始，然后涉及整个面部。本病多在中年后发生，常见于女性。

治疗面肌痉挛的经验方

我在治疗中逐渐摸索到一些有效方法，现介绍给大家。

第一次患病是因乘火车迎面吹风后发病，以针灸面部和脚上穴位而愈。1993年病复发，针灸后好转，但眼跳未止，同时因治其他病，服用杞菊地黄丸（中成药）2次，眼就不跳了，以后复发就服此药，同样见效。在治白内障眼病时，遵医嘱加做按摩眼周穴位，经过一段时间，又一次发现治愈了痉挛跳动，同时按太阳穴和眼下帘2厘米靠鼻梁处，只要按压住，眼跳即停止。另外，较长一段时间，每天早晨外出锻炼，坚持用双手在面部上下摩擦20次，舒经活络，对治疗也起了作用。（刘恒海）

引自： 1996年11月19日《晚霞报》

我喝醋蛋液使面肌痉挛有所好转

我今年（1988年）68岁，常常头昏，胃口也不好，食欲差，不愿吃荤，还有多年久治不好的面部痉挛等毛病。从1987年11月20日起到12月底，连续喝了5个醋蛋液,我的毛病都好了。由于天冷喝醋太酸,12月底暂停服用。现在我饭量虽不大,但胃口很好,吃饭香了,也有点胖了。

荐方人: 湖北省医学院附属第一医院 李叫德

周显卿服醋蛋液使面肌痉挛大大减轻

退休工人周显卿,今年77岁。自1995年起突然感到左面部神经肌肉阵阵抽动,并逐渐加重,久治不效。去年12月,他开始试服醋蛋液,当服完3个醋蛋时,面部抽动次数明显减少。到目前为止已服7个醋蛋液,除每天早晨起床前面部还抽动3~4次外,其他时间基本上无抽动现象。

荐方人: 柳州铁路局广西全州工务段 川湘

口服卡马西平治面肌痉挛有效率100%

配方及用法: 卡马西平。初剂量每日300毫克,分3次口服。若此量无效则逐渐增加至病人不能忍受副作用为止。日量增加100~200毫克,最大日量为1000毫克,治疗期间停用其他疗法。

疗效: 显效率75%,有效率100%。副作用为头昏嗜睡。

引自:《实用西医验方》

面 瘫

> 颜面肌分表情肌和咀嚼肌两部分,前者由面神经支配,后者由三叉神经运动支支配。此处所叙述面肌瘫痪仅讨论表情肌麻痹,即面神经麻痹的有关内容,面神经麻痹在脑神经疾患中较为多见,依据病因将其分成特发性、外伤、感染、肿瘤、神经源性等5种主要类型。

面瘫嘴歪用6味草药能治愈

十几年前,我因受风致面瘫嘴歪,经人介绍用如下的民间验(偏)方熏洗，配合针灸治好了。十几年来，不少患此病者依方试用后均已治好。今献给广大患者，以除病痛。

配方及用法：透骨草、桑枝、小茴香、红花、樟木皮、苍耳子各9克，以上6味草药，多添些水煎沸，趁热气熏洗麻痹的一面，最好头蒙上毛巾拢住热气，边沸边洗15～20分钟。每隔4～5小时洗1次，每剂药（每日）洗用3次，最多不能超过5次。（尹凤林）

我老伴喝醋蛋液治好了面瘫后遗症

我老伴今年50岁了，1986年春突然口歪眼斜，经医生诊断为面部神经瘫痪，俗称"吊线风"。经多方求医用药并配合针灸治疗6个月，稍有些好转。但半个脸部和头部神经整天还是处于酸痛状态，说话嘴不好使，眼视物不清。我按方给老伴服用几个醋蛋液后，口歪眼斜症竟然痊愈了。口眼恢复正常功能，面部、头部神经再也不酸疼了。

荐方人：黑龙江省克山县双河乡离休干部　张健秋

马钱子治疗复发性面神经麻痹20例均愈

配方及用法：马钱子（适量），放入清水中浸泡24～36小时后捞出，沿纵轴切成厚约1厘米左右的薄片，同时，取一片医用橡皮膏或风湿解痛膏盖住面颊部。将马钱子片间隔0.5厘米成片排列黏附于橡皮膏上，然后贴敷在患侧面颊部，5～7天更换1次。

疗效：20例16～40岁患者均在发病后3～7天内用药，用药1次痊愈者8例，余者应用2～3次痊愈；5岁男孩1例，发病后第2天用药1次痊愈；40岁以上7例，均在用药3次后痊愈。疗效100％。

引自：《国医论坛》（1991年第6期）、《单味中药治病大全》

此三条偏方治面瘫各有特色

配方及用法：

方一：熟附子90克，制川乌90克，乳香60克，生姜末25～30克。前3味药研为细末，分成8～10包，每包加入生姜末3克，每次用一包，开水调成糊状敷患处（敷前先用热姜擦患处，至局部充血为好），敷药上至太阳穴,下至口角边（地仓穴），宽约3厘米,用纱布覆盖,胶布固定,外用热水袋热敷,每日换药1次。

百姓验证：王某,男,28岁,患面瘫经西医治疗3次无效,用本法外敷3次而愈。

方二：蓖麻仁15克,冰片1克。上药共捣为末敷患处,一般敷1~3次即愈。

百姓验证：王某,女,44岁,右侧面瘫3天,眼闭不拢,口角流涎,用本法外敷1次即愈。

方三：蓖麻仁3个,巴豆仁4个,生姜120克,红糖120克。前2味共捣烂,外敷患侧太阳穴24小时；后2味煎水内服,服后盖被发汗。

百姓验证：赵某,男,患面瘫,使用本法治疗,1次即愈。

荐方人：辽宁辽阳市太子河区小祁家中学　夏冒辉

单药含羞草煎服治面瘫2剂可愈

吴某,男,28岁,农民。1981年9月18日初诊。患者于1周前初感左侧头胀疼,翌日即感左侧面部发麻,吃饭则食物残留在左颊部,口涎时流。2天后出现口角右歪,继之左眼不能全闭流泪。诊为面瘫。药用新鲜含羞草（又称怕羞草、感应草）30克,水煎,分3次温服。上方服1剂后,左面发生抽搐。继服之,抽搐持续了36个小时才止,上症明显好转。再服1剂而愈。

引自：《四川中医》（1985年第11期）、《中医单药奇效真传》

震颤麻痹症

震颤麻痹又叫帕金森氏病,多发生于中老年人,是中枢神经系统变性疾病。病理改变主要位于黑质、苍白球及纹状体内。丘脑底核、延髓、丘脑下部、导水管周围及第3脑室周围的灰质和大脑皮层亦可偶然受侵。肉眼可见黑质有明显的色素消失,脑室可轻度扩大。

我服5个醋蛋治好了20多年的震颤麻痹晃头症

我年近花甲，患震颤麻痹晃头症已20多年，曾服药、电疗和针疗均无效，近些年晃得更厉害了。我看醋蛋可治老年人多种疾病后，十分注意醋蛋疗效回音专栏，但没有看到治好晃头症的回音。我没抱太大的希望，开始服用醋蛋，在服完2个后就大有成效，服完5个基本痊愈。

荐方人：黑龙江鹤岗市南山区政府　侯玺武

活络舒筋止颤汤治老年性震颤麻痹5例全部见效

主治：老年期震颤麻痹。

配方及用法：黄芪30克，当归12克，鸡血藤30克，赤芍12克，丹参15克，川芎12克，地龙15克，僵蚕15克，白花蛇15克，钩藤（后下）12克，全蝎10克，蜈蚣2条。上药水煎服，每日1剂，分3次服。

疗效：用本方治疗老年期震颤麻痹5例，其中明显好转3例，有效2例，均在用药1个月后见效。

荐方人：四川省泸州医学附属中医院主治医师　曹勇

引自：《当代中医师灵验奇方真传》

肌肉萎缩（痿证）

痿证，中医病症名。是指肢体痿弱无力，不能随意运动的一类病证。病因有外感与内伤两类。外感多由温热毒邪或湿热浸淫，耗伤肺胃津液而成。内伤多为饮食或久病劳倦等因素，损及脏腑，导致脾胃虚弱、肝肾亏损。本病以虚为本，或虚实错杂。临床虽以肺热津伤、湿热浸淫、脾胃虚弱、肝肾亏损、瘀阻络脉等证型常见，但各种证型之间常相互关联。

治疗肌肉萎缩的良方

配方及用法： 紫河车1具，龟板500克，山药1000克。将紫河车、龟板焙黄，配合山药共研细末，每次服15克，每日3次。

按语： 痿证临床中时或见之，且其奏效不易，常令医者望而生畏。我曾到河北一带考察，一医生告诉我说，大凡痿证，虚者十居其八。而虚者当中，尤以肝肾阴虚为多。我传你一方，名河车龟板丸，系取法于虎潜丸而成。

此方药单力专，较之虎潜丸，亦不逊色。人乃万物之灵，人身之精华莫过于血，血聚于胎盘而养胎儿。由是言之，紫河车大补阴血之功，它物所不能及。龟有补肝，治诸虚不足，使人延年益寿之功。独加一味山药者，以补后天之本，亦法"治痿独取阳明"之意。然痿证，其来也渐，其治宜缓，虽日不见其功，用而久之，则月异而时不同矣。我闻罢，觉其言之成理，故录于此。

引自： 《医话奇方》

连服单药木通治肌肉瘫痪（痿证）能短时间治愈

一位姓张的男性青年，医院诊断为周期性瘫痪。于清晨突然不能起床，别人以为他开玩笑。肌肉瘫痪自下肢开始，两侧对称，肢体近端重于远端，向上发展，伴有肢体肌肉疼痛发僵等情况。查体可见完全性瘫痪，肌张力减低，反射减低，但感觉良好，无病理反射。

方法： 用木通75克，水煎50～100毫升，每次服用25～30毫升，日服2～3次。4小时后感觉周身有力，8小时后能扶床走动，又服1剂能走动，第三天痊愈，要求出院。

引自： 《辽宁中医杂志》（1977年第1期）、《中医单药奇效真传》

神经衰弱

> 神经衰弱在中国属于神经症的诊断之一。是由于长期处于紧张和压力下，出现精神易兴奋和脑力易疲乏现象，常伴有情绪烦恼、易激惹、睡眠障碍、肌肉紧张性疼痛等。这些症状不能归于脑、躯体疾病及其他精神疾病。症状时轻时重，波动与心理、社会因素有关，病程多迁延。

我服醋蛋液治好了神经衰弱症

我今年30岁，患有神经衰弱、手脚麻木等症，经常觉得头晕目眩，四肢疲乏无力。当我在报纸上看到醋蛋能治疗多种疾病介绍后，便如法炮制服用。服用3个醋蛋后，感觉大见功效。以前昏睡不实，好做噩梦，现在天亮便醒，而且精力充沛，干活有劲儿，手脚麻木也减轻了许多。

荐方人：黑龙江巴彦镇东乡兴胜村　吴亮

手脚穴位按摩法对治疗神经衰弱有效

神经衰弱症在临床上最为常见，主要症状为：失眠、多梦、头昏脑涨、记忆力减退、注意力不集中、情绪不稳、急躁易怒、主观多疑、焦虑忧郁、精神萎靡等。有时还伴有自主神经功能紊乱的一些症状。

脚部选穴：13，12，3，4，5，22，23，24。（见图1）

按摩方法：13，3，4三穴均分别用按摩棒小头点按，双脚取穴，每次每脚每穴点按5分钟。5穴用拇指推按捏揉，双脚取穴，每次每脚每穴推按捏揉5分钟。12穴用按摩棒大头推按，双脚取穴，每次每脚每穴推按5分钟。22，23，24三穴要连按，用按摩棒大头从22穴斜推按至24穴，每次每脚每三穴推按10分钟。每日按摩2次。

手部选穴：17，74，77，69，70，71。（见图2）

按摩方法：17穴要用梅花针强刺激，74，77两穴分别用拇指和中指捏按，69，70，71三穴用食指关节角连按。以上均双手取穴，每次每穴区按摩2～3分钟。

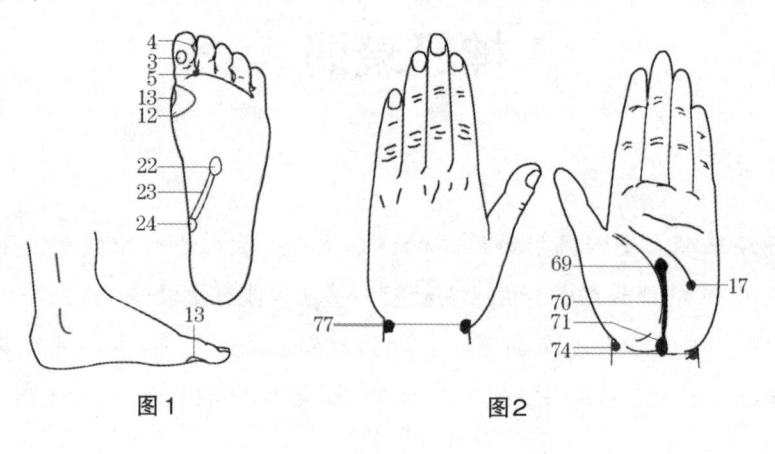

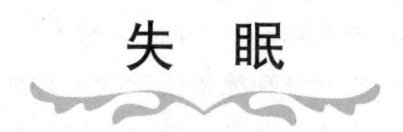

图1　　　　图2

失　眠

现在临床医学科学对失眠的认识存在局限性，但是，临床医学家们已经开始根据临床研究，给失眠进行定义，2012年中华医学会神经病学分会睡眠障碍学组根据现有的循证医学证据，制定了《中国成人失眠诊断与治疗指南》，其中失眠是指患者对睡眠时间和（或）质量不满足并影响日间社会功能的一种主观体验。

花生茎尖泡服10天可治失眠

配方及用法： 鲜花生茎尖30克。上药放入茶具内，用鲜开水150毫升冲泡，每晚睡前1小时服完，一般2～3日即可明显见效。

百姓验证： 有一妇女患失眠已1年余，每晚才睡1～2小时，伴多梦头晕。曾用安定类西药，无效。嘱用鲜花生茎尖治疗，3天后失眠明显好转，每晚能睡4～5小时，续服10天治愈。至今年余，未复发。

引自：《四川中医》（1990年第11期）、《单味中药治病大全》

我用自我按摩法治好了神经衰弱失眠症

我患神经衰弱已多年，经常失眠，血压也高。自我按摩后，病痛减轻了，身体也健康起来了。

自我按摩法： 睡前躺在床上，搓热两手，按摩两臂，从手到肩，从外侧到内侧，按摩几次，便有睡意。接着按摩耳部（掠耳垂、拧耳孔、压耳轮），舒展额头，揉眼鼻（迎香穴）。再做"梳头"（十指挠头），"弹枕"（用食指压中指弹风池穴，耳后凸出部位），可降血压。最后，再按摩全身。身体转向左侧，右手顺右胸、肋、腹经腰部转向后背，返转时，会同左手向下按摩下肢，之后，转向右侧以同样方法按摩左侧。最后搓脚心（涌泉穴），每个动作都做20次，需时20~30分钟。我按摩后，觉得浑身热乎乎的，只要闭了灯，便可以睡着。（刘锦文）

我用拍打脚心法治好了多年的失眠症

我患失眠症多年，由于总依赖服用安眠药催眠，致使我头昏脑涨，精神不振，记忆力减退。经人传授，我每晚拍打脚心，治愈了失眠症，解除了精神痛苦。

方法： 睡前，按时用热水烫脚，然后一只手五指合拢，手掌呈弯曲形状，用劳宫穴贯气拍打脚心，两手交替各拍打100次（开始脚心有热痛感，日久减轻），保持心态平静。上床后可很快入睡，睡眠质量较好。

经一年实践，已摆脱服药，恢复正常睡眠。现在仍坚持拍打，巩固效果。由于脚心穴位集中，对健身有益。（谭发文）

百姓验证： 云南昭通市东后街96号王一鸣来信说："我在1960年不慎将腰椎折断，从此经常失眠，有时二十几天睡不好觉。花315元买了瓶美国生产的原包装的松果体素，说可治疗失眠症，可我服用后根本不管用。之后又花2000元钱买了4盒大连产的珍奥核酸，结果还是不见效。最后用本条方治疗，现在我每晚能睡4~5小时，中午睡1小时，精神非常好。"

引自： 1996年2月5日《气功报》

长期枕豆枕可治失眠

长期使用黑豆枕,可以治疗失眠。黑豆,首选黑大豆,黑豇豆次之。

配方及用法: 取黑大豆3~4千克,装在一个用柔软的棉布缝制的布袋内,垫在日常枕用的枕头上面,使之经常与头部按触,久而久之,对失眠就会起到治疗作用。最好同时缝制2个布袋,至少在3个月内换洗布袋1次,以保持布袋的清洁。在换袋时,被枕碎的豆皮不要丢弃。一次量的豆枕可连续使用1~2年,隔年再换新豆(文满)

引自: 1997年7月31日《老年报》

冲服单药玄明粉翌日即能入睡

一位姓李的男士,42岁,1985年8月9日就诊。患者失眠10天,心烦易躁,大便干,小便黄。以玄明粉9克,冲服,每日2次,翌日即能入睡,3天后大便稀,诸症消退。

引自:《四川中医》(1987年第3期)、《中医单药奇效真传》

我用半夏秫米汤加味治疗多例失眠症均见奇效

配方: 法半夏、薏苡仁各60克。

加味: 心脾亏虚加党参,心阴不足加麦冬,痰热扰心加黄连,胃中不和加神曲。

百姓验证: 张某,女,24岁,1976年6月30日诊治。失眠2年,一连几天通宵不寐。面色无华,形体疲倦,气短懒言,头晕心悸,多梦健忘,口淡纳呆,舌淡苔白,脉缓无力,证属心脾亏虚。即投以上方加党参45克。服药1剂,能睡4小时,服药2剂,能睡8小时。继用归脾汤善后。

说明:

(1)半夏秫米汤是和胃的主方。其方由半夏、秫米二药组成。李时珍《本草纲目》载:"半夏除'目不得瞑'。"现代药理研究证实,法半夏对中枢神经有良好的镇静和安定作用。因药房不备秫米,遵吴鞠通意,用薏苡仁代之。

(2)法半夏常用量为3~9克。此处重用至60克,浓煎,临睡前一次服下，除当夜得深睡外，未见其他不适。近几年在临床上用半夏60克的病例众多，未见一人有副作用。

荐方人：重庆市长寿县中医院　熊永厚

引自：1983年第11期《新中医》

健忘症

> 简单讲，健忘症就是大脑的思考能力（检索能力）暂时出现了障碍。因此症状随着时间的发展会自然消失。
>
> 而有时看起来与这种症状很相似的痴呆则是整个记忆力出现严重损伤所致。它们是两种截然不同的疾病。医学用语称之为暂时性记忆障碍。

蛋黄淫羊藿汤可治健忘症

配方及用法：淫羊藿40克，加水300克，煮到100毫升后，与煮好的蛋黄调和，即成蛋黄淫羊藿汤。每次服100毫升，每日服3次，连服半个月。

按语：人的记忆细胞有一种重要成分是乙酰胆碱。乙酰胆碱是由卵磷脂供应，而蛋黄中含有记忆细胞中所需卵磷脂，所以多吃蛋黄可提高记忆能力。

淫羊藿有滋补肝肾，益气强志，壮精力益智力之功效。对于老人昏睡，中年人健忘，元阳衰败而不能上升者，皆可使用。

引自：《偏方治大病》

自 汗

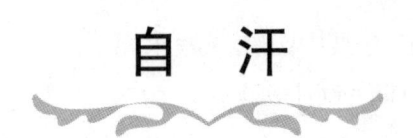

> 自汗是指不因劳累活动、不因天热及穿衣过暖和服用发散药物等因素而自然汗出的表现。多因营卫不和、热炽阳明、暑伤气阴、气虚阳虚等引起，可见于外感六淫或内伤杂病，前者多为实证，后者多为虚证。

我用五倍子敷脐治愈自汗及盗汗患者不计其数

主治： 自汗、盗汗、早泄、遗精梦交。

配方及用法： 五倍子6克。五倍子研为细末，每次约2克，用健康异性唾液调为糊状，置肚脐中，外用一小块胶布覆盖固定，贴一昼夜更换。健康异性唾液，取其阴阳调和之意。亦可用醋调代替，但疗效次之。如阴囊自汗者，可内外合治，用五苓散加味：白术、茯苓、泽泻各15克，黄芩12克，桂枝、细辛各6克煎服。遗精合用"参麦汤"：玄参50克，麦冬30克，肉桂3克，煎服。梦交合用桂枝龙骨牡蛎汤，继服六味地黄丸加强并巩固。

疗效： 我在多年临床实践中，经内外合治，用本方治愈患者不计其数，有效率达98%以上。

按语： 五倍子含酸，有强烈收敛性。一般单纯性的遗精或自汗症，仅用此粉贴肚脐则愈。如有兼证配汤剂内外合治，则相得益彰，疗效更为显著。本药优点是见效快，无副作用，价廉药广，施用方便，城乡皆宜，值得推广。

百姓验证： 江苏响水县灌东小区蒯本贵，男，65岁，退休医师。他来信说："我用本条方治好了陈港镇陈朋爱人的盗汗。"

荐方人： 江津区卫生院中医师　曾庆余

引自： 《当代中医师灵验奇方真传》

我爱人患自汗3年多，是用本方治好的

配方及用法：人参、黄芪、白术、茯苓、当归、炒枣仁、白芍、熟地、生牡蛎、乌梅各10克，浮小麦12克，大枣3枚，水煎服。

疗效：1剂汗止，3剂痊愈。

百姓验证：重庆市江北区电仪村郭素伟，女，68岁，护士。她来信说："我爱人患自汗3年多，不分春夏秋冬，动则大汗淋漓，多方治疗无效，后来用本条方治愈。"

荐方人：陕西扶风杏林镇　吴志杰

引自：广西医学情报研究所《医学文选》

盗　汗

> 盗汗是中医的一个病证名，是以入睡后汗出异常，醒后汗泄即止为特征的一种病征。"盗"有偷盗的意思，古代医家用盗贼每天在夜里鬼祟活动，来形容该病证，即每当人们入睡，或刚一闭眼而将入睡之时，汗液像盗贼一样偷偷地泄出来。

服醋蛋液治好了严重的周身性盗汗症

我是一名50多岁的女同志，在近两年时间里，不分冬夏、昼夜，每隔两三个小时就发生一次周身性盗汗，就是三九天也照发这种怪病。尤其是在夜间发生盗汗时更使我心烦意乱，真是痛苦极了。我到医院请教医生，医生说是老年人更年期的反应，没什么特殊的治疗药物，只有等它自然消失。自从我服了4个醋蛋后，盗汗症状基本消失，每夜都能睡个安稳觉了。我心里高兴极了。

荐方人：黑龙江大庆市糖酒公司　杜桂芬

豆浆锅巴治肺结核病盗汗治愈率很高

盗汗是肺结核常见的症状之一。用豆浆锅巴治疗肺结核盗汗，其治愈率可达到90%以上。

配方及用法： 取出豆浆锅巴晒干备用。食用时，取豆浆锅巴（干品）30克，水煎10分钟左右，加入适量白糖，连汤及豆浆锅巴一起食用，每日食用1~2次。盗汗消失后，再连续食用2~3日，以巩固疗效。（马宝山）

引自： 1996年8月9日《家庭保健报》

五倍子枯矾敷脐治自汗盗汗有良效

配方及用法： 五倍子、白枯矾各等份，研细末，以冷开水或人乳调敷脐中。用于治疗自汗、盗汗有良效。

引自：《中药鼻脐疗法》

癫痫

> 癫痫是一组由已知或未知病因引起的，脑部神经元反复过度同步放电，导致临床上出现反复、短暂、刻板的神经系统功能失常为特征的临床综合征。在民间，人们习惯把癫痫称作为"羊癫疯"，叫法虽然不同，但是有一个明显的特点，就是根据对患者发作症状的直观认识来起名字。

我患癫痫20余年用复方当归汤治好了

我于1968年患了癫痫病，20年来治疗无效，1988年用本方治愈了。

配方及用法： 当归10克，川芎10克，白芍10克，淮牛膝10克，白术10克，砂仁6克，肉豆蔻5克，黑姜10克，黄芪10克，肉桂6克，吴茱萸10克，桂圆肉10克，大枣10克，桔梗10克，党参30克，故苎9克，生姜3片。上17味药共煎服。

注：故芷的别名，补骨脂、破故芷、黑故子。
荐方人：福建永定县　苏菊花
引自：广西科技情报研究所《老病号治病绝招》

服大枣黄米面能治好癫痫病

1965年，我患了癫痫病，曾多次去医院治疗却毫无效果。一次偶然的机会，一位老同志给我介绍了大枣治癫痫病的药方，按此方服用了3个疗程竟获痊愈，至今20多年病未复发。

配方及用法：大枣7枚，黄米面少许，白酒250克。首先把枣核从一端取出，然后用白水把黄米面和好，将和好的面塞满枣内，放在碗里，并加入白酒将其点燃，直至酒烧完为止。每天早晨取其1枚服用，7天1个疗程。（侯伯安）

引自：1997年4月14日《辽宁老年报》

白酒烧鸡蛋治好羊痫风患者

河北赞皇县东王俄村张某，患羊痫风20余年，屡治不愈，后有人传方。以好白酒5千克，鸡蛋100个，每日早晨用酒100毫升，鸡蛋2个，燃酒烧蛋，空腹服之，等服完病即痊愈。

引自：《中医验方汇选》、《中医单药奇效真传》

定痫丸加减治痫症19例全部有效

主治：精神刺激或脑外伤引起的痫症。
配方及用法：贝母、胆南星、竹沥、菖蒲、陈皮、半夏、云苓、天麻、僵蚕、麦冬各10克，朱砂3克（冲服），磁石（布包先煎）、地龙、乌蛇各30克，甘草6克，生姜3片（后下），小儿药量减半。上药水煎30~50分钟取汁，约200毫升，冲服朱砂，日服2次。痰盛壅塞先用柿蒂1个，白矾3克取吐，以祛痰涎；气郁痰多加郁金10克，白矾3克，开郁化痰；痰火壅盛加大黄10~30克，以通腑泄热。

疗效：治疗痫证19例，治愈（服药20~60剂症状消失，随访3年以上未发作）17例，好转（发作次数减少，症状减轻）2例。

荐方人：江苏省徐州矿务局第一职工医院中医科主治医师　谭文廷

引自：《当代中医师灵验奇方真传》

戴胜散治癫痫5例全部治愈

配方及用法：戴胜鸟（又名屏姑姑）1只，枯矾10克，生姜30克。

将戴胜鸟文火烤脆研细，加入枯矾粉拌匀，每次服1匙（约2克），每日3次，用生姜汁调服，服1只为1个疗程。停1周再服。

疗效：治疗5人，均痊愈。

荐方人：云南省楚雄州医院主治医师　杨乔榕

引自：《当代中医师灵验奇方真传》

各型癫痫患者服药百丸可见根除效果

配方及用法：郁金、白矾、炒枣仁各15克，炒远志、朱砂、胆南星各10克，龙涎香、酒曲、全虫、活血龙各30克，蜈蚣10条。上药共研为细末调匀，炼蜜为丸，每丸重6克，饭前服1丸，1日2次。温开水送下。服至百丸可痊愈，永不复发。

荐方人：河南省舞阳县吴城西街中医诊所　吴振兴

引自：1997年第9期《农村百事通》

羊角风一次治愈的良药

配方及用法：正月茵陈（白蒿）采一小篮，用500克红糖拌蒸吃，一次治愈。

荐方人：山东淄博市周村区王村镇王洞村　王冲

连服5只甲鱼能治愈3年的羊痫风

河北秦皇岛市季新庄李某患羊痫风3年未愈，经告以甲鱼熬汤，连汤带肉一次吃完（1只），每日1次，连服5个，病未再发。

引自：《中医验方汇选》、《中医单药奇效真传》

皮肤外科疾病

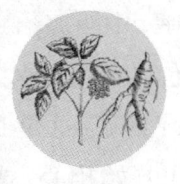

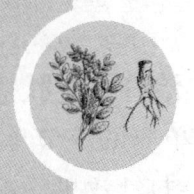

皮肤瘙痒

瘙痒是一种仅有皮肤瘙痒而无原发性皮肤损害的皮肤病症状。根据皮肤瘙痒的范围及部位，一般分为全身性和局限性两大类。

我喝醋蛋液将皮肤瘙痒症治好了

我自1983年身患瘙痒症以来，不论春夏秋冬奇痒难忍，特别到晚上痒得整夜不能安眠，中西医治疗均无效果。前年，我看到醋蛋液能治疗多种疾病，就如法炮制服用，喝了3个多月未明显见效。但我还是继续喝，没想到去年冬季奇痒好了。这是我近7年来舒舒服服地度过的第一个冬天。

今春初，我开始担心：老病该不会复发了吧！真不巧，3月份，腰部又出现了一点痒症。我一边喝醋蛋液，一边用醋蛋液涂痒处，没几天就不痒了。这令我特别高兴。

百姓验证： 江苏无锡市橡胶集团有限责任公司吕建军，男，29岁，技术员。他来信说："我的同事患皮肤瘙痒，并经常胃痛，多次吃药，花掉很多钱治疗未见效。后来服用了12个醋蛋液，皮肤瘙痒和胃痛均痊愈。"

荐方人： 甘肃兰州市人民医院离休干部　魏志远

注： 醋蛋液制作方法，请见本书最后面的附录。

我用硫黄香皂治好了皮肤瘙痒

我每到棉衣换单衣的季节身上开始痒，特别是腿上和腰部最痒。患此病已有6年，用药、打针效果均不佳。后来逛市场，见到上海硫黄香皂能治身上瘙痒病，我就买了洗浴用。

方法： 先把身上洗一下，然后涂上硫黄香皂，涂抹上先不要冲掉，停一会再洗去。就这样，一块硫黄香皂治好了我的皮肤瘙痒病。

荐方人： 河南镇平县新华路云裳服装店　李龙廷

我吃天麻丸1个月将久治不愈的皮肤瘙痒症治愈

5年前，我患皮肤瘙痒症，用中西药多次治疗，始终未能见效。后来我在天麻丸的说明书上看到，天麻丸不仅有祛风除湿、舒筋活络等作用，而且对于精神系统和血液系统疑难杂症有特殊疗效，因为瘙痒长期不能入睡，求医甚急，从此我开始服天麻丸治疗。谁知第一天服后，瘙痒就大大减轻，第二天服后即不再瘙痒。就这样我坚持早、晚各服1次，每服4丸，连服1个月后改为每晚服1次，每服2丸。现在除气候有大的变化需服2丸预防外，一般不服药也不瘙痒了。

百姓验证： 四川成都市杨敬成，男，69岁，退休。他来信说："我岳父今年3月患双手皮肤瘙痒症，用自来水洗后，皮肤奇痒。我参照本条方将丸剂改成汤剂让他服用，按常规每天服1剂，共服3剂，仅用3天就治好了他的病。"

荐方人： 山西孝义市干休所离休干部　任登荣

我老伴患皮痒用本方治疗3次根除

老伴前年秋后拾柴时，贪活心切，满身出汗，因就地脱掉绒裤而受风。事隔一天浑身痒得难受，3天后满身起红斑点，1个月后红斑变成脓疱，痒得不能寐，心乱不安，用手抓破皮疼痒难受。经多次治疗也不见效。后得一方：荆芥、防风各10克，杨树条、野薄荷、野艾、蛤蟆酥各20克，大粒盐50克，熬水，先烫后洗，3次除根。（贺培银）

引自： 1996年10月5日《晚晴报》

我用醋精治皮肤瘙痒一用即见效

我今年70岁，数年来离不开醋精，它是我的护肤之宝。每逢皮肤痛痒，就用醋精涂之，立即止痒，就连脚气病也治好了。（李实）

百姓验证： 辽宁盘锦市辽河油田运输公司吴顺希来信说："我于今年1月份两条腿得了湿疹，开始时只小腿处生有不规则的小红块、小红点，不几天就蔓延到大腿乃至后胯股处，下半身几乎全是湿疹，每到晚上特别痒。于是我就按本条方治疗，每天晚上用盐水洗，洗完后用醋精对水涂

皮肤外科疾病

擦。刚涂上时，感到火辣辣的，几分钟后就不痛了，也不痒了。严重时一天擦2次，仅治一个星期，现在我两条腿上的湿疹已彻底治好。如果到医院治疗，说不定要花好几千元钱才能治好。我原来脚脖子患有牛皮癣，用醋精治湿疹后，牛皮癣也好了。"

引自：1996年2月7日《晚晴报》

皮肤奇痒用鲜橘皮一搽即可见神效

我今年70岁，多年来两小腿前面的皮肤奇痒难忍，经内服、外搽一些药物也无明显效果。一天晚洗时又奇痒，我顺手拿一块鲜橘子皮揉擦痒处，奇痒立即消失。（黄布真）

引自：1996年12月6日《老年康乐报》

我母亲的皮肤瘙痒用甘油涂搽治好了

秋冬皮肤瘙痒常使人不得安宁，本人过去深为所苦。3年前，我开始使用50%甘油涂搽，疗效甚佳。我80多岁的母亲使用后亦见奇效。

方法：甘油（药房有售）适量，置小瓶内，加入等量洁净凉开水，摇匀即可使用。洗浴后，滴数滴甘油于掌心，均匀涂搽于瘙痒处（手臂、大小腿、臀、背等），一般每日1次，瘙痒严重的可日涂搽两三次。嘴唇、手足皲裂照此涂搽也很有效。最好在瘙痒和皲裂发生前，皮肤稍感干燥时即开始使用，更感舒适。

此药优点是价廉，无毒副作用，不污衣物，不刺激皮肤，且使皮肤润泽。但切记甘油要用凉开水稀释，千万不可把纯甘油涂皮肤上，纯甘油不但不能润泽皮肤，反而使皮肤的水分失去，使皮肤更显干燥。（筱灵）

引自：1996年11月26日《老人报》

野胡萝卜稞洗患处治皮肤痒有根治效果

我有一个治皮肤痒验方，经过多年实践，治愈了很多人，请患者试用。

配方及用法：野胡萝卜稞一把（数量不限），洗净、熬水洗患处，每晚1次，1次就见效，2~3次痊愈。

这个方用法简单，不用花钱买也容易找到，没有任何副作用，并能除根，不再犯。

荐方人： 河南周口市轻纺工业局　刘宗周

我以苍耳子洗患处治皮肤瘙痒有特效

方法： 取苍耳子（胡苍子）250克，放入水中熬煮，烧三四个开锅后，将水倒入盆中（除去苍耳子），趁热洗患处，连洗4~5次，对治疗皮肤瘙痒症有特效。（常祖光）

百姓验证： 辽宁盘锦市辽河油田运输公司吴顺希来信说："我同事的父亲患皮肤瘙痒多年，经多方医治就是治不好，后来我让他用本条方治疗，仅治几次就不痒了。"

引自： 1995年12月16日《中医药信息报》

荨麻疹

荨麻疹俗称风疹块。是由于皮肤、黏膜小血管扩张及渗透性增加而出现的一种局限性水肿反应，通常在2~24小时内消退，但反复发生新的皮疹。病程迁延数日至数月。临床上较为常见。

我用葱白汤治荨麻疹100例均痊愈

配方及用法： 葱白35根，取15根水煎热服，取20根水煎局部温洗。

疗效： 用此方治疗荨麻疹100例，均痊愈，治愈率100%。

百姓验证： 林某，男，29岁。荨麻疹反复发作20余年，6天前冷水洗身后，全身散在出现大小不等风团，入被窝后风团渐消，起床后即发，奇痒难忍，伴恶心畏寒，胃脘不适，呕吐清涎，舌淡红，苔薄白，脉浮紧。证属风寒束表，上方加荆芥10克，服2剂，外用葱白局部温洗，用药后瘙痒明显好转，风团基本消失，余症好转。又服2剂巩固疗效，2个月后随访未见

皮肤外科疾病

复发。

引自：《浙江中医杂志》（1987年第1期）、《单方偏方精选》

野兔肉治慢性荨麻疹32例均痊愈

配方及用法：野兔肉。将野兔切成块，加菜油炒熟，加调味品后食用，每次250克，半月1次，共食3次。

疗效：共治32例，均痊愈。

引自：《浙江中医杂志》（1988年第8期）、《单味中药治病大全》

马齿苋草煎服加洗治愈一位女青年的荨麻疹

卓某，女，18岁，护士。1982年9月中旬患急性荨麻疹，服扑尔敏等抗过敏药2天无明显好转，静脉注射钙剂中又突然发生头昏、心悸、胸闷、全身冒汗、脉弱，即按过敏性休克处理，荨麻疹消退，片刻又发，全身瘙痒。遂以马齿苋鲜草200～300克，加水约1500毫升，煎沸浓缩至1000毫升左右，即内服100毫升，余下药液加水适量煎沸后，捞弃药草，待汤液稍温，即可用之频频擦洗患处，每日2次。治疗2天痊愈。

引自：《福建中医药》（1989年第4期）、《中医单药奇效真传》

一位患荨麻疹7年的剧痒患者吃蝎蛋9天痊愈

任某，四肢、躯干部泛发荨麻疹，骤起骤消，瘙痒剧烈，夜间尤甚，病起7年。用全蝎1只洗净，取鸡蛋1个，在顶部开一小孔，将全蝎塞入，破口向上，放容器内蒸熟，弃蝎食蛋。每天2次，5天为1个疗程。5天症减，9天退尽，继服半月以杜其根，至今未发。

百姓验证：新疆乌鲁木齐三建公司退休办朱义臣，男，72岁，离休医师。他来信说："殷海成、佟根来、芦桂英三人均患荨麻疹，我用本条方为他们治疗，每人只花15元钱，均获痊愈，而且至今未复发。"

引自：《浙江中医杂志》（1987年第8期）、《中医单药奇效真传》

陈墨汁（优质的）涂治荨麻疹有良效

配方及用法：陈墨汁适量。将陈墨汁涂抹于前胸和后背及发疹部位，疹退后12小时用清水洗净。

引自：《医话奇方》

带状疱疹

> 带状疱疹是由水痘-带状疱疹病毒引起的急性感染性皮肤病。对此病毒无免疫力的儿童被感染后，发生水痘。部分患者被感染后成为带病毒者而不发生症状。由于病毒具有亲神经性，感染后可长期潜伏于脊髓神经后根神经节的神经元内，当抵抗力低下或劳累、感染、感冒时，病毒可再次生长繁殖，并沿神经纤维移至皮肤，使受侵犯的神经和皮肤产生强烈的炎症。

我多年应用王不留行治带状疱疹52例全部治愈

我从医多年，应用中药王不留行治疗带状疱疹52例，全部治愈。其中重度患者治疗1周疼痛消失，皮疹结痂；中轻度病人5天内即愈。

方法： 取王不留行适量（各药店有售），放在铁锅内炒爆，炒至爆出白花，研成细粉，用鸡蛋清调成糊状，外敷患处，厚0.5厘米左右，盖上纱布并固定，每日换药2次。

百姓验证： 江苏扬州市卫生站刘字生，男，47岁，医师。他来信说："扬州市治淮新村蔡燕患带状疱疹3年，去了数家医院，用了很多西药治疗，病情时好时坏。后来我用本条方为其治疗，1周后结痂痊愈，才花十几元钱，未留任何后遗症。"

荐方人： 山东东平县卫生院　梁兆松

我用蝮蛇抗栓酶治带状疱疹效果显著

我在偶然的机会试用蝮蛇抗栓酶治疗带状疱疹，收到了良好效果。以后又用此药治疗20余人，效果均佳。用药3日，治愈率达95%。经过观察，用药当天局部疼痛及灼热感消失，自感轻松，第二天病变部位干燥、结痂，第三天或第四天脱痂治愈。治愈后均未再复发。

方法：将蝮蛇抗栓酶（0.25单位）1毫升溶于生理盐水5毫升中，也可根据患处面积大小按比例增减。将此药均匀地涂抹于患处，让其自然干燥，每日早、晚各用药1次。

蝮蛇抗栓酶是一种低毒复合酶制剂，具有抗凝溶栓、降脂、扩张血管及促进神经细胞恢复的功能，在临床上只用于治疗偏瘫（脑血栓形成）的静脉用药。但对于带状疱疹可以显示出奇特良效，其作用原理尚不清楚，可能与其具有扩张血管及促进神经细胞恢复的功能有关。

百姓验证：云南思茅市第十三小学张德谦，男，62岁，教师。他来信说："我儿子今年35岁，2001年头部患疱疹病，医院诊断为带状疱疹，说要20多天才能好。又到部队医院诊治，医生也说20多天可治好，但要交2000元钱。病人疼痛难忍，我也很着急。于是用本条方自己配药治疗，2日后疼痛减轻，4日疱疹开始干结，1周痊愈，只花100多元钱。"

荐方人：山东省荣成市人民医院　姜艳丽

用梅花针治带状疱疹多例均获满意疗效

首先，用75%酒精棉球消毒梅花针（重点是针尖部位）、带状疱疹周围或痊愈后的皮痕部位（即痛部）。消毒后，如疱疹未愈，则沿着疱疹周围用梅花针叩击；如已愈，则在疼痛部位用梅花针叩击。以见血点为准，前者呈线状包围，后者呈片状叩击。如此隔日1次，直至痊愈或不疼为止。

荐方人：特聘编辑、副主任医师　汪广泉
引自：1996年5月2日《医药保健》

我应用疱疹灵液治带状疱疹60例全部见效

配方及用法：地龙（鲜）100克，冰片2克，雄黄2克，青黛3克，白糖适量。将鲜地龙洗净放少许盐，置于罐头瓶中1小时左右，待其腹中污泥吐出后，再洗净切成小段加冰片、白糖（覆盖其上一层约0.5厘米厚即可），24小时后加入生理盐水120毫升，过滤除渣，将研细的雄黄、青黛粉和入混匀备用。

注意： 方中地龙选新鲜粗壮者为佳。重症泛发型带状疱疹患者应用时可配合其他综合治疗措施。

疗效： 临床观察60例，治愈率97%，有效率100%。

百姓验证： 内蒙古多伦县前九号村姚国强来信说："我用本条方治好很多人的带状疱疹。"

荐方人： 辽宁曙光医院中西医结合皮肤病治疗中心　邹凤阁

引自：《亲献中药外治偏方秘方》

脱脂棉球治带状疱疹屡试屡验

主治： 带状疱疹。

配方及用法： 取脱脂棉球适量，撕成比疱疹面大约2厘米的薄片，敷在疱疹面上，用火柴点燃即可。隔日1次，一般1~3次即能治愈。

疗效： 不论病程多长，此方法均能屡试屡验。

荐方人： 河北省沧州市第一医院内科医师　庞希迎

引自：《当代中医师灵验奇方真传》

二面硫黄茶调涂治带状疱疹4日可愈

曾某，男，65岁，农民，1984年7月12日以左胁起红斑水疱、热痛为主证来诊，诊断带状疱疹。以荞麦面、小麦面、硫黄各等份，共为细面，浓茶叶水调和抹患处，即感热痛减轻，连抹4日痊愈。

引自：《河南中医》（1991年第4期）、《中医单药奇效真传》

服单药全蝎10天可治愈带状疱疹

一七旬老翁患带状疱疹，痛如锥刺，经久不除。取全蝎30克，焙干研末，分为10包，早晚各服1包，疼痛逐渐缓解。又嘱继服前药30克，仅服2料，痛止病愈。

引自：《名中医治病绝招续编》、《中医单药奇效真传》

白癜风

白癜风是一种常见的后天性、局限性或泛发性皮肤色素脱失病。由于皮肤的黑素细胞功能消失引起，但机制还不清楚。全身各部位可发生，常见于指背、腕、前臂、颜面、颈项及生殖器周围等。女性外阴部亦可发生，青年妇女居多。

用本方治白癜风有奇效

去年五月，我姐夫因白癜风发作面部白色日渐扩大，他买了不少药吃了仍不见好转。

后来我从一部医书中偶得"如意黑白散"，于是便试着小剂量给我姐夫服用。用后果真有了奇效，便加大剂量服用，2个月后，白色部分已缩成黄豆粒般大小。

配方及用法： 旱莲草90克，白芷60克，何首乌60克，沙蒺藜60克，刺蒺藜60克，紫草45克，七叶一枝花30克，紫丹参30克，苦参30克，苍术24克。上述诸药共研细末，密封收藏。每日服3次，每次6克，开水送服。也可似泡茶样服用。

荐方人： 江苏连云港市板桥镇05-28号　陈广兵

我以三季红酊治疗白癜风效果比较好

配方及用法： 三季红叶20克，酒精100毫升。将三季红叶研末，泡于酒精中，1周后可用。

（1）每日在日光浴前后涂三季红酊1次，也可平常涂用（女性外阴部忌用）。

（2）日光浴的方法是：将患部暴露在日光中，要因时、因人、因地制宜，循序渐进，每日1~2次（时间最好在上午8:00~10:00），每次自5分钟开始，逐次增至每日4小时为止。

（3）医者可根据病人的具体情况，适当配合应用一些中草药、谷维素、硫酸亚铁等。治疗时间一般为1～6个月。

疗效：用本酊治疗145例，其中，痊愈68例，显效43例，有效20例，无效14例。

百姓验证：高某某，男，42岁，工人。自述背部患白癜风已4年余，多方治疗无效。即采用日光浴前后外涂三季红酊的方法，共治疗3个月痊愈。

体会：三季红酊配合日光浴治疗白癜风有较好疗效。其机理初步认为可能是三季红对皮肤的刺激反应和日光浴时的紫外线发生作用，促使"黑色素原"变为"黑色素"，沉着在被涂的皮肤表面，从而使患处皮肤慢慢变黑，直至痊愈。

注意：涂药后皮肤过敏或日光浴后局部出现水疱者，应及时治疗和处理。

荐方人：江苏省常州轮船运输公司修理厂医务室　李志如等

引自：1977年第6期《新中医》

黄瓜蒂芝麻花治白癜风1个多月可痊愈

配方及用法：黄瓜蒂7个，芝麻花一把，盐卤150毫升。将前2味研成细面，放入盐卤内调成糊状，抹患处，每日2～3次。

疗效：治疗多例，1个多月痊愈。

引自：《实用民间土单验秘方一千首》

补骨脂末浸酒精搽患处治白癜风愈后不复发

一男性患者，26岁，医生。自1957年7月份起，在前额、眉间和两侧面部共有6块如铜元大的白斑。初起白斑不太明显，仅较正常皮色稍淡白一些，1个月后，白斑逐渐明显，边界分明，周围皮肤呈明显的色素沉着；白斑上无皮屑，在白斑范围内的眉毛亦变白色。曾于某医院皮肤科施治，华康氏反应阴性，诊断为白癜风。经内服中药及外涂药水均未见好转，下颏等处又增加了3个白斑，前额部的白斑渐融合成一片。1960年10月，采用补骨脂15克，研细末，放于200毫升95%酒精内浸7天（密盖瓶口），滤过其药液，用小棉球蘸药液外搽，每日3次。用药7个月后，皮肤已基本恢复正常，唯有细心察看时，局部皮肤稍淡些。至今患者已停治1年余，皮肤依旧保持正常，白斑未复发。

引自：《上海中医药杂志》（1964年第4期）、《中医单药奇效真传》

银屑病（牛皮癣）

> 银屑病俗称牛皮癣，是一种慢性炎症性皮肤病，病程较长，有易复发倾向，有的病例几乎终生不愈。该病发病以青壮年为主，对患者的身体健康和精神状况影响较大。临床表现以红斑、鳞屑为主，全身均可发病，以头皮、四肢伸侧较为常见，多在冬季加重。

我患严重牛皮癣用柳条水烫洗五六次治愈

一年前，我曾经患严重牛皮癣，奇痒无比，多次求医均不见效。后来获得一民间单方，按方将柳条切成12厘米左右长，放入锅内用水煮，待水呈黑色时，烫洗患处，五六次后，牛皮癣很快消失，从未复发。据说，此法可治多种皮肤病，有效率达90%以上。

百姓验证： 辽宁新民市于家窝堡乡于家小学郑伟平，女，31岁，教师。她来信说："本村金国顺，12年前在部队当兵，由于着凉等多种原因，患上了极为严重的全身性牛皮癣，到沈阳、新民、彰武等多家医院治疗，花费万余元，用了各种方法和药物均未治愈。后来我用本条方为他治疗1个月，顽症牛皮癣被彻底治愈了。"

荐方人： 安徽省宁国市　徐国长

引自： 广西科技情报研究所《老病号治病绝招》

用杉木汁治牛皮癣有奇效

近几年，我利用业余时间采新鲜杉木汁治好牛皮癣患者76人。方法如下：早晨（雨天除外）6：00~7：00，持干净刀在尾径10厘米以上的杉木根部皮下轻砍1~2刀，用酒杯或小瓶接汁，回家后用药棉蘸汁涂搽患处（要先用盐水洗净患处），1日3~4次，连用3~5天可有奇效。搽药期间忌食酒、辣椒。

荐方人： 广西宜州市人民检察院　韦永洁

引自： 1997年第10期《农村百事通》

古稀老人患牛皮癣12年用此方治愈了

潼南县东升乡八村四组年已古稀的老人曾大云，双腿长满牛皮癣，历时12年，奇痒难忍，医治总无效。后遇一个名叫杨世炳的医生告诉她：用阿司匹林20片，地瓜籽50克，均捣成末，加慈竹虫粉75克，以少许麻油调成糊状涂患处，多则5次即可治愈。曾大云老人用此方一试，果真灵验，多年的牛皮癣很快治好了，至今未复发。

荐方人： 四川潼南县桂林乡　溪衣诚

引自： 广西科技情报研究所《老病号治病绝招》

用棉油辣椒治牛皮癣10余天可结痂消退

据我试验，用棉油、辣椒能有效地治疗牛皮癣，且不会复发。现把此法介绍给大家：取棉籽油250克放在锅内烧热，将事先用火烤焦的红辣椒6个研成粉状，放进锅内炸2分钟左右停火，待油稍冷后与辣椒充分调匀成糊状，早晚涂在患处，一般坚持10余天牛皮癣就会结痂自行消退，以至痊愈长出新毛。

荐方人： 山东梁山县韩岗镇玉皇庙村　孙常君

引自： 广西科技情报研究所《老病号治病绝招》

我患牛皮癣5年，用鸡蛋壳泡醋治疗月余痊愈

我颈部长牛皮癣长达5年。听说用鸡蛋壳泡醋可治牛皮癣，于是每天涂抹患处数次，经1个多月，牛皮癣果然逐渐消失。至今2年多未复发。（李玉章）

我颈部上的牛皮癣用楮树浆治疗很快痊愈

有一年,我颈部患牛皮癣,虽经医院治疗,均未见效。后遇老农民传授"楮树"浆擦抹法,我依法早晚2次擦抹,初抹时有烧灼感,能止痒,四五天以后,皮肤逐渐恢复原状,至今未复发,患处同好皮肤一样。

取楮树浆方法: 用刀在树枝上划一小口,楮树即冒出白浆。注意:楮树的浆水切勿滴入眼内。(牛正之)

引自: 1996年11月27日《安徽老年报》

用五指柑叶治牛皮癣(金钱癣)20多人均1次治愈

方法: 取五指柑叶数块,用两个手掌心夹住搓出汁搽到患处,2天即愈。我已用此方治愈20多人,均1次治愈。

荐方人: 广东韶关市腊石坝煤矿　温则葵

我用内外调治法治牛皮癣效果颇佳

我通过多年的临床探索,总结出一套较好的治疗牛皮癣方案。

内服药: 当归20克、黄芪50克、补骨脂30克、三棱10克、莪术10克、紫草50克、乌梅50克、白藓皮30克、苦参30克、蛇床子20克、白芍20克、双花30克、虎杖20克、丹参20克、川芎20克、杜仲10克、党参10克、白术10克、泽膝20克、藿香20克、甘草10克、荆芥20克、红花10克。上药为1剂,煎服,1日3次。

一般轻者6剂,重者10~12剂效显。

外洗药: 补骨脂60克、乌梅40克、菟丝子30克、骨碎补30克。上药为1剂,以30%冰醋酸1000毫升浸5天后外洗病患部位,每次10分钟,直至癣皮剥离治愈。

钙剂: 在外洗及内服治疗此病的同时,可和中药间隔20分钟口服维丁钙片,每次5片,1日3次,至治愈。

预防复发: 一般农村路边及庭院内皆有易找到的"龙葵"(黑天天、黑油油),当秋季果实成熟时,割其茎部,包括枝叶切成3厘米长左右。当治愈此病后,可每日用龙葵30克沸水冲饮,每月为1疗程。停药1个月,再服1

疗程。依此类推，计服6个疗程停药，即不易复发。

荐方人：黑龙江海伦市北海医院　孙建伟

引自：1997年9月18日《老年报》

本方治牛皮癣158例，有效率100%

配方及用法：党参、苦参、沙参、玄参、丹参、当归、川芎、荆芥、防风、白芷、桂枝、白藓皮、犀角各3克，乌蛇9克。痒甚者加蝉蜕、川椒各9克；不痒者加三七3克，生地9克。犀角单独为末，余药共为细末，混匀分为3包。每天晚饭后用黄酒冲服1包，服药前先吃3个红皮鸡蛋。首次服药后要盖被发汗。服药期间应避风。治疗期及治疗后1年内要少吃腥辣等刺激性食物。

疗效：治疗158例，治愈110例，显效31例，好转17例。复发48例，经第二次治疗后，治愈31例，显效7例，好转10例。

百姓验证：孟某，女，30岁。自诉1972年产后受凉，1个月后在腰部起小丘疹3处，以后逐渐扩大，成为较大的片状皮肤损害，并蔓延全身，以腰背中及四肢伸为甚。检查：腰背及四肢有大小不等之银白色鳞屑损害，有的融合成片，小者1厘米×2厘米，大者20厘米×20厘米，皲裂出血，表面有灰色厚痂，奇痒，用玻璃刮去鳞屑后基底面有小出血点。诊断为银屑病。经服上方2剂（每周1剂），半月后鳞屑全部脱落，3个月左右病灶基底沉着斑全部消失，皮肤恢复正常。

注意：第一次服药后的发汗，对于疗效好坏有重要作用。凡出汗透者，疗效一般较好；出汗不透或未发汗者，疗效较差。但需注意严密观察，以防过汗发生虚脱。

引自：1976年第5期《赤脚医生》、1981年《广西中医药》增刊

我用单药大枫子涂擦治好儿子头部的牛皮癣

中药大枫子治疗牛皮癣，效果极好。

方法：大枫子适量，去壳备用。将患处用温开水清洗干净，再用去壳的大枫子反复涂擦，每日1~3次，连续3~5天即愈，且不复发。

百姓验证：新疆乌鲁木齐市铁路局四街58栋高淑兰，女，67岁，退休

干部。她来信说："我用本条方治好我儿子头部的牛皮癣。"

荐方人：安徽潜山黄泥镇小学　郑蔚

介绍治牛皮癣效方二则

方一：将山药200克加明矾50克，放在石板上捣碎成黏状，涂抹在一块白布上，按患处位置用胶布或布条捆、贴好，每晚睡前贴患处。有时发痒，但不要揭开，第二天早晨再换1次，连用1周即可。此方曾治愈山东一位患者。

方二：斑蝥（中药店有售）10克，医用酒精150克，同入瓶内泡1周。用药棉蘸药液擦洗患部，一直擦到起水疱（千万勿用针挑破，到一定程度自破，水即流出），3天后水疱皮自行脱落，不留疤痕，不再复发。此方曾治愈一位患牛皮癣达14年之久的患者。

引自：1996年2月14日《安徽老年报》

各部位癣症

> 癣症也叫浅部真菌症，是指由一组皮肤癣菌，主要由毛发癣菌属、小孢子菌属和表皮癣菌属引起的毛发、皮肤及指甲感染。常见的癣症有手癣、足癣、体癣、股癣、花斑癣、头癣等，大部分癣症以局部治疗为主。

我头顶患癣近6年，用葱叶治45天即愈

我头顶上患了一块癣（有拇指甲那么大），长达五六年之久，奇痒难忍，多方医治不愈。虽不碍饮食健康，但很痛苦。《辽宁老年报》第842期第三版推荐了一个偏方，说鲜嫩葱叶捣碎连渣带汁涂于患处能治皮癣，我就按要求做了。现已一个半月，头顶癣奇迹般地痊愈了。（冯文汉）

引自：1997年4月9日《辽宁老年报》

榆树汁浆治面癣1次能治愈

配方及用法： 剥去榆树皮或截断树枝，用冒出的树浆擦患处，一两次可愈。

百姓验证： 郑祖中，面部长两块白癣，擦了多种药膏不见效，后用此方，1次获愈。

说明： 本品含β-谷甾醇、植物甾醇、豆甾醇等多种甾醇类及鞣质、树胶、脂肪油，能治丹毒、疥癣。

荐方人： 河南光山县仙居街　李越圣

用艾条熏灸治头部白秃疮（癣）月内可愈

马某，男，16岁，患白秃疮3年。剃光毛发，取局部阿是穴，用艾条每日熏灸，共20余日即愈。

灸法： 艾条悬起灸，即剃去患处毛发，用艾条在患病处施灸，每次10~15分钟，使其潮红温热。其余穴位温灸10分钟左右，每日1次，10次为1疗程，疗程间隔1~2天。

我腿上顽癣用蒜头陈醋搽治愈

我大腿上有一块顽癣，奇痒难忍，并伴有银白色细皮脱落，困扰我多年。曾内服过中西药，外搽过多种软膏，都没能治愈。经一位朋友介绍用蒜头和陈醋外搽，1个多月后基本痊愈。

为使其他患者免除此疾的痛苦，现将方法介绍如下：先将患处用温水洗净擦干，再将蒜的一瓣挤汁搽患处，稍干后再搽陈醋。如此每日早晚各1次。据本人实践，2~3天即可止痒，1个月左右可痊愈。（卓强）

百姓验证： 新疆托克逊县电厂马春田，男，75岁，退休。他来信说："我右手大拇指有一块顽癣，阵发性奇痒，而且患处皮肤增厚、坚硬，用本条方治疗后，奇痒程度明显减轻。此法真是既经济又简单方便。"

用硫黄矾油膏治骑马癣效果极好

配方及用法： 硫黄、白矾各半，与生猪板油（猪墙油）混合，在青石板上用石头（切勿用铁器）砸成糊状。每天搽四五次，搽时用力搓，一般两三天见效，1周左右可治愈。

百姓验证：此方系84岁老人李玉友所供，经许多人使用，效果极好。

说明：骑马癣，生长于两大腿内侧，极痒，起疙瘩，挠破后流黄水，随后干裂脱皮。

荐方人：河南柘城县起台乡　李尧村　李洪殿

我的甲癣和脚癣病仅用山西陈醋浸泡即彻底治愈

1986年我左手拇指感染了甲癣，经常向外流水，有微痛，用了不少灰黄霉素，效果一直不好。1987年下乡工作，一老中医给我说了个用食醋治疗甲癣的单方，我使用后效果非常好，至今没有发作。

方法：取一个大拇指能放进去的小瓶，装入醋液，然后把患甲癣部位放入瓶内浸泡，每次半小时以上，一天浸泡3次，3～5日即愈。治甲癣以山西陈醋为好。

我年轻时患上了脚癣，一到夏秋季节脚癣发作时，从脚趾间向外流水，先痒后痛，严重时行走都很困难，多方治疗，效果都不理想。后来我又用食醋泡脚试治脚癣，效果也很好，至今将近10年没有再受脚癣之苦。

方法：用40℃温水约400毫升，加食醋（山西陈醋）250～300毫升（以淹没脚趾为好），浸泡患处，每次浸泡半小时以上，每日1～2次。浸泡前先用温水洗净患脚，稍等片刻进行浸泡，效果更好。

百姓验证：河北唐山市古冶区唐家庄五号小区11号裴开田，男，52岁，业务员。他来信说："我爱人有脚癣，脚趾间皮肤破烂奇痒，我用本条方为她治疗，第二天就止痒了，继续治疗2天，脚癣就基本好了。"

荐方人：河南新安县农牧局　郭景文

用川楝子膏包敷2次可治愈甲癣

唐某，双手患甲癣已10年，指甲变形增厚，高低不平，无光泽。将川楝子10枚去皮，加水浸泡至软，用手捏成糨糊状，浸泡局部1小时以上，每天1次。亦可用川楝子加水捣膏，加适量凡士林调匀，厚涂患指（趾），外用纱布、胶布固定，2天后更换，直至痊愈。用本方包敷2次即愈。

引自：《浙江中医杂志》（1987年第8期）、《中医单药奇效真传》

荞麦面捣大蒜治手癣1次可愈

配方及用法：荞麦面124克，大蒜4枚。把大蒜捣烂，和荞麦面掺在一起，涂糊患处，用布包好。

百姓验证：孙妻，患鹅掌癣一年多，先后到十几个医院治疗，擦了多种药膏，无效，试用此方1次即愈。

说明：大蒜，辛，温；功能解毒杀虫。荞麦面，甘，凉；功用消肿毒。和醋外涂治小儿丹毒、疮疖初起。

荐方人：河南襄城县双庙乡通讯组　孙臣付

黑白矾柏枝桐油治手癣1次即愈

配方及用法：黑矾、白矾各30克，柏枝250克，桐油适量。将黑白矾、柏枝水煎，熏洗患处至汗出，然后涂桐油，用蘸有桐油的草纸烤患处，至患处变软。7天不许着水。

疗效：1次即愈。

引自：《实用民间土单验秘方一千首》

我以鲜马齿苋治皲裂性手足癣疗效甚佳

民间用鲜马齿苋治疗皲裂性手足癣症，效果显著，现介绍如下。

配方及用法：鲜马齿苋250～500克，洗净，煎取药液2500～3000毫升，先熏后浴，每次半小时至1小时，每天1～2次。

百姓验证：兰某，男，47岁。自述双足瘙痒疼痛伴皲裂3年，久治不愈。诊见患部皮损增厚，弹性差，呈较多条状裂纹，裂纹深者覆有血痂，周围组织肿胀，步行时有鲜血溢出。诊为皲裂性足癣。以上法治疗10天，病减过半，继用5天，瘙痒疼痛消失，裂隙平复病愈，至今未见复发。

四川营山县城管局姚代树来信说："有一妇女患手癣病，症状是硬皮、奇痒、裂口、疼痛难忍，已有七八年的时间了。经不少医生诊治，花费好几百元钱，全都无效。后来我用本条方为其治疗，7天就好了，一分钱也未花。"

按语：马齿苋临床常用于治疗细菌性痢疾，今用于治疗皲裂性手足癣，使用方法简便，疗效佳，值得推广。

荐方人：华北煤炭医学院附院　陈华　王志文

我用本方治手足癣取得佳效

我过去常用西医方法治疗足癣，但疗效不好，有时还产生不良反应。近几年来，我用"中药浸泡法"治疗足癣，疗效甚佳。一般使用4～7次后，痒感完全消失，患处干燥脱屑痊愈。在治疗过程中未发生不良反应。

配方及用法：公丁香、花椒、防风、防己、土槿皮各15克，加水2500毫升，煮沸30分钟，过滤，待药液降至微温后，浸泡患足。每次浸泡45分钟左右，每日1次。药渣不要倒掉，次日加水再煮，如法再浸泡1次。此法亦可用于手癣的治疗。（张方）

百姓验证：河北丰润县赵士良，男，60岁，医生。他来信说："河北遵化市铁厂镇高坤登之妻患手癣，多方医治不愈。后来我用本条方为她治疗，服药5剂就痊愈了。"

我患足癣久治无效后用醋蛋液治疗见奇效

我患足癣很久，多次用药无效，经试用一土方，有奇效。此方对手、足、股、体癣均有同样的效果。

配方及用法：取白醋20克，盛入玻璃器皿内，加入一个鸡蛋的蛋白（患部较大者可按比例成倍增加），密封10天即可取蛋白涂擦患部。

荐方人：湖南省宁乡县洞道桥乡坪塘坳　金俐军

引自：广西科技情报研究所《老病号治病绝招》

本方治脚气很灵

配方及用法：白糖10克，用少量清水溶解成糊状，浓度大于70%，然后用棉花蘸糖汁擦患处。

每天用药1次即可见效（重者每天用药2次），治愈率100%。此方兼治烧伤、烫伤。

荐方人：广西蒙山县粮油食品工业公司　吴华青

手足干裂（皲裂）

> 手足皲裂是指由各种原因引起的手足部皮肤干燥和裂纹，伴有疼痛，严重者可影响日常生活和工作。手足皲裂既是一些皮肤病的伴随症状，也是一种独立的皮肤病。

我双手皲裂30多年擦醋蛋液治愈

20世纪50年代中期，我从部队转业后成家。因做家务时洗洗涮涮，加之我皮肤原来就不好，两手裂开了数不清的大口子。一年四季总是如此，冬春尤为严重，有的裂口常常浸血，疼痛难忍，无奈我只得用胶布粘上大的裂口处。多年来我为此十分苦恼。

后来，我试着用醋蛋液治疗我的皲裂症。每次在洗手、洗碗或洗衣服之后，我都用醋蛋液擦在手上，然后揉一揉，一天湿几次手就擦几次醋蛋液。这样擦几天之后，手上的裂口基本痊愈，只剩下两个大点的裂口没长好。我又继续擦两周之后，两个大口子也消失了。就这样，我30余年的皲裂被醋蛋液治愈了，洗衣、洗碗再也不受流血、疼痛之苦了。

百姓验证：杭州市萧山区临浦镇博兆兴，男，49岁。他来信说："我二嫂患手皲裂多年，按本条方仅用1个醋蛋液就感觉好转，3个醋蛋液还没有用完，手裂部分就已经愈合。"

荐方人：黑龙江省牡丹江市离休会计　刘友兰

注：醋蛋液制作方法，请见本书最后面的附录。

我用醋水洗手脚治皲裂七八次可愈

方法：每天早晚用食醋250毫升，加适量的开水，泡洗手脚30分钟，连续进行7~8次即愈。

百姓验证： 江西泰和县城南路393号万凤麟，男，52岁。他来信说："我岳父今年72岁，患手掌皲裂症，夏天双手裂口也不少，不仅难看还痛苦不堪，用了不少药均未见效。后来按本条方用醋液搽抹，结果一瓶醋还没用完（10天左右）裂口就愈合了，皮肤恢复正常，没有鱼皮样的毛病了。"

荐方人： 重庆荣昌县仁义镇政府　傅相中

用五月五日的龙胆草汁治皮肤皲裂可永不再犯

如果常于冬天发生皮肤皲裂，可在阴历五月五日之早晨，取龙胆草榨其汁，涂在曾经皲裂之处，则再到冬天时，就不会发生皲裂了。

引自： 陕西人民教育出版社《中国秘术大观》

头皮屑

头皮屑在医学上称为头皮糠疹，是一种由马拉色菌（真菌中的一种）引起的皮肤病。马拉色菌在头皮上的大量繁殖引起头皮角质层的过度增生，从而促使角质层细胞以白色或灰色鳞屑的形式异常脱落，这种脱落的鳞屑即为头皮屑。头屑产生的原因通常分为生理性和病理性。

我用蛋清涂头皮使20多年的头皮多屑症得到了根治

我患头皮多屑症有20多年，用过各种治头皮多屑的单方，都见效不大。有人说用鸡蛋清涂在眼角、脑门和脸上能消除皱纹，我试用鸡蛋清涂抹在头皮上治头屑。只一个星期，我的头皮多屑症就消除了。后来，又介绍给其他患头皮多屑症的人，他们用鸡蛋清在脑门发际处涂抹了一星期，头屑就被根除了。（王百根）

引自： 广西科技情报研究所《老病号治病绝招》

我的头皮痒及头皮屑症因喝醋蛋液而消失

我的头皮经常痒,一挠头头皮屑就往下落,两三天洗一次头,否则痒得简直受不了。从1987年6月开始服醋蛋液,一直没间断,头皮发痒的感觉已经消失,头皮屑也没有了。其他慢性胃炎和关节疼也都好了。

荐方人:黑龙江水利第二工程处　于世贤

用新洁尔灭治头皮糠疹能一次见效

有的青年头皮屑很多,梳头或抓搔时,头皮屑如同雪花般飘落下来,这就是一种常见的皮肤病——头皮糠疹。

最初头发没有什么变化,以后逐渐干燥、变脆、变细,甚至脱落而使头发稀疏、秃顶。多年来,我运用新洁尔灭溶液治疗头皮糠疹,疗效令人满意。

方法:先用温水洗净头发,再取100毫升新洁尔灭溶液,加入等量水稀释、搅匀。洗头时,将头发全部浸入,用手反复揉搓之后,用干毛巾把头发包起来,半小时后,再用温水洗净。一般1次见效,若未去净,1周后用同法再洗1次,即可见效。

荐方人:四川攀枝花市酒厂医务室　王元凯

白　发

> 白发症指头发全部或部分变白,可分为先天性和后天性两种。先天性白发往往有家族史,以局限性白发较常见,多见于前头发际部。后天性白发有老年性白发和少年白发两种。青春时期骤然发生的白发,有的与营养障碍有关。精神因素可影响头发变白。

我用本方为别人治好头发早白症

配方及用法：立秋后将凤仙花（即指甲花）全棵切碎晾干，每日50克，代茶泡水饮服，10天为1个疗程，3个月可愈。

按语：凤仙花活血化淤效果明显，服此药能改善血液循环。发为血之余，头皮血液供应充足，发即可由白变黑。

百姓验证：张德玉同志说，本村卫生所张长增用此方治愈不少少年、中年白发患者。

荐方人：河南唐河县小党庄　张德玉

清末湛举大和尚真传乌发丸秘方功效显著

清末湛举大和尚所创制的少林乌发丸秘方，曾治愈少年白发患者500多名，功效显著。

主治：血虚所致头发早白。

功效：补血滋阴。

配方及用法：何首乌（酒蒸）30克，天麻12克，当归15克，白芍15克，枸杞果12克，黑芝麻12克，黑豆30克，女贞子15克，麦冬、天冬各9克，石斛12克，丹皮、知母各6克，党参9克。将上药研成细末，取蜜制丸，每丸重9克。每日服1~2次，每次服1丸。

引自：《佛门神奇示现录》

我经常刺激手部穴位使白发消失

头发变白的主要原因是肾机能衰退。年轻时，肾机能健康，头发既黑又有光泽和弹性；年纪大时，肾机能衰退，白发自然丛生，并且有掉发现象。因此，防止白发出现，恢复黑发生机，首先要增强肾机能。

手掌上与肾关系最密切的是位于小指第一关节的肾穴和位于小指第二关节的命门，这两个穴位分别表示左、右肾脏，与头发有着密切关系，耐心地不断对它们进行刺激，可提高肾机能，恢复头发生机。

另外，位于手掌中心的手心，位于中指指甲下方的中冲穴，位于无名指指甲下方的关冲穴，以及手腕中央的阳池穴等，对防治白发也很有效。

配合肾穴、命门一起刺激，更可提高效果。但是，也要注意刺激方法，如果太用力反而会促进白发生长。（见下图）

因此，具体的方法应是，轻轻地指压，每天大约进行50分钟即可，长久坚持便会使头发黑亮，白发消失。

百姓验证：新疆石河子市蔡玉叶，男，50岁，工人。他来信说："我两鬓曾有白发出现，用本条方治疗，万没想到，一段时间后白发果然黑了，并出现了光泽，我非常高兴。"

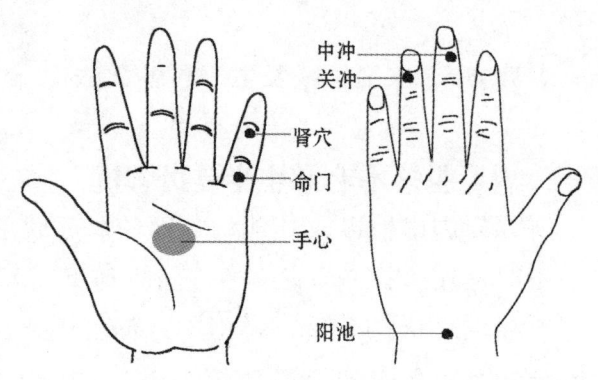

脱 发

脱发是指头发脱落的现象。正常脱落的头发都是处于退行期及休止期的毛发，由于进入退行期与新进入生长期的毛发不断处于动态平衡，故能维持正常数量的头发。病理性脱发是指头发异常或过度脱落，其原因很多。

75岁的马公宏脱发病竟用鲜姜治愈

75岁的马公宏是铜陵发电厂的退休工人。不知什么原因，一连几天早晨起床时他都看到许多脱落的头发掉在枕头上。不到一个星期，头发竟脱落掉四分之三以上。既不疼，又不痒，全身也无不适感觉，吃药不见效果。为此马老满脸堆上愁云。

后来，他听人说鲜姜（多年）可以治脱发，于是他把姜切开，以切面涂擦患部，每天多次。连续擦了3个月，竟奇迹般地长出了满头乌黑的头发，连剩下的几根白发也变黑了。马老脸上的愁云变成笑容。

这是什么原因？一位资深的医师解释说："鲜姜能刺激毛发较快地生长出来，但它对银屑病、头癣、脂溢性秃和用脑过度而引起的早秃无效。"

荐方人：安徽铜陵发电厂　韩文法

眉毛脱落不必愁生半夏可解忧

如果因患梅毒或其他病症而使眉毛脱落，可用生半夏研制成细末之后不时地用来擦双眉之处，一直擦到重新长出新眉毛为止。如果擦拭时略有痒痛之感，并不妨碍。但千万不可让此药末入口，否则便会造成难以治愈的聋哑之病，千万要谨慎小心。

引自：陕西人民教育出版社《中国秘术大观》

朝天椒白兰地酒治脱发30天能痊愈

配方及用法：朝天椒6克，白兰地酒50毫升。将辣椒切成细丝，放入白兰地酒中浸泡10天，滤去渣滓，取辣椒酒涂擦患处，每日数次。

疗效：15天见效，30天痊愈。

引自：《实用民间土单验秘方一千首》

雀　斑

雀斑是指发生面部皮肤上的黄褐色、点状色素沉着斑，系常染色体显性遗传。日晒可诱发和加重皮损。

我使用本方可一次除掉脸上雀斑

本品为强力特效药类化妆品，一次能除掉脸上多年的雀斑。

配方及用法：苯酚3.5～4克，乙醚1毫升，在瓶中混合溶解后用盖盖严备用。使用时将脸洗净擦干，打开自配化妆品，将小木杆的尖插入液内浸湿后轻轻点于雀斑皮范围以内（点1~2下即可，千万不能将液体点于斑皮范围以外，用液切勿过量。因有小痛，刺激神经，有心脏病、高血压等症者切勿使用）。等数秒钟后，有斑的皮将变白，如不变白可再点一下，至发白为止。如雀斑数目过多者，可分批去除。

变化：用药约10分钟后，斑色加重，3日后结硬痂。当痂处发痒时，切勿用手抓，7日后痂可自行脱落。痂脱落半个月左右局部变白，然后皮肤颜色逐渐正常。如提前抓掉硬痂或脱痂后经风吹日晒，皮肤可呈淡紫色或深黄色，但1~3个月后会自行消失，请不必担心。

注意：①本品要避光、密闭保存，用后要马上将盖盖严（可连用3~4天），否则开口6小时即失效。②本品不得乱用，只能用来去除雀斑，对其他斑无效。严禁入口、入眼。③面部有汗需提前擦掉再用，用后2小时内要保持干燥，15日内勿用油脂类化妆品。④使用时小木杆一定要削尖，用液绝不能超过斑皮范围。⑤冬季瓶内如有结晶，可将瓶底放入温水中溶化后使用。

百姓验证：四川成都市潘碧容用本条方治疗多年的雀斑，仅2次就见效了，效果确实神奇。

荐方人：江苏盐城　蒋忠

特效雀斑灵

功能特点：用本法配制的产品，安全、可靠、疗效高，能完全去除雀斑，达到换皮肤的目的。经临床试验，有效率达到100%。

配制工具：酒精灯、烧瓶、量杯、橡皮塞等。

原料：①苯酚，又名石炭酸，有弱腐蚀性，化学试剂商店有售，每瓶500克；②普鲁卡因，学名盐酸普鲁卡因，消炎止痛药，各医院药店有售；③薄荷脑，一种作清凉剂的药物，中药店有售；④紫草，一种中草药；⑤白芷，一种中草药；⑥麝香，中药，也可不用。

配方：苯酚80克，薄荷脑、紫草、白芷各20克，麝香0.1克，普鲁卡因3毫升，异丙嗪2毫升，95%酒精约200毫升。

配制：取中药紫草、白芷放入100毫升酒精中浸没24小时，过滤，得半透明的有色液体，把苯酚放在烧瓶中加热至42度左右，离火加入上述酒精草药溶液中，在此温度再加入薄荷脑20克搅匀，过滤，除杂质、沉淀，取溶液约40毫升（不足40毫升时可用酒精对足）。最后取5毫升酒精，加入准备的普鲁卡因和异丙嗪，再混合到上述溶液中，用pH试纸试得pH4.5～5.5即成本品。

使用方法： 使用本品时需先把脸洗净擦干，再用火柴棒（或牙签）蘸少量药（不能用棉花蘸）仔细地点在雀斑上（如果斑太密，可以分批治疗），待皮肤发白时即可。一般10分钟左右斑点变色开始结痂，7天左右斑痂自然脱落，并逐渐恢复正常。本品无副作用，可以放心使用（但要小心行事，不能点在正常皮肤上）。

荐方人： 湖南洞口县太平乡大万园艺场　杨晚生

黑　斑

黑斑又称"色斑"，多发生在面部，常见于女性，是一种严重影响人们美观并使人心烦的"病症"。

用鲜猪肝能够治愈因电石烧伤所留的黑色斑痕

有位青年女电焊工被乙炔（俗称"电石"）烧伤了脸部，治愈后脸上留下了一块块铜钱大小的黑色斑痕，虽无疼痛，却已损伤了面容。后来她听别人介绍：可将鲜猪肝切成薄片，贴于黑斑痕之上，干后取下，用鲜猪肝再贴可治愈。她照此重复贴三四次后，黑斑痕竟除，恢复了原来的容光。

用蝉蜕紫草煎服治颜面色素沉着10天可痊愈

配方及用法： 蝉蜕、紫草各30克，水煎服，1日1剂，早晚分服。

疗效： 7～10天痊愈。

引自： 《实用民间土单验秘方一千首》

痤疮（青春痘　粉刺　酒糟鼻）

痤疮是毛囊皮脂腺单位的一种慢性炎症性皮肤病，主要好发于青少年，对青少年的心理和社交影响很大，但青春期后往往能自然减轻或痊愈。临床表现以好发于面部的粉刺、丘疹、脓疱、结节等多形性皮损为特点。

我用本方治500余例青少年痤疮均收好效果

痤疮，多发于青少年的面部，令人苦恼。实践证明，要治疗此病，单靠外用药是不理想的。数年来，我本着清表先清内的原则，选用中药汤剂为500余名青少年痤疮患者治疗，收到良好效果。

配方及用法： 海浮石35克（先煎20分钟）、干枇杷叶15克、夏枯草15克、桑白皮、银花各12克、黄芩、黄连、甘草各5克，用水煎汁，一天内分3次服完。

百姓验证： 广西北流市三环集团公司邱勇强，男，20岁，工人。他来信说："我患青春痘已有3年，曾服用过医生给开的西药，使用过100多元钱的去痘露及洗面奶，治了1年多时间也未见明显效果。后来我用本条方治疗，还不到1个月青春痘就消失了，才花几十元钱。在治疗过程中，开始时没见多大变化，用上5剂药后青春痘逐渐减少了，大约服20剂药后，青春痘全部消失。"

荐方人： 河北磁县八里甫卫生室　辛宝贵

用本方治面部粉刺1剂可痊愈

配方及用法： 水银63克、大枫子80个、大枣50克、轻粉6克、胡桃仁56克，分别包好。先将大枫子砸碎，然后再加大枣、胡桃仁、水银进去，砸烂如泥，最后加入轻粉搅匀就行了。此药系剧毒品，严禁内服，必须严加保管。用时取出核桃大一块，用纱布包住擦面部，每日3～4次。如果药擦干了，另换一块继续擦，一般1剂可治好。

我用家传秘方"二石散"治酒糟鼻很有效

配方及用法： 生石膏、生石灰各等份，研细末过筛，用乳钵研匀装瓶备用。用时先将鼻头用清水洗净，然后视患处大小取药粉适量，加烧酒调成泥糊状，外敷患处，每日1次。一般连用2～3次后可痊愈，局部皮肤破溃者禁用。

百姓验证： 高某，男，25岁。患酒糟鼻3年，屡治无效，改用此方治疗3次痊愈，随访2年未见复发。

引自：《全国名老中医验方选集》

单药博落迥浸酒精涂患处也能治愈酒糟鼻

田某，男，40岁，患酒糟鼻已3年余，鼻部及周围严重充血，毛细血管明显扩张，毛囊孔扩大，伴有丘疹和硬块结节。药用博落迥50克研末浸于500毫升95%的酒精中，7日去渣涂抹患处，每日3次，连续治10天，结节变软，丘疹消失，红斑渐退，又连续治疗8天停药，追访1年未复发。

引自：《福建中医药》（1987年第1期）、《中医单药奇效真传》

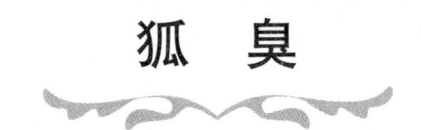

狐 臭

> 狐臭是指分泌的汗液有特殊的臭味或汗液经分解后产生臭味。臭汗症多见于多汗、汗液不易蒸发和大汗腺所在的部位，如腋窝、腹股沟、足部、肛周、外阴、脐窝及女性乳房下方等，以足部和腋窝臭汗症最为常见。

润肌皮肤膏治狐臭有根治效果

方法： 润肌皮肤膏（成药），每天往患处涂抹2～3次，将药尽量擦入毛孔内，直到皮肤感到疼痛时，药力才发挥作用。此时停止用药，过1星期后再用。

说明： 用药后3~4天，腋下出现疼痛，起水疱，并有黄水流出，更加疼痛，随后水疱会变干愈合。用中医的道理讲，当黄水流出，说明腋下汗腺组织已遭破坏。怕的是抹完药不疼不痒，毫无反应。

注意： 此药是中成药膏，能消斑、祛湿、润皮肤。主治酒糟鼻、蝴蝶斑、粉刺、白癜风、汗斑、脚气、风癣、钱癣等病，而对狐臭更有奇效。

引自： 1990年《健美杂志》

杨某用自尿治狐臭已10年未复发

杨某，15岁时开始感觉腋窝发臭，到20岁时狐臭严重，曾用多种方剂医治均无效。后经人介绍，采用自尿法，即取自己新鲜尿液涂擦于腋窝，2分钟后将腋窝用清水洗净即可，每日1~2次，连用4~5天便见效。此后10余年未见复发。

引自： 广西科技情报研究所《生命水治病100例》

我用古医方治愈了老同学的狐臭病

我有一位老同学，仪表堂堂，诚实耿直，酷爱文学，大学专攻中文，毕业不到2年，硕果累累，然而爱情上却屡遭挫折，姑娘对他皆敬而远之。其缘由皆因狐臭所致，老同学痛苦不堪。一日，忽来求助于我。我翻遍所存医书，先定两方，请老同学试用，不料果然灵验。

不久，老同学寻得佳偶。自然，我们皆大欢喜。今特将二方出处介绍如下，谨供需用者查考。

方一出于明代医学家方贤续《奇效良方》：治腋气用蒸饼一枚，劈作两片，掺密陀僧细末3克许，急挟在腋下，略睡少时，候冷弃之。如此一腋只用一半。清代褚人获《坚瓠集·广集·卷二》（见《清代笔记丛刊》，上海文明书局印行本）载此方："《真珠船》云：叶元方（人名）平生甘此疾，偶得此方，用一次，遂绝根，录之以传，愿天下人绝此病根。"

方二出自清代朱琰《陶说·卷二》（见《说库》五十三册，上海文明书局1915年版）：余得一方，既简便又极验。桂圆核6枚，胡椒27粒，共研细末。每觉有汗，用棉蘸药扑之，轻者药一料即断根。

百姓验证： 湖南衡阳医学院附属医院刘光华来信说："我妻子和女儿都患有狐臭，曾用过西施兰夏露和狐臭清，均不见效。由于一出汗就有狐臭气味，女儿的同学都远离她，不与她来往，女儿很苦恼。我采用本条方二为她们母女治疗，两人共用一料药，不到半个月时间，她们身上的狐臭味就没有了，至今也未复发。"

荐方人： 湖北黄州马家巷　南东求

用消痔灵治狐臭9例均获痊愈

治疗方法： 患者仰卧，手臂上举，术前腋窝皮肤剃毛，碘酒、酒精消毒后，用20毫升注射器，5号半皮试针头，吸取消痔灵药液（注：消痔灵注射液10毫升加2%普鲁卡因2毫升），注射于两侧腋窝区域的浅层皮下，使药液均匀地达到腋窝大汗腺分布区的皮下组织。注射完毕后再次消毒，轻揉局部半分钟，使药液分布均匀，然后覆盖无菌纱布，一般每次每侧注射量为15~20毫升。

疗效： 治疗9例均获痊愈。其中1次治愈者6例，2次治愈者3例。近期随访3年，未见复发。

荐方人： 陕西省蒲城县城关镇痔瘘医院　薛勇宏

三仙腋膏治狐臭效果甚佳

配方及用法： 红升丹、东丹、轻粉、硫黄、公丁香（比例12∶30∶18∶30∶10），共碾细混匀，加入热化后的凡士林调匀，制成三仙腋膏，装在有色瓶内备用。每次取饭粒大涂搽腋下，1日1次，连用10天。

百姓验证： 李某，男，37岁。重度狐臭10余年，曾用多种方法治疗效浅。用三仙腋膏治疗10次，腋下干燥，汗液减少，狐臭除。1年余未见复发。

荐方人： 四川省璧山县六塘乡卫生院　杨忠厚

我用碘酒辣椒治愈了邻居的狐臭

配方及用法： 将辣椒（朝天椒为佳）2~3个切成小段放于瓶内，再将

2%～2.5%的碘酊10毫升加入瓶内,密封摇荡后放置备用。若用量较大,可在100毫升同样浓度的碘酊中加入30个小段辣椒。用棉签（或棉球）饱蘸药液,充分涂擦腋窝,每日3次,连用7天为1疗程。

疗效：辽宁省朝阳市解放军234医院收治256例患者,用此方治疗均获痊愈,治愈率达100%。

百姓验证：黑龙江齐齐哈尔市电信局李再国,男,47岁,干部。他来信说："邻居患狐臭,我用本条方为他治疗,狐臭消失。"

引自：《实用西医验方》

我以洗必泰治狐臭10次可痊愈

洗必泰是一种表面皮肤消毒剂,可杀灭细菌,消除异味,是治疗狐臭的理想药物。

配方及用法：取洗必泰4克,加入75%酒精100毫升和适量的香水,摇匀。先用香皂和温水将局部清洗干净,然后用棉球将药液擦于患处。每次用药可保持7～10天,然后再重新擦洗。一般用药10次左右可使腋臭治愈,不再复发。药水只需配制一次,用瓶装并封好备用。

百姓验证：四川营山县城管局姚代树来信说："我用本条方治好几位狐臭患者。他们都说,用上药就没有臭味了。"

荐方人：江苏盐城　蒋忠

石灰调醋治腋臭1周可愈

方法：选用优质食醋,调入石灰粉,洗净患处拭干后涂敷,1日3次,约1周即可痊愈。（陈士起）

引自：1996年10月5日《晚晴报》

"芳草"牙膏配曲酒治狐臭5次可治愈

先将"芳草"牙膏与食用曲酒（品种不限）以3∶7比例配好（随用随配）,之后将患处洗净涂上混合液,觉得局部凉爽时即可（最好连涂几遍）。使用后患处出汗较多,必须频繁清洗。如果狐臭气再次产生时,应及时冲洗复治。一般连续使用5次可治愈。

荐方人：浙江龙泉市卫生防疫站　郭振东
引自：1997年第7期《农家科技》

用密陀僧饼治狐臭有效

配方及用法：密陀僧6克。先用面粉做成蒸饼（约1分厚），趁热将饼劈为两片，每片放入密陀僧6克，就热急夹于腋下，略卧片刻。药冷了温热，用数次后弃去，隔日再用上法治疗1次。

百姓验证：孙某，女，36岁，自幼腋下即有狐臭。经本法治疗1次，狐臭大减，隔日再用1次，狐臭基本消失。

引自：《中医杂志》(1964年第11期)、《单味中药治病大全》

鸡　眼

系足部皮肤局部长期受压和摩擦引起的局限性、圆锥状角质增生，俗称"肉刺"。长久站立和行走的人较易发生，摩擦和压迫是主要诱因。

用地骨皮红花粉治鸡眼5天见效不留疤痕

我手掌、脚指头尖，先后生有鸡眼，疼得手不能握东西，脚走路困难。《本草纲目》中有治鸡眼的方法，我依方照做后便治好了。

配方及用法：地骨皮、红花。将药晒干弄成面，用白酒调成稠糊状外敷，三五天鸡眼松软或开口，可以挑掉，不疼不出血，好后不留疤痕。

荐方人：河南唐河县老干部大学　张长金

复方五倍子软膏治鸡眼100例，有效率100%

主治：各类鸡眼。

配方及用法：五倍子、生石灰、石龙芮、樟脑、轻粉、血竭各等量，共研极细粉，用凡士林油膏调匀（可加温）成软膏即可。先用热水泡洗患部，待患部外皮变软后，用刀片仔细刮去鸡眼角质层，贴上剪有中心孔的胶布（露出鸡眼），敷上此药，再用另一块胶布贴在上面。每天换药1次，一般7~10次即愈。

疗效：经治100例，治愈93例，有效7例。

荐方人：河南商丘市铁路医院主任医师　赵德礼

引自：《当代中医师灵验奇方真传》

我用本方治鸡眼非常灵验

配方及用法：普鲁卡因1支，异丙嗪1支，混合在一起，每个鸡眼用1~1.5毫升。先用70%酒精消毒鸡眼处，然后从鸡眼中心进针5毫米深注药。用药后用70%酒精棉球压5~10分钟。

反应：注射当时有痛感，药注一半就不痛了。

效果：打针准确一次就好，自然软化。如过20天不好，可重复一次。

百姓验证：新疆乌鲁木齐市三建公司朱义臣，男，72岁，离休医师。他来信说："邻居董桂秀、龚春华二人均患脚鸡眼病，鸡眼有黄豆粒大，不能穿皮鞋。我用本条方为她们治疗，仅2次鸡眼就消失了，没留一点痕迹。"

荐方人：河南偃师李村乡　董顺太

我用豆腐片贴鸡眼几日便可连根拔除

方法：晚上洗脚后，用一块厚1厘米的豆腐片贴于鸡眼处，再用塑料布包好，次日晨拿掉豆腐，清洗患处，连续几天便可治好。

百姓验证：辽宁鞍山化工厂陈雷的母亲患脚鸡眼，走路十分疼痛，贴了许多鸡眼膏也不见效。用此方几天，便见到了效果，走路时脚不疼了，鸡眼也连根拔除了。

用消毒后的缝衣针刺鸡眼中心几天后就可脱落

方法：取缝衣针（最好是中医用的三棱针）1根，消毒后对准鸡眼中心扎进去，深度以出血为度，拔出针后挤出一点血，几天后鸡眼便会自行脱落。

百姓验证：河北省唐山市丰润区卫生院赵士良，男，62岁，医生。他来信说："村民黄维南患有脚鸡眼，走路很痛，我用本条方为他治疗，仅1次鸡眼就自行脱落了。"

活蝼蛄加艾条治鸡眼很有效

配方及用法：活蝼蛄（俗称"土狗"）、青艾条或香烟。患处做常规消毒，用手术刀割除鸡眼表面粗糙角质层，以不出血或稍见血为宜，接着取活蝼蛄剪去其嘴，以其吐的涎汁浸润鸡眼。然后用点燃的艾条或香烟熏其部位，待烘干后包扎，1日1次，3次见效。

百姓验证：王某，女，53岁。1984年3月诊，足底生鸡眼已10余个，影响走路和劳动。曾用市售"鸡眼膏"贴敷无效，后又进行割治，不久又复发，比原来更大，行路时疼如钉刺。检查见右足跟中心有一圆形角质增生性的硬结，如小扣大，突出皮面，触之坚硬，压痛明显，诊断为鸡眼。使用本法治疗5天后痊愈。随访1年余，未见复发。

荐方人：江苏泰州市　夏晓川

引自：《当代中医师灵验奇方真传》

一老妇患鸡眼5年余，用艾炷灸1周鸡眼自行脱落

黄某，女，62岁。右趾内侧长鸡眼已5年余，用多种方法医治，均未见好转。后来取一块1.5厘米×1.5厘米的胶布，中间剪一与鸡眼大小相同的孔，将胶布套贴于鸡眼上，用与鸡眼大小相等的艾炷在局部直接点燃施灸，连续施灸2～3壮，直至局部焦黑。连灸2天。第二次灸后疼痛明显缓解，1周后鸡眼脱落，疼痛消失痊愈。

灸法：艾炷灸，病人取俯卧位，足背伸直，足掌向上，暴露鸡眼，局部用中间留一孔（略大于鸡眼）的胶布一块套在鸡眼上贴好，再用略小于鸡眼的艾炷置于鸡眼上施灸，待艾炷全部燃尽后，去除艾灰，再换艾炷施灸。每次4～5壮，以鸡眼呈现焦枯状态为度。施灸时略有灼痛感，可用手在周围轻轻拍打，减轻疼痛。一般5日后焦枯的鸡眼与周围组织会有明显分界线，此时用小刀或镊子沿焦枯鸡眼与周围组织稍加剥离鸡眼即可脱落，然后用消毒纱布敷盖患处，并以胶布固定，20天左右就能痊愈。如第

一次灸后仍不易剥离者,可再施灸1次。

百姓验证:福建福清市南门深巷青云64号李金祥,男,63岁,教师。他来信说:"我校江老师的爱人爬高搞卫生时,一不小心从梯子上滑了下来,脚后跟碰到地上比较坚硬的石头上,不能走路,在农场医院治疗很长时间,脚仍然不敢着地。我爱人让她用本条方治疗,仅几次脚就不痛了,可以走路了。"

我用蜈蚣粉外涂治鸡眼3日后全部脱落

方法:洗脚后刮去鸡眼老皮,把蜈蚣1条放在瓦片上焙干,研末涂患处,用胶布固定,3日后鸡眼便可脱落。

百姓验证:吉林汪清县烟叶住宅65号孙冀来信说:"我孙子脚上长满了鸡眼,各种鸡眼膏都用过,均无效。我用本条方为他治疗半个月后,鸡眼全部脱落,仅花10元钱。"

荐方人:河南省新郑市观音寺乡　杨国全

尿素贴鸡眼顶几天后可治愈

方法:尿素贴鸡眼顶,胶布固定,2天换1次,治愈为止。

荐方人:内蒙古通辽市开鲁县幸福乡幸福村　王海英

用食盐浸泡乌梅治鸡眼疗效显著

方法:取乌梅3~5枚,用好醋加少量食盐浸泡5~7天,剥乌梅肉捣成糊状制成"乌梅膏",敷患处,外用胶布固牢,4天一换,最多4次,鸡眼定能脱落并不复发。

注意:敷"乌梅膏"之前先洗净患处,每次换药时将鸡眼周围翻出的"刺"拔掉。特别要注意鸡眼中心的"黑刺",连根拔掉即为痊愈,无须再敷。此法简便易行,疗效显著。(王玉春)

引自:1996年第4期《中国老年杂志》

紫皮大蒜、葱头治鸡眼有效

配方及用法:紫皮大蒜1头,葱头1个。把大蒜和生葱压碎如泥,再加

皮肤外科疾病

入酸醋调匀（必须在临用时配制），用药前先在患处做常规消毒，用利刀割除鸡眼表面粗糙角质层，以不出血或刚出血为度。接着用盐水（温开水200毫升加生盐5克）浸泡20分钟，使真皮软化，以发挥药物的更大作用。然后用布抹干，取蒜葱泥塞满切口，用消毒纱布、绷带和胶布包好即可。每天或隔天换药1次。一般5~7天即愈。

疗效： 治疗20多例，有些鸡眼大如枣，患病达10年之久，均获良效，未见复发。

引自： 1979年第2期《新中医》、1981年广西中医学院《广西中医药》增刊

脚鸡眼涂松节油能自然脱落

如果脚长鸡眼，可用柔软之棉布涂上松节油后，再将其贴于患处。如此每天换2次，数天之后，鸡眼自会脱落。

引自： 陕西人民教育出版社《中国秘术大观》

连吃5天黄豆芽可使鸡眼自然脱落

配方及用法： 每餐用黄豆芽250克，不吃其他食物，一连吃5天不间断，鸡眼自然脱落。

荐方人： 广东阳江市　侯世鸿

引自： 广西医学情报研究所《医学文选》

秃疮

秃疮又名白秃疮，俗称白鬎鬁（音辣利）。生在头上，初起白痂，瘙痒难忍，蔓延成片，久则发枯脱落，形成秃斑，但愈后毛发常可再生。多由不洁的理发工具或梳、帽等传染而致。本病类于白癣。

单味苦楝子油膏治秃疮可生新发

一位姓何的女青年，22岁，1963年2月就诊，患者秃疮蔓延整个头皮，融合成片，结有黄色厚痂，除头的边缘有一圈长发外，其余都脱光。检查时，秽气四溢。当即用药棉浸高锰酸钾水洗头，边洗边剥厚痂，然后又换矾水浸洗，直至厚痂剥尽，露出淡红色头皮。再用单味苦楝子焙焦研末，与熟猪油等份调和制成苦楝子油膏搽头皮，嘱其回家，每日换洗1次。治疗40天后，即告痊愈，并生新发。

说明：苦楝子即川楝子。

引自：《江苏中医》（1966年第1期）、《中医单药奇效真传》

苦树皮蛋黄油治秃疮有好效果

河北安国县农民张某，男，4岁时患秃疮，用中西药不能治愈。于是取苦树皮30克，鸡蛋黄12个。先把鸡蛋煮熟，取其黄，置铁勺内火煎出油，去渣，将苦树皮研细末，加入蛋黄油内调匀。把患者头发剃去，白开水洗净，然后抹此药，1日换药1次，经用十二三次即愈，亦无瘢痕及秃发的后果。

引自：《中医验方汇选》、《中医单药奇效真传》

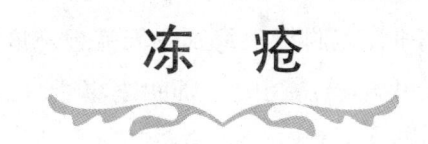

冻 疮

冻疮常见于冬季，由于气候寒冷引起的局部皮肤反复红斑、肿胀性损害，严重者可出现水疱、溃疡，病程缓慢，气候转暖后自愈，易复发。

我根治冻疮的最佳方法

冻疮是冬季常见病。我通过长期实践，摸索出一种能根治冻疮的方法。

配方及用法： 取西药注射剂6542（即盐酸山莨菪碱注射液）1~2支，倒入瓶装十滴水（用20毫升瓶装的）中，轻症倒入1支，重症倒入2支，摇匀。涂擦在患部，一天数次。轻者1瓶，重者2瓶即可治愈，愈后不易复发。（龙中伟）

百姓验证： 四川资阳市丰裕镇王清河，男，60岁。他来信说："我的冻疮已有50多年的历史了，年年冬春都发病。1997年冬天我用本条方治疗几次就好了，只花几元钱。这几年一直未复发。"

引自：《老年健康报》

"6542"配雪花膏治冻疮疗效显著

取"6542"30毫克，雪花膏50毫克，将二者掺到一起调匀后，外涂于冻伤之处，每日3次。一般冻伤涂此药4~7天即可痊愈。如果患处局部感染（或化脓）时，除了继续涂抹此药外，还需配以红霉素软膏外涂。

此药经我多年验证，疗效显著。但在涂药之前，须先将冻伤处用清温水或淡盐水洗净、揩干。（李翠英）

引自： 1996年12月2日《家庭医生报》

我根治冻疮的妙法绝招是用芝麻花擦

我是内科主治医师，从医36年，已于1996年6月年满60岁退休。记得30多年前我在江苏盐城中学时，两脚后跟每到冬天就患冻疮，许多方法都用上，可就是不能根除。当时中学有位历史老师叫李卓斋，已70多岁的高龄。见我害冻疮非常痛苦，就对我说："我教你一治冻疮的绝招，保证永不复发。"

他说："冻疮一般都有固定部位，今年害在什么地方，明年大体还在什么地方，要记住冬病夏治。夏天是芝麻花盛开的季节，当六月正午时，用芝麻花使劲擦患冻疮的部位，连擦3个中午，包你永不复发。每次以见到针尖大血珠为度。一定要咬紧牙关，忍受痛苦连擦3天。"我把他的话牢牢记住。夏天到了，我照他说的去做了，连擦了3个中午。再到冬天，我有意光着脚不穿袜子，冻疮未再复发。后来每遇有冻疮病人，我都用此方治疗，疗效达100%。

荐方人： 江苏响水县灌东医院　蒯本贵

我的冻疮是用大蒜治好的

配方及用法：取大蒜2～4瓣（视冻疮面积大小），将其放入灰火中烧熟（无硬芯，不要烧焦），然后去皮，用其蒜肉涂擦冻面，有消炎、止痒、活血功能。每天3～4次，一般1周即可痊愈。痊愈后注意保养，复发率极低。

我的冻疮就是用此方治好的，至今已4年未复发。

荐方人：黑龙江安达市文化乡大众村6组　尹长清

冬瓜皮茄子秧治冻疮能收立竿见影功效

数九寒天，在室外作业的人难免手足冻伤。一旦冻伤，重者起疱流水，轻者红肿，奇痒难当。一旦家人或自己或朋友遇到上述情况，请速去药店购买冬瓜皮100克，茄子秧100克，煎水洗患处，可收到立竿见影之功效。

注：溃破者不能用此方。（中医师　李树贵）

用卤水治冻疮效果更好

配方及用法：取60～70克卤水，盛入缸子里，用火炉加热至70～80℃，并保持这一温度，然后用棉球蘸取反复涂于患处，直至用尽了卤水为止。每天2次，坚持2～3天，冻伤处一般均可恢复，而后不易再被冻坏。

注：皮肤因冻溃破了的禁用。（李继祥）

引自：《中国保健报》

我年年犯的冻疮用活血止痛膏治好了

我的手脚患有习惯性冻疮，每年只要到10月下旬天气一转凉就犯。去年，冻疮刚起时，我考虑产生冻疮的主要原因是体质弱、血液循环不好，于是，便在那个冻疮初起的部位贴上一块活血止痛膏，并尽量保持干燥。结果，到最冷的天气时，冻疮反而好了。（宋元智）

引自：1996年9月25日《安徽老年报》

我的冻疮用痔疮膏治愈了

我肢端血液循环不好，每年冬季手足必发冻疮，红肿处又痛又痒，深

皮肤外科疾病

受其苦。

后来我看到一则验方，谓用热水冲泡辣椒涂敷患处可治冻疮。但由于我对辣椒心有余悸而并未启用此方，不过，此方倒是提醒了我。我想，用热水冲泡辣椒治冻疮，热水、辣椒均为刺激血液循环之物理因素，而马应龙痔疮膏，连痔疮都可医得，其活血、去腐生新足可治冻疮。于是，我便用家中的马应龙痔疮膏每日涂抹患处2次。初时并无特殊感觉，但10日之后，手足冻疮居然痊愈，且待陈皮脱落后不留痕迹。

此方治病无痛苦，见效快，经济方便，可供冻疮患者一试。（李学波）

我用山楂糖治冻疮效果很好

我退休前是商店的营业员，负责卖菜。每逢秋冬季节，无论天气多冷，一忙就是半天，直到把菜卖完才算完事。不知什么时候把左脚小趾冻伤，当时红肿疼痛，以后每年冬天冷的时候，患处发痒发红。

去年我在公园听一位老同志告诉我：用5个大山楂烧熟去核加白糖，用蒜臼子砸（边砸边加白糖）成黏稠糊状，摊在布上敷于患处，三四天换1次，连敷3剂。我用过之后红肿消退，也不痒了。有破溃处不宜用此方。（刘桂荣）

我的冻疮是用鲜姜治好的

冻疮红肿未破皮者，用鲜生姜一片，搽患处，每次5~10分钟，1日2次。

去年冬季我手上生冻疮，只搽2次痊愈。

荐方人： 浙江省长兴县新塘乡　王胜华

大白萝卜治冻疮几天可愈

配方及用法： 大白萝卜1个，麻油适量。在白萝卜中间挖一个凹，倒入麻油，放火上烤至油沸，趁热用油涂擦患处，1日2次，几天后即见效。

百姓验证： 李纪从患冻疮，用此方1周而愈。

荐方人： 河南宜阳县赵堡乡文化站　李纪从

肛肠外科疾病

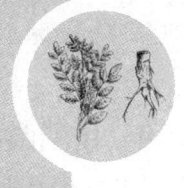

各类型痔疮

> 痔（俗称痔疮）是一种位于肛门部位的常见疾病，任何年龄都可发病，但随着年龄增长，发病率逐渐增高。在我国，痔是最常见的肛肠疾病，素有"十男九痔"、"十女十痔"的说法。在美国，痔的发病率约为5%。

我好友患痔疮只用1个猪苦胆就治愈了

我的一位好友，20年前患有严重的痔疮病，多方医治均无明显效果。后来，别人告诉他猪苦胆治痔疮有特效。他按照别人介绍的方法，只用了1个猪苦胆就痊愈了，而且20年来从未复发过。此法简便易行：取猪苦胆1个，将胆汁倒在碗里，一次喝下或者对浓白糖水一起喝均可。若1个不愈，再喝第2个。

注：服此药泻肚者是过敏，不可再用。

百姓验证：云南西盟县粮食局李世云，男，57岁，公务员。他来信说："我爱人患有痔疮，有一次突然发作，大便下血很多。我让她服用1个猪苦胆汁，即血止痛消，痔疮全好了，再也没有复发过。我后来又用此条方给两个同事治疗，他们的痔疮也都治好了。"

荐方人：河南省驻马店离休干部　张焕宇

我患痔疮20多年，用醋酸氟轻松软膏10克便治愈

我是从事教育工作的，患痔疮有20多年之久，严重时出血甚多。吃槐角丸虽有效，就是不能根除。有人给我介绍"醋酸氟轻松软膏"，仅用10克就治好了我20多年的痔疮。我外孙女也是这样治好的。至今已6年多，从没犯过。

用法：3天用1次药。用时可于当天夜晚睡前用开水加少许盐洗浴肛

门半个小时。睡时将药瓶口塞进肛门内挤药膏（一瓶药膏用3～4次），再用卫生纸贴住肛门，用食、中指揉肛门5分钟或200次，翻身换手再揉200次。一般用3～4支醋酸氟轻松软膏即可。

百姓验证： 湖北武汉市青山区红卫路杨永珍，女，66岁，退休。她来信说："我患痔疮30多年，发病时痛痒，并有小手指大的两个痔核喷射出血，需快便才不喷血。我还患便秘，大便硬结便不出，蹲的时间稍长，肛门既便血又喷血，非常难受。便秘好一些时，又泻肚，而后又是便血和喷血，就这样反反复复久治不愈。打过痔核针，用过多种痔疮药，均不见效果。后来用本条方自治，经过3次擦用，感到肛门轻松，大便快、不泻肚，2个痔核也消失了。我还发现，此条方不仅能治痔疮，而且还帮助我减肥。"

荐方人： 河南省孟津县横水镇　韩志笃

我患混合痔4年连服5剂中药痊愈

4年前，我患了混合痔，经常便秘，上厕所少则10分钟，多则半个多小时，十分难受。于是，常服用牛黄上清丸，非常麻烦。前年，一位同事告诉我，说她是用中药验方治好了痔疮，要我试试看。后来，我连续服了5剂中药，痔疮就逐渐痊愈了。

配方及用法： 地榆30克，蒲公英30克，地龙15克，当归9克，丹皮9克，甘草9克，大黄9克，连翘9克，槐米12克。将上药装入陶瓷罐内，先用凉水浸没并泡半小时后，用大火煮开，后降至微火煎煮20～25分钟。而后，用纱布滤出药汁入碗，再在药罐内加入适量凉水煮沸30分钟，将两次药汁混合在一起待服。每日1剂，上、下午各服1次。一般服用4～5剂中药，即有明显疗效。（罗茂莲）

引自： 1996年10月29日《家庭保健报》

我20多年的痔疮滴血竟用葡萄糖水一盅而根治

你有痔疮吗？常为大便时痔疮出血而烦恼吗？不用着急，只需糖水一盅，就可解除你的烦恼，不妨试试。我已年近花甲，年轻时就患上痔疮。20多年来，常常大便时痔疮出血。近2年更为严重，每次大便都出很多血，卫生纸得用上好几块。失血引起心情紧张，头昏目眩，打针服药效果甚微。一次，我去校医务室找医生诊治，他不让我服药，只叫我喝葡萄糖水，说是保证令我满意。我半信半疑按照他的意见办了，果见奇效。

方法： 每日早晚空腹喝一盅葡萄糖水，浓度以2汤匙糖拌大半茶盅温开水为宜。坚持喝3~5日，方能见效。

我在见效后，又继续按上述用量将1袋（500克）葡萄糖用完，至今已3个多月未复发。即使便秘数日，便结如硬土，也未见一滴血。（丝佳）

百姓验证： 贵州纳雍县饲料厂李元发，男，52岁，工人。他来信说："我患痔疮已有几年了，常常大便出血，烦恼不堪。按本条方治疗，并每次便后清洗肛门，痔疮完全好了，至今已有2年多未复发。"

我服醋蛋液治好了内外混合痔疮病

我是去年10月份开始服用醋蛋液的，用的醋是瓶装山西老陈醋，到现在我已服了15个醋蛋液。我有轻度脑血管硬化，有时头晕。我还患有较为严重的痔疮（外痔为主，也有内痔）。几年来，每天大便后都或多或少有血。长期用化栓和化痔膏，亦只能暂时缓解一下。见报上介绍醋蛋液治病后，我抱着保健的想法开始服用，喝醋蛋液后，头晕见好。奇怪的是，我的痔疮大为好转，到现在1个多月，大便时一点血也没有，痔疮痊愈了！我非常高兴。

我的痔疮是用无花果熏洗治愈的

我多年患有痔疮，试用无花果洗4次即愈，至今仍未复发。后来又将此方传于亲戚邻居十余人，均治愈。

配方及用法： 采鲜无花果7~10枚，用清水洗净，放入1~1.5千克水中煎煮。煮沸15分钟后置肛门下，先熏患部，待药液温度降至适宜后，再用药棉洗病发处，每次熏洗30~40分钟，每日1次。（邓俊萍）

引自：《健康杂志》

我患混合痔用獾油治5次痊愈

去年春天，我的痔疮病复发，苦不堪言，亲家告诉我用獾油治疗此病效果很好。我试治5次后，内外混合痔疮果然获愈，至今1年多，病未再犯。

配方及用法：将肥獾肉炼油，装瓶备用。使用时，将獾油放入铁汤匙内温化，然后取一棉球放入油内蘸湿，塞入肛门内；外痔涂抹亦可，每日1次，轻则2次可愈。

荐方人：陕西宝鸡氮肥厂老干办　王瑞生

我多年的痔疮用地锦草大蒜辫治愈

我患痔疮多年，严重时大便血流不止，虽用过一些药物，但疗效甚微。偶然的机会，朋友介绍一则偏方，仅治疗2次，现已痊愈。此方经一些患者使用，亦收到良好效果。

配方及用法：地锦草干品20克或鲜品200克，加大蒜瓣一个，放在盆内加水没过草药，煮沸10分钟后，用热气熏患处，待药液变温后用其洗患处。下次使用时将药液加热，方法如前。每日早晚各熏洗1次，连续使用3～5天，即可收到明显疗效。

百姓验证：湖北武穴市花桥镇水利站陈志宽来信说："陈巷村陈号和何楚雄均患痔疮多年，无钱去医院治疗，我用本条方仅几次就为他们治好了。"

注：大蒜辫即弃掉蒜头用大蒜茎、叶编成的辫。

荐方人：陕西渭南市计委　曹雄

我的挚友老高用本方治好了多年的痔疮

我的挚友老高患痔疮病多年，多方求医治疗，始终未有明显效果。最近，我去他家做客，老高却喜形于色地主动告诉我说他的痔疮病好了。他介绍说："我有位部队的战友用偏方治好了痔疮，我用了这个偏方以后果真很灵，几个月过去了，一点疼痛的感觉都没有了。"

方法：500毫升黄酒，50克花椒，混合在一起浸泡7天以后开始饮用，每天喝上一盅或两盅均可，如有酒量多喝点也无妨。有的喝500毫升花椒酒就好了，如不痊愈再往泡过的花椒里续500毫升黄酒接着喝就可以。

（刘绍臣）

百姓验证：浙江武义县熟溪街道唐日珍，男，62岁。他来信说："我儿子患痔疮多年，治疗好转后又复发，而且疼痛难忍。后来我用本条方为他治疗，晚上用药，第二天早上就不再疼痛了，又继续服用一段时间后痊愈。"

引自：1997年8月8日《家庭保健报》

本方治内外痔极为有效

痔疮为常见病，但目前尚无特效药物和方法医治，给人们带来很大的痛苦。特别是有些经手术或注射疗法治疗过的病人，复发后的痛苦更为严重。我先后花了十多年时间，探索出一治疗内外混合痔的经验方，疗效极为显著，特献给广大读者。

配方及用法：北芪、地榆、当归、金银花各10克，黄芩、酒军（后下）、防风、桃仁、苍术各6克，升麻2克，皂角子14个，甘草3克。上药水煎服，每日1剂，连服6剂。如服药后大便变稀乃药效所致，不必处理。如在服药期间注意少吃辛辣刺激、煎炒油炸之品，则效尤显。

荐方人：广东揭阳市揭东区地都镇土尾　陈济生

我是这样治好痔疮的

我患了几年的痔疮，经常便痛便血。前些年因外痔发作，先后两次进医院动手术，尽管增加了不少麻烦，但总算外痔治愈。没想到去年10月开始发现大便又带血，且在肛内微有痛感，接着是便痛加剧、便血增多。原欲到医院再次手术，又觉得麻烦，于是我就抱着试试看的想法，依据姜占先医师的献方和我在医院治疗的切身体会，采取自我疗法，结果收到了出乎意料的奇效。现把我的自我疗法作一介绍，供同病患者一试。

（1）备足药料：乳香10克，没药10克，冰片2克，凡士林10克，黑木耳250克。

（2）先将乳香、没药、冰片共研成细末，再将凡士林加热融化成液体，降温后，倒入药末搅拌均匀，制成糊状药膏。

（3）清洗肛门。每天便后用温水加入适量洁尔阴（药店有售）或浓茶盐水浸泡肛门约15分钟，然后用手清洗肛门。

（4）送药入肛内。先洗手并擦干，再取脱脂棉把药膏包成直径2厘米左右的膏丸，然后侧卧床上，用右手食指将药膏丸送入肛内。一般每天换药1次，或根据大便次数换药。

（5）炖吃黑木耳。买黑木耳250克，均分成8包，每天取1包，发胀、淘净后加点猪排骨文火炖2小时以上，放入少许食盐调味，每天晚上一次吃完，连续炖吃。

经过采用外敷内服、药疗与食疗的自我疗法，疗效神速，日见好转，便痛、便血也逐渐减轻，到第7天已经痊愈。

荐方人： 福建龙岩市　王仁高

我患20年的混合痔用提肛法彻底治愈

我年轻时患内外混合痔达20年之久。1976年见《体育报》登载"提肛疗法"，我便试习之，见疗效。半年后，经肛肠科医生检查已痊愈。凡接受我推荐此法的患者，亦收疗效。

方法： 提肛就是收缩肛门和周围肌肉。一收一放为一次，初练可做二三十次，循序渐进，逐步增加到六七十次，每天2遍。

荐方人： 贵州铜仁市政协　傅顺章

我老伴用"四注意"法治好严重的痔疮

前几年，老伴的痔疮十分严重。经过我多方面拜访求教，做到了"四注意"，痔疮未再犯。

一是温水洗：每天早晚用温水洗患处，痔疮严重时，温水里面加少许硼酸或盐。二是勤换内衣：不论是春夏秋冬，内衣每天要换洗一次。三是忌食刺激性强的食物：如不饮酒、不吃辣椒等。四是勿过度疲劳：痔疮严重时白天多躺着休息，切记不要久站久坐，不要做繁重的家务活，更不要熬夜，保证休息好。

百姓验证： 河北永年二中侯健，男，40岁。他来信说："我爱人患痔疮，我用本条方为她治愈。"

荐方人： 河南潢川县机场新区49号　毕鼎铭

用乙字汤可治愈痔疮

配方及用法： 大黄1克，柴胡5克，升麻1.5克，甘草2克，黄芩3克，当归6克。每日1剂。

疗效： 本方为日本原南阳氏治疗各种痔疮的良效验方。我曾先后用本方治疗各种痔病10余例，一般服药5～10剂，即可收到止痛止血、痔核逐渐内收之效。

百姓验证： 樊某，52岁。患痔疾已逾10年，发作时疼痛流血。西医诊为混合痔。半年前其叔患内痔疼痛流血，在我院以乙字汤治疗收效，由其叔介绍来诊。诊见其形体羸瘦，面色苍黑；舌周色赤，苔黄厚；痔核脱出，疼痛不止，大便干燥，血随便出；脉沉弦缓，略现涩象。证属热毒郁结，血行壅滞。治宜清热解毒，活血止痛。用乙字汤变量服之。处方：当归18克，柴胡15克，黄芩9克，升麻6克，甘草12克，大黄9克（后下）。1剂未尽，大便通畅，痛缓血止。次日将大黄减为3克，续服2剂后疼痛全止，脱出之痔核亦逐日内收。1年来，仅因负重劳作而复发过1次，再服本方后仍迅速收效。

体会： 本方除当归和血，有改善血行不畅和止痛效果外，其余皆为清热泻火解毒之品。愈后若能戒酒及忌食辛辣，避免久立、过重劳动，则不易再发。原方谓"须依大便是否通畅而加减大黄用量。若加大大黄用量后，肛门部有压迫感、不快感时，可除去大黄"。

荐方人： 云南省光明磷矿医务所　万揆一

引自： 1979年第4期《新中医》

蜀葵花酒治痔疮有独特疗效

配方及用法： 紫色蜀葵花（于夏秋季节采花，置阴凉通风处阴干）4克，白酒500毫升。将紫色蜀葵花放入白酒中，密封浸泡6小时后备用，每次空腹服20毫升。

疗效： 治疗各种痔疮394例，治愈289例，好转105例，总有效率100%。

引自： 《中国肛肠病杂志》（1989年第1期）、《单味中药治病大全》

用消痔粉治痔疮500例均有显效

主治： 内痔、外痔、混合痔。

配方及用法： 樟脑30克，冰片25克，枯矾20克，三七粉25克。上药分别研成细粉，过100目筛，混合均匀，装瓶密封备用。患者取膝肘卧位，增加腹压暴露痔核，以药匙提取药粉0.5～1.0克，均匀撒在清洗后的痔核及其周围黏膜、皮肤上。高位内痔可应用肛镜，然后以无菌纱布覆盖患处，轻揉送回痔核，胶布固定。每日1次，7日为1疗程，可连用3～5疗程。

疗效： 治疗各类各型痔核500例，治愈（内痔痔核消失无血便，外痔痔核消失无肛痛，混合痔痔核消失无症状）439例，显效（体征明显缩小无症状）47例，好转14例。

荐方人： 辽宁省岫岩县第五人民医院院长　王希晟

引自： 《当代中医师灵验奇方真传》

用消肿止痛膏治外痔3～6天可愈

主治： 外痔。

配方及用法： 黄连、大黄、黄柏各10克，五倍子30克，冰片3克。将黄连、黄柏、大黄、五倍子共为细粉过100目筛，再加入冰片，每10克药粉加凡士林30克，香油10克调成膏剂，并视痔核大小敷于痔顶端。每日换药1次，6天为1疗程。用药期间嘱其忌酒及刺激性食物。

疗效： 治疗患者256例，治愈244例，有效12例。用药1～2天，即可肿消痛止，3～6天痊愈。随访1～2年，复发率在5%以下。

荐方人： 陕西省千阳县中医院中医师　张锁成

引自： 《当代中医师灵验奇方真传》

无花果治痔疮效果确实好

配方及用法： 取无花果叶8～10片，无花果10枚，放入锅中加水2000毫升，文火煎好后，捞出果实，将药液倒入干净盆中，趁热先熏后洗患部。同时食用煮熟的无花果5枚，每日2次，连用7天，对治疗痔疮肿痛、出血效果极好。（吴里平）

引自：1997年6月19日《老年报》

单用蒲公英能治愈痔核脱出

李某，男，34岁，反复便血伴痔核脱出近8年。此次因过食辛辣，致便时滴血，痔核脱出不能回纳，肛门胀痛而来诊。检查见：肛门环形痔核脱出，手托不能回纳，表面分泌物较多，且见两处出血点。诊断为内痔嵌顿并感染。方用蒲公英100克，水煎服，每日1剂；另取蒲公英500克，水煎熏洗。1天后血止，渗出物减少，手托可回纳。3天后症状消失，一般情况良好。随访至今已半年，未再复发。

引自：《陕西中医》（1987年第8期）、《中医单药奇效真传》

用痔疮散药方治痔疮效果很好

配方及用法：单味药——全虫。全虫具有攻坚破积，活血化淤，宣风泄热的功效。用时，一次投入量不限，首先将晾干的全虫身、尾、足分开，分别放在瓦或瓷容器内，加热炙焙，温度控制在60度左右，并不停地翻动。虫身焙20分钟，虫尾焙15分钟，虫足焙10分钟。焙好的全虫身、尾、足应呈微黄色，再把焙干后的全虫身、尾、足混合研成粉末，即成为痔疮散。也可以将痔疮散加工成痔疮丸，加工方法：把蜂蜜加热到100℃，再凉到30℃左右，再把焙好的全虫身、尾、足混合后研成的粉末加入蜂蜜中，搅拌，蜂蜜和粉末的比例以能搓、挤成丸为合适，所制成的痔疮丸以每丸含全虫粉末5克为宜。每天可服5克，1~2次服完。

本药特点：对于内痔、外痔、混合痔均有效，是疗效较好的口服药，可根除病灶，服用方便。

百姓验证：一农民，男，46岁。1984年秋，因受凉潮湿而患病。症状：肛门灼热，便时血多，疼痛难忍，脉洪数，舌苔红燥，肛门周围红肿，有黏液分泌物，痔核突出肛门外。诊断：外痔。经服用全虫散30剂，痔疮消失。

服柿饼粉治痔疮出血很有效

《医门秘录》一书中，有如下的记载："从前有个叫钊的人，因痔疮出很多血，非常烦恼。有一次又因出血过多，导致贫血。正在头晕之时，伯父来访，看到他那种情形，立刻将吊在屋檐下的柿饼，连蒂一起烧黑，再磨成粉末，以水溶解后让其服用。每次3克，吃2次之后，出血停止。"

在三国时代的《魏晋医学集录》也载有："因便过硬致肛门出血时，将柿子用水煮成糊状，每日服2次，必可止血。"

引自：哈尔滨出版社《珍藏男子回春秘诀》

用单药狼毒已治愈多个痔疮患者

配方及用法：将狼毒（俗称洋铁叶子）4~5根，用水煮30分钟，药水倒入敞口容器中，人坐其上，用其热气熏肛门10天左右。用此方已治愈多人，效果极佳。

荐方人：辽宁盘锦市辽河化工总厂贸易总公司　金桂芝

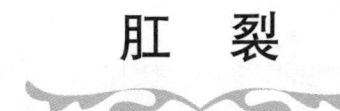

肛　裂

肛是肛管，裂是裂开，肛裂是消化道出口从齿线到肛缘这段最窄的肛管组织表面裂开，反复不愈的一种疾病。肛裂最常见的部位是肛门的前后正中，以前正中为多。

我以盐水和胰岛素治肛裂是百治百愈

配方及用法：用生理盐水和胰岛素按10∶8的比例配成溶液。用上液清洗肛门，每日或隔日在肛裂处喷洒或敷上此溶液。

疗效：用此法治疗肛裂61例，3~4次即可痊愈。

百姓验证：江苏响水县灌东小区蒯本贵，男，65岁，退休医师。他来信说："我用本条方治疗3名肛裂病人，很快治愈。"

引自：《实用西医验方》

肛疾一味消治肛门病300多例,有效率100%

主治: 肛窦炎、肛乳头炎、肛周炎、肛周脓肿、肛瘘发炎、肛裂、内痔嵌顿、炎性外痔、混合痔肿痛、血栓性外痔等。

配方及用法: 鲜崩大碗适量。先将崩大碗及捣药用的器具洗净,再用开水冲洗一遍,后将崩大碗捣烂榨汁,弃渣用汁,用棉片蘸取药汁敷于肛门患处,并用尼龙薄膜覆盖,胶布或丁字带固定。每天换药2~3次,5天为1疗程。

疗效: 治疗肛门疾病300多例,发病早期用药1个疗程痊愈,绝大多数患者在1周内治愈,有效率100%。

按语: 崩大碗又名"积雪草",具有清热祛湿,祛淤消肿,凉血止痛之功效。

荐方人: 广东省新丰县中医院肛肠科主任　潘希望

引自:《当代中医师灵验奇方真传》

肛裂简易疗法

肛裂是一种较常见的疾病,多由大便秘结,排便用力猛损伤肛管,继之细菌感染而形成。为解除患者病痛之苦,现介绍一种治疗肛裂的简易方法。

在肛裂发作期间,患者先用稀释后的PP粉或0.1%新洁尔灭溶液清洗肛门,再将适量红霉素软膏挤在纱布上,用手揉进肛门即可。每日2次,大便后需加用1次。一般1周后,肛裂即可治愈。

引自: 1997年4月16日《辽宁老年报》

单药白芨膏治肛裂效果好

取白芨200克置铝锅内,放入适量的清水(约药物体积的3倍),在煤炉上煮沸,待药汁呈黏稠状时,将白芨滤出,用文火将药汁浓缩至糊状,离火,再用煮沸去沫的蜂蜜50克,对在一起搅拌均匀,待冷后放入膏缸内即成。患者于每日大便后用温水坐浴,取侧卧位,再用1:1000新洁尔灭溶液清洗肛门及裂口处,用小药签将白芨膏涂在患处,盖敷料,胶布固定，每天换药1次。如有便秘情况还需服用通便润肠药物纠正便秘。

疗效： 先后用白芨膏治疗50例肛门破裂患者，其中，男性21例，女性29例，病史最短的15天，最长的达3年之久。初期肛裂27例，二期肛裂23例，用药后疼痛逐渐减轻，一般涂用5～10次后肛裂全部愈合。

引自：《江苏中医杂志》（1980年第6期）、《中医单药奇效真传》

脱 肛

> 直肠壁部分或全层向下移位，称为直肠脱垂。直肠壁部分下移，即直肠黏膜下移，称黏膜脱垂或不完全脱垂；直肠壁全层下移称完全脱垂。若下移的直肠壁在肛管直肠腔内称内脱垂，下移到肛门外称为外脱垂。

我无意中用牙膏治好了脱肛病

我患有脱肛症，在无可奈何的情况下，逐步摸索到一个有效的治疗方法。其办法是：先将肛门熏洗干净，将牙膏挤于指头上，内外涂抹，既凉爽，又舒服，肛门渐渐紧缩。这种方法既有腹肌锻炼，又有解毒、消炎的功效，一经治愈，便有根治的奇功。我的脱肛病治愈后，至今30多年都没有复发过。

荐方人： 安徽青阳县丁桥镇邮电所　吴汉杰

我老友患脱肛3年用本方奇迹般治好了

我的老友王世文患脱肛3年，经中西药治疗无效。绝望之中偶得一方，照方服用9剂，奇迹般好了。

配方及用法： 黄芪40克，党参、白术、当归、枳壳各15克，柴胡10克，升麻、五味子各8克，甘草、乌梅各5克。水煎，分2次温服。

荐方人：湖北谷城县　潘胜福
引自：1997年12月4日《老年报》

我患轻度脱肛和前列腺膨大用清凉油治疗有显效

我有轻度脱肛和右侧前列腺膨大的病变。每次大便后，总是肛门口肌肉突出，约十几分钟后方可自动上提复原。同时，大便后总有一部分尿液滞留现象。对此，深感不便和痛苦。后在无意中想到，清凉油有清热、消炎的作用。若把它敷按于肛门处，不也会有理疗作用吗？于是把清凉油抹在手纸上少许，大便后按在肛门处（按3～4下，扔掉），果然肛肌突出马上消失复原，同时，滞留的尿液立即排出。此法在睡觉之前用一下，尿液排出快，并且彻底；夜间小便的次数由原来的2次变为1次了。此法我已用了2个多月，效果一直很好。

荐方人：河南宝丰县教师进修学校　姚占方
引自：1997年第8期《老人春秋》

我用甲鱼颈皮治脱肛有治愈效果

主治：脱肛。

配方及用法：鳖头数个，火上烤干，分别做细粉备用（其效在颈皮上）。每晚睡前开水冲服，连用3～5次便好。成人每次用2个鳖头，小儿每次用1个鳖头。

疗效：朱某，男，7岁，河北省迁西县龙井关人，患脱肛数月。1969年10月某日下乡医疗队在其家用饭时，听家长口述后介绍此方，晚上只服1个鳖头粉，第二天小孩便痊愈。

按语：甲鱼又名鳖，因其长期生活于水下，故能大补元阴，滋阴潜阳，对阴虚盗汗功效非凡。其甲中药名鳖甲，能软坚散结，消除症瘕肿块。其头颈中药名鳖头，能提升中气，是治疗脱肛的理想药物，能起到立竿见影功效。为什么睡前服药？因晚上空腹时便于消化吸收药物，药性能得到充分运行；同时躺下后直肠便于回升复位，得到充分休息与濡养。鳖的皮为什么能够治疗脱肛？因为肺主一身之气，脱肛是因肺气虚，不能提升中气而造成，而甲鱼颈皮有很强的伸缩力，形象和直肠接近，用它的药理性能，完全可以提升直肠回收，起到治愈之目的。

百姓验证：广西贺州市贺街镇河东街65号廖典，男，65岁，退休。他来信说："亲属黄信兴患脱肛7天，大便时大肠头脱出，我用本条方为他治愈。"

荐方人：河北省石家庄市正定路36号　高书辰

引自：《当代中医师灵验奇方真传》

明矾鸡蛋治直肠脱垂（脱肛）40例全部有效

配方及用法：明矾2.2克，鸡蛋7个。明矾研末，分成7包。每晨取鸡蛋1个，顶端开一小孔，将1包明矾装入鸡蛋内稍搅拌，用湿纸封好，蒸熟，空腹米汤送下，7天为1疗程。

疗效：治疗40例，显效37例，有效3例。

百姓验证：黄某，男，40岁，患脱肛病2年。检查：贫血面容，脱肛并见黏膜有10余处溃疡点，其中4处见少量出血。经用本方1疗程而痊愈，5年来未复发。

引自：1978年第1期《广东新医药资料》、1981年广西中医学院《广西中医药》增刊

菝葜金樱汤治直肠脱垂27例皆愈

配方及用法：菝葜90～120克，金樱根（子）60～90克（均系干品重量，若用鲜品量酌增）。小儿用量酌减。煎剂分3次服用（饭前或饭后均可）。治疗期间，应注意多休息，加强营养，一般不需要配合其他辅助治疗。对于有并发症的患者（例如痔核、息肉或肿瘤等），宜先治疗并发症，然后再用此法治疗，效果均满意。

疗效：患者共27例，全部治愈。治愈时间，最短者半天，最长者52天。

引自：《上海中医药杂志》（1981年第10期）、《实用专病专方临床大全》

猪大肠肠尾方治脱肛有根治效果

配方及用法：用猪大肠肠尾约17厘米长一段，臭牡丹花2朵，将此花

切细装入猪大肠肠尾，放锅里炖熟，如吃香肠那样，炖吃1~2剂，即根治不复发。

荐方人：贵州望谟县乐元镇纳谷村　李荣芳

涂蜘蛛粉治脱肛7天可愈

配方及用法：蜘蛛7只。将蜘蛛脚去掉焙干研成细面，用香油沾药面调涂肛门。

疗效：5~7天可愈。

引自：《实用民间土单验秘方一千首》

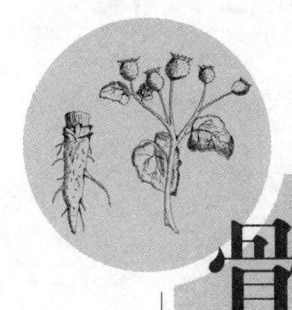

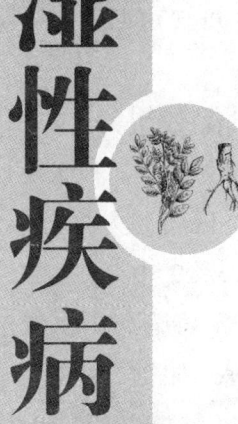

骨伤科及风湿性疾病

类风湿性关节炎

> 类风湿性关节炎是一种以关节病变为主的慢性全身自身免疫性疾病。主要临床表现为小关节滑膜所致的关节肿痛，继而软骨破坏、关节间隙变窄，晚期因严重骨质破坏、吸收导致关节僵直、畸形、功能障碍。

我久治不愈的类风湿用醋蛋液治疗显奇效

我患类风湿已十几年，从1983年开始病情日渐加重，手、足、双膝关节肿胀疼痛厉害，起居行走非常困难。我家在四楼，每天上下最少得四次，发愁也无法，只好一步一步地挪动，别人走一分钟我得走三四分钟。在学校也犯愁去二楼给学生上课或到二楼办事。夜时睡觉醒来腿脚不能动弹，疼痛难忍，需要人帮助才能翻身或坐起来。这些年经常跑医院，药没少吃，均不见效。1987年9月开始服醋蛋液至今，时间只有半年多，同事们见到我感到惊奇，认为我和服醋蛋液前判若两人。我现在坐立行走方便自如，双膝关节不再疼痛，上下楼梯也不发愁了。

荐方人：黑龙江牡丹江市西安区先锋小学　吴淑范

用本方治疗类风湿效果好

我患类风湿病，双手僵化，肿胀疼痛，医治2年多无效。后得此秘方，1剂治愈，至今未复发。现将此方推荐给大家。

配方及用法： 雷公藤250克，生二乌各60克，当归、红花、桂枝、羌活、地枫皮各18克。首先将诸药用水浸泡一会儿，然后添水2500毫升，煎成1000毫升，过滤弃渣，加糖250克。待药汁冷却后，再对55度左右的白酒2000毫升搅拌均匀，装瓶备用。成人每次服30~50毫升，每日3次，老人和儿童酌减。

注：因本方毒性大，有胃、心、肝、肾病者及孕妇禁用，其他人也应慎用。

百姓验证：山东庆云县庆云镇王知县村神奇特医专科门诊王学庆，男，31岁，医师。他来信说："河北黄骅市孙延军，18岁。1999年患强直脊柱炎，疼痛极甚，在多家医院治疗，花费4万多元，而症状却日见加剧。后来经朋友介绍到我处医治，我用本条方给予内服，1剂疼痛减轻，2剂疼痛全无，3剂治愈。后又加服1剂巩固疗效，现已正常工作。"

荐方人：河南商水县　黄福林

引自：1991年《老年报》

二乌酒治疗类风湿患者50例仅2例无效

主治：风湿、类风湿关节炎。

配方及用法：川乌（制）、草乌（制）、乌梅、金银花、甘草、川牛膝、川木瓜各10克，蜈蚣4条，全蝎7个。先将川乌、草乌敲成碎块，用煎好的绿豆汤（用100克绿豆煎煮，去豆取汤）浸泡24小时后，取出药与诸药混合，用白酒（粮食酒）500毫升装瓶浸泡7天，过滤出的药酒加红糖50克，搅匀。每日早、晚各服10毫升，25日为1疗程。最少服1个疗程，最多4个疗程。服药期间偶有头晕、咳嗽，停药后即可消失。如有周身麻木感为中毒反应，可用绿豆100克，甘草40克煎汤服用，1~2次即愈。反应过后可继续减量服用。

疗效：治疗风湿病患者50例，服药1~2个疗程痊愈45例，好转5例，总有效率为100%。治疗类风湿患者50例，服药1~4个疗程痊愈43例，好转5例，无效2例（停药后转西医治疗），总有效率为96%。

荐方人：内蒙古乌审旗计划生育技术服务站　高翔

引自：《当代中医师灵验奇方真传》

我采用固本培元法治类风湿10例均痊愈

类风湿是人类的一种常见病，不管男女老少都有患此病的。治疗此病有多种方法，有药酒擦法、外敷法、药水熏洗法、内服汤药丸散法等，方法之多，举不胜举。

我深入研究了类风湿的病理病机，采用固本培元、标本兼治的方法治愈了10位患者。其中，男性3例，女性7例。发病时间最长的9年，最短的1个月；年龄最大64岁，最小16岁。

配方及用法： 黄芪50～100克，党参、苍术、茯苓、秦艽、松节、桑枝、蚕砂、忍冬藤各15克，当归10～20克，白术、路路通、蜂房、防己、赤芍各10克，甘草、草乌、川乌、乳香、没药、红花、土鳖、附子各6克，灵仙15～30克，白芍、虎杖各20克，蜈蚣3克。每天1剂，其中除蜈蚣、蜂房、土鳖研成粉外，余药水煎服，日服2次。在服煎剂的同时，把蜈蚣、蜂房、土鳖粉分2次服。

服药期间忌食腥、酸、辣的食物。服药初期可出现腹胀、食欲缺乏、轻微腹泻，有的患者还可出现疼痛加剧。我治疗类风湿的病例虽然不多，但收效很大，一般服药1～15天开始起效，一个月至一个半月后痊愈者6例，明显好转者4例。

百姓验证： 李某，女，60岁，家住柳州特种汽车厂院内。自述关节疼痛多年，1995年7月23日因被雨淋，全身关节（指、腕、肘、膝、踝）红肿疼痛加剧，屈伸不利，步履艰难。到市卫校检查确认为类风湿。7月28日找我诊治，服上方药物一星期。局部肿胀减退。二诊：继续用原方7剂，局部肿胀大减，肿痛明显改善。三诊：按原方调治30天，诸症皆除，关节肿痛基本消失，关节屈伸自如，行走如常。

荐方人： 广西柳州市革新路五区257号　李元龙

祛风止痛散药方

本方治疗类风湿及风湿性痹症效果显著，不但无副作用，而且对于关节疼痛、筋脉拘挛、四肢麻木等症状也有良好的疗效。

配方及用法： 西红花18克，血竭95克，桂枝25克，制首乌30克，木香25克，独活25克，三七14克，骨碎补20克，海风藤30克，牛膝25克，土虫40克，龟甲胶15克，制马钱子20克，冰片20克，自然铜20克。分别将上述15味药干燥后粉碎，并分别过100目筛，然后一同混合均匀，分装成每包5克，即成祛风止痛散。治风湿痹痛病，每天可服10克，分2次服。

百姓验证： 陈某，男，40岁。患类风湿病17年，久治不愈，经口服祛风止痛散两个半月后痊愈。（风湿）

风湿性关节炎

风湿性关节炎是一种常见的急性或慢性结缔组织炎症。风湿性关节炎广义上应该包括类风湿性关节炎，可反复发作并累及心脏。临床以关节和肌肉游走性酸楚、重著、疼痛为特征，属变态反应性疾病，是风湿热的主要表现之一，多以急性发热及关节疼痛起病。

一患者患风湿性关节炎用本方3次治愈

配方及用法：川桂枝4.5克，净麻黄3克，防风4.5克，制川乌6克，生甘草6克，肥知母、当归、赤芍、丝瓜络、生白术各9克。上药水煎服，制川乌先煎。每日1剂，分2次服。

百姓验证：沈某，男，32岁。游走性关节肿痛1个月，伴发热。自1个月前起，发热、多汗，同时出现左踝关节肿痛，后膝、肘等多处关节红肿热痛。血沉101毫米/小时，抗"O"652u。服上方2月余，症状全部消失，血沉1毫米/小时，抗"O"625u。

按语：该方善治风寒湿相搏为患之关节炎。其中用乌头以增强散寒止痛之作用，桂枝温通血脉，加用当归作用更强。该方在祛风散寒利湿药的基础上，加用清热药，定在标本同治。乌头一药常用于治疗风湿性关节炎、类风湿性关节炎。乌头有毒，在服用时必须先煎，同时应配合甘草。乌头配合白蜜应用也有临床报道，白蜜既可以治疗关节痛，同时又有解乌头毒的作用。

荐方人：上海市　张羹梅

引自：《中国当代名医秘验方精粹》

我老伴患风湿五六年用酒烧鸡蛋3剂治愈

我老伴患风湿性关节炎已经五六年了，多方治疗未愈。后来我得一方，老伴只连续服用3天，多年的关节炎至今未犯。

配方及用法：取红皮鸡蛋3个，洗净放入小锅，再倒入60度白酒，让酒刚好没过鸡蛋为止。把锅加一下温，再把酒点燃。待火熄后，趁热将鸡蛋去皮连同残酒一起吃下，捂上被子睡觉，让浑身出一场大汗，要多出一会儿。治疗时最好不吃晚饭，在睡前进行。每天1剂。轻则1剂，重则连用3剂即愈。

荐方人：辽宁凌源市乡镇企业局　丁守武

我服醋蛋壳液使膝关节炎症状不见了

1988年初我买了一瓶醋，泡了30多个鸡蛋壳，开始服用醋蛋壳液，每日早、晚各1次。未服醋蛋壳液前，我的腰、左肋、膝关节时常疼痛难受，经常到医院和医生打交道，小活络丸和伤湿止痛膏真没少用，但都未见效。服醋蛋液后，我患了多年的腰肋间神经痛、膝关节炎等症均见好转。

方法：用醋泡蛋壳2天，用筷子搅拌软化后，每天早、晚在茶杯里用开水先冲一个鸡蛋水，等同温开水，再加入适量的醋蛋壳液，在杯中搅匀服下。

荐方人：江苏省金湖县淮建税务所　耿鸿飞

我患10余年的关节炎只用白芥子花椒治疗便痊愈

我双膝患关节炎已有10余年之久，曾先后到许多大小医院治疗，但都没有治愈。1989年10月初，我到仙鱼乡了解情况，突然关节炎发作，乡政府的李昌明同志给我介绍了他家的祖传秘方。我照他介绍的方法治疗后，双膝疼痛消除，至今未复发。我又将此方介绍给另2位患者，他们也收到了同样的效果。

配方及用法：根据患病部位的大小、多少，到药店买回中药白芥子。然后取与白芥子等量的花椒，与白芥子共同焙干碾细，再用红壳鸡蛋清调成糊状敷于患处，用草纸包好，并用毛巾包扎好，以免药液流失。包好后5~7小时患部开始发烫，发烫3~5小时后解开，不然患部要出现小疱。重者一般反复包3~4次即愈，轻者一般1~2次即愈。

百姓验证：广西宾阳县新桥镇民范群英村王世和，男，54岁，农民。他来信说:"我用本条方治好一名膝关节肿大病人。此人膝关节红肿疼痛,走路困难,不能下地劳动,用多种药治疗无效。后来按本条方治疗4次即愈。"

荐方人:重庆江津区　唐德文

引自:广西科技情报研究所《老病号治病绝招》

李祥伦用爬岩姜治好了关节炎病

重庆市合川区金子乡高桥村七社李祥伦,1983年开始患了关节炎病,吃了不少药,始终未能见效。一次,一位医生让他将爬岩姜捣细、炒热,放入白酒调匀,贴在患处。没想到这办法还真顶用,他贴了10多次,病就渐渐好了起来。现在他的关节炎基本上没再复发。

引自:广西科技情报研究所《老病号治病绝招》

邱一平患风湿关节炎多年,服本方2剂痊愈

四川蒲江县离休干部邱一平,长期患风湿性关节炎,后得一验方服2剂痊愈,迄今未复发。

配方及用法:天麻40克,牛膝、制川乌、制草乌、乌梅、甘草各20克。将上述药物放大碗中,用白酒500毫升浸泡,7天后,每天服用一杯(不超过50毫升),连服10天即愈。停药3天之后再服1剂,以巩固疗效。

注意:方中川乌、草乌均有大毒,必须用炮制过的熟品。

百姓验证:江西武宁县罗溪乡小学叶礼忠,男,48岁,教师。他来信说:"村民张少青患关节炎1年多,严重时不能站立,吃过很多药不能治愈。我用本条方为他治疗,服药1剂病愈。"

用蓖麻籽灸治风湿疼痛立见功效

配方及用法:根据灸治时间长短取干蓖麻籽去掉外硬壳,再配以1/3的生草乌。将蓖麻籽(整粒)和生草乌浸入高度酒中,7日后把蓖麻籽取出晒干备用。使用时,在患者痛处贴上生姜片,再以钳子夹取制好的蓖麻籽,点火在患者贴有姜片的患处上烧灸,使热透入患处。3天烧灸1次。

疗效:通常灸后症状可马上减轻,轻者一次即告痊愈。

荐方人：广西柳州市华医中草药特色研究所所长　唐汉章

引自：《当代中医师灵验奇方真传》

本方治风湿性关节炎 3 天可愈

我局（自贡市邮电局）一位退休职工患了风湿性关节炎，疼痛难忍，卧床不起。他用食盐0.5千克，橘子皮1千克，橘子叶2千克，在锅里炒热后进行热敷，只3天时间就痊愈了。本法简便易行，花钱不多，患有此病的朋友不妨试试。

荐方人：四川自贡市邮电局　赵华富

拐枣酒治风湿性关节炎连服 2 剂可愈

重庆市万州区凤仪乡水口村七社骆勋礼，从1981年开始，手指和膝下关节疼痛，四肢麻木，天气变化时更痛得难受，医生诊断为风湿性关节炎，吃药打针都无明显效果。

1992年10月，她用成熟的拐枣1千克浸泡于2千克白酒中，浸泡10天后每天早、中、晚各饮2~3汤匙，连服了2剂，关节炎症状消除，至今未见复发。

蒸汽治疗关节疼痛一妙法

自去年秋开始，我感到右手指掌关节轻微疼痛，使筷运笔不太灵活。开始不怎么在意，但渐渐严重，于是我就开始自行用药，活络油、狮子油、跌打膏等都各用过好长一段时间，但就是不见效。春节期间，天气特冷，有一晚看书时我用右手罩在刚注满滚水的杯子上取暖，不经意间发现指掌渐舒，疼痛减轻。于是，我就改用蒸汽治疗关节疼。办法是，用大杯注满滚水，把疼痛的指掌罩在杯口上，让蒸汽烘。每天早、晚各一次，每次约20分钟，持之以恒。约3个月过去了，关节就不疼了，使筷运笔也灵活自如了。（王炳振）

引自：1996年9月17日《老人报》

本方治关节疼痛疗效神奇

配方及用法：曼陀罗果实适量。将曼陀罗果晒干研末撒在普通膏药上贴患处，每贴一次保持5天，2次为1疗程，每疗程间隔3天。

疗效： 所治100例患者大多数在1～5个疗程内痊愈或减轻。

引自：《河北中医》（1986年第1期）、《单味中药治病大全》

治关节炎特效方

配方及用法： 穿山甲、川牛膝、清风藤、海风藤、茵芹籽、追地风各15克。上药用1500毫升白酒浸泡密闭1周，然后每天早、晚各服1次，每次300毫升。连服3剂即愈，4剂根除。

注意： 各味药缺一不可，勿用相近药代替，否则无效。

荐方人： 山东菏泽市　王军峰

治风湿性关节炎效方

配方及用法： 酒曲200克，仔公鸡1只。把仔公鸡剁成块，用多量猪油炒熟，不放海椒（辣椒），将酒曲混入，发酵一夜后，第二天蒸熟吃，分几次吃完。

百姓验证： 辽宁锦西市南票区赵家屯王秀芝用此方为别人治疗关节炎，效果非常好。

腰腿痛

> 以腰部和腿部疼痛为主要症状的伤科病症。主要包括现代医学的腰椎间盘突出症、腰椎椎管狭窄症等。隋代巢元方《诸病源候论》指出，该病与肾虚、风邪入侵有密切关系。

我服醋蛋液赶走了腰酸腿痛病

我是个林业退休工人，从小生长在南海边，又在北方奋斗了30年，从事与树木打交道的重体力工作。我以前体质一直比较好，可是50岁以后抵抗力却开始逐年减退，退休后多种老年病使我日感痛苦和烦恼。

1987年秋天，我抱着试试看的想法服用醋蛋液，之后亲身体验到醋蛋液确有"神功"。这几年我经常感到的腰酸腿痛、口干嘴苦、多梦、精神不振、厌食、尿少而频及更年期出现的症状，现在都不翼而飞了。我现在感觉精神振奋，能吃能睡，心情愉快，体力倍增。

百姓验证：新疆石河子造纸厂张德运来信说："我母亲腿痛，用本条方治疗，一个醋蛋液还没有喝完，她的腿痛病就好了。"

荐方人：黑龙江佳木斯市木材站　温渥沾

注：醋蛋液制作方法，请见本书最后面的附录。

我常犯的腰痛病吃了几次猪腰就治愈了

前几年，我经常腰痛，有时痛得直不起腰，中西药吃了不少，就是无效。一个偶然的机会，一位好友向我介绍一偏方，一试果然灵验，吃了几次腰痛就好了，至今未复发。

配方及用法：取新鲜猪腰子一对（一般屠夫杀猪时即把猪腰子外面的薄皮剥去了，事先应与师傅讲好，不能剥去外面的皮）洗净，晾干；用小锅，在锅底铺上一层食盐（最好是粗海盐），将猪腰子放在盐上，再用食盐盖好，盖上锅盖，用文火烧，待猪腰子熟后离火，温热时吃猪腰子即可。

注意：食盐必须干燥，锅内不能加水，猪腰子外面的薄皮应完好。

引自：1996年8月12日《家庭医生报》

我用醋精治好了老寒腿

我患老寒腿多年，起初用酒精止痒，后改用核桃树叶水清洗，但都未去根。最后，我就试着用浓度30%的醋精洗腿。这样连洗3天，即有效果，既不痒也不痛。我连洗半月病愈，如今已3年没犯。

荐方人：辽宁抚顺市新抚区老干部局　衣裳

我经过半年鞠躬锻炼治好了腰痛

我眼无神，腰痛，双脚酸软无力，工作时打不起精神，多方治疗，药吃了不少，总不见效。一次，见报上介绍"鞠躬疗肾"，每天鞠躬300次，开始慢些，往后稍快。经过半年鞠躬锻炼，使肾由虚变壮，腰部不酸痛了，行走有力气，工作有了劲头。

荐方人：贵州黔东南州　坚实

我的腰痛病用拉单杠法治愈

我是个老腰痛病号了。自20多年前开始发病，经多方治疗，有一定的效果，但不太理想。病情经常反复，有时莫名其妙地复发，不能动，睡不下，即使睡下了，也不能翻身。拍片后医生诊断为腰3,4椎间盘突出，无特效药，曾动员我做手术。

一次因腰痛复发又到中医院去针灸推拿、拔火罐，一位年轻的丁医师介绍说："挺腰杆、拉单杠可能对你的病症有好处，你不妨试试。"碰巧我家旁边有一单杠——篮球架的横档。自去年初夏开始分两步动作试拉。第一步，手拉单杠，脚尖固定踏地，将腰部前后摆动16~20次；第二步，再手拉单杠，靠手臂上下屈伸，使脚脱离地面，身体悬空，做16~20次。从此以后腰痛明显好转。我已坚持1年多了，这1年多，腰病从未复发过，而且把原来的颈椎痛、肩周炎也治好了。

百姓验证：湖北兴山县粮食局蒋必科，男，74岁，离休。他来信说："我于1999年12月在县人民医院确诊为腰椎骨质增生，经住院治疗20多天，花费近千元，疗效甚微。后我用本条方治疗，收到了良好的效果。"

引自：1996年11月23日《老年周报》

我用祖传秘方治风寒麻木腰腿痛有奇效

主治：风寒湿痹，腰腿疼痛，四肢麻疼。

配方及用法：马钱子30克去皮，血竭花（血竭花是血竭的上品，即麒麟竭之别称）120克。马钱子用香油炸至焦黄色（也别过火，以捞出来仁不带油、色焦黄为度，挂油未熟吃了有危险，过火就失效了），捞出来同血竭共研为细面。分60次用水送服，每日早晚各1次，服一料或半料即愈。

注意：服后如有头晕感觉，必须减量。

百姓验证： 四川绵阳市高水中街38号李俊如，男，75岁，退休干部。他来信说："我老伴突患腰腿痛，行走困难，不能下蹲。我用本条方为她治疗，服药15天，只花28元钱，腰腿痛痊愈，行走、下蹲都正常了。后来我又用此条方治好4位亲友的腰腿痛病。"

荐方人： 河南　某大夫

引自： 广西医学情报研究所《医学文选》

治肾阳不足腰痛方

肾阳不足腰痛，都发生在早晨将要起床之前，腰痛切甚，但在起床之后，腰痛症状又有所减轻。对这种腰痛病，用下法治疗效果好。

配方及用法： 将葵花头（盘）除去内外皮，只要中心层，放在瓦片上，在明火处烘干（发黄存性）后研成细末，加少量水和红糖煎汤喝，连服2次即愈。

荐方人： 黑龙江依安县三兴镇保国村　高洪川

我患腰痛是用本方治好的

腰腿疼痛是常见的疾病，轻者精神不振、软弱无力，重者长期卧床不起，疼痛难忍。为减轻腰痛患者的痛苦，特介绍家传验方一则。

配方及用法： 杜仲、破故纸、小茴香各9克，新鲜猪腰一对。将猪腰切成片，与上述中药加适量水共煮至腰片发黑。喝药汤，吃腰片，每日1剂。连用3剂，腰痛消失，连服5剂即可痊愈。

家父曾用此方治疗过数十名腰痛患者，疗效颇佳，有效率达95%以上，且无任何副作用。本方对肾虚型腰痛疗效尤佳。

百姓验证： 广西融水县委组织部退休干部韦绍群来信说："我患腰痛已有2个月了，夜晚睡觉不敢翻身，动则疼痛难忍。后试用本条方治疗，服完1剂药腰就不痛了，晚上睡觉也可以随意翻身了，走路也能挺胸直腰了。"

荐方人： 湖北黄石市制药厂　袁从愿

引自： 1986年11月《现代生活》

艾叶炭鸡蛋糖治腰痛3天可愈

配方及用法：艾叶（野生）炭15克，鸡蛋3个，水3碗，红糖适量。①将干艾叶用火点燃后用碗扣灭成炭备用。②将鸡蛋3个放铁锅内，加水3碗，煮剩1碗水，然后捞出鸡蛋，剥去蛋壳，再放锅内轻煮。③将鸡蛋、红糖、艾叶炭同时放入碗内，用锅内煮蛋汤冲之，蛋汤全部服完。④每晚睡觉前服用，连服3天即可痊愈。

荐方人：河南内乡县　谭志强

引自：1997年第9期《老人春秋》

肩周炎

> 肩周炎又称肩关节周围炎，俗称凝肩、五十肩。以肩部逐渐产生疼痛，夜间为甚，逐渐加重，肩关节活动功能受限而且日益加重，达到某种程度后逐渐缓解，直至最后完全复原为主要表现的肩关节囊及其周围韧带、肌腱和滑囊的慢性特异性炎症。肩周炎是以肩关节疼痛和活动不便为主要症状的常见病症。

我朋友的母亲患肩周炎用辣椒灸治2个月痊愈

我朋友的母亲患有肩周炎，手不能上举，也不能弯曲，连脱穿衣服都要人帮助。她去了许多家医院治疗，都未能治愈。后来听人说"朝天椒"烤灸可治肩周炎后，她回家一试，不到2个月的时间肩周炎就好了。她将此法介绍给几个同病患者试用，也收到了同样的好效果。

方法：患处洗净，将朝天椒（七星椒）干品用火点燃灸患部，以有灼痛感觉为度。最初每天灸1次，病情好转后2~3天灸1次。为巩固疗效，症状消除后再灸2~3次，防止复发。

荐方人：四川简阳市文化馆　谢荣才

我患肩周炎 9 个月用热水袋熨烫 20 多天治愈

我患肩周炎9个多月，左肩部胀痛难忍，穿脱衣服常因手臂不能伸直而感到困难，晚上睡觉胀痛不安，进入寒冬，疼痛加剧。在万般无奈的情况下，我试用热水袋装热水（90℃）熨烫患处，每晚睡觉时热敷2小时。坚持20多天的治疗，我的肩周炎给彻底治好了，手臂伸屈自如。

荐方人：浙江省临安市西天目乡　竺苏尘

引自：广西科技情报研究所《老病号治病绝招》

我用转臂法治好了 2 年多的肩周炎

我是退休的中医，今年81岁，患肩周炎2年多，肩不能展，手不能抬，不能穿脱衣服、洗澡搓背。曾经多方治疗，均未见效。我考虑老年人身体正气不足，抵抗力薄弱，风寒湿邪乘虚侵入，流窜经络，阻滞关节，以致气血运行不畅，此乃不通则痛之理，长期治疗不愈，已非一般药物所能收功。因此我采用了如下的转臂疗法：每晚临睡时，仰卧床上，患肢伸直，按顺时针与逆时针方向，先后各转圈100次，速度由慢到快，用力由小到大，转圈尽量向外。早晨起床前，如法再做一次。坚持不断地做，3周之后，病症缓解。继续做3个月后，病情逐渐好转，不知不觉完全恢复了正常功能。

百姓验证：江苏丹徒区丁岗镇前街张荣芳，男，57岁，木工。他来信说："2002年我突感两肩疼痛，一晚疼几次，搽红花油等药不见效，病情逐渐加重，后用本条方治愈。"

荐方人：安徽嘉山县中学街78号　程元豫

我用耸肩法治好多年的肩周炎

我患左侧肩周炎多年，左前臂和左手麻木，经过针灸、按摩和内服中西药物等多种方法治疗，效果不显著。去年一位经常扭秧歌的老年朋友介绍说，扭秧歌耸肩能缓解肩臂疼痛，以后我也学着他的样子经常做耸肩运动，不到3个月，我的左侧肩周炎和左臂左手麻木等症状基本消失了，高举和前后运动不疼了，恢复了正常活动。

具体做法： 每天晨起到公园活动时，边走边做两肩上提，颈微缩，腿脚和腰部都一齐扭起来，两手随着也前后左右摆动起来，形似扭秧歌的姿势，但不管你怎么扭怎么动都别忘了耸肩。开始因为肩部疼痛不太敢动，可循序渐进，先轻点慢点，再逐渐加大力度和速度。除早、晚定时去公园活动外，其他时间、地点场合也做，比如坐办公室累了，可放下笔，站起来耸耸肩伸伸腰活动活动，可提高工作效率。又如在家闲时或临睡觉前，都可做一些耸肩活动。建议有肩周炎和上肢麻木的人坚持下去，必有好效果。（润生）

引自：1997年2月5日《晚晴报》

本方治肩周炎效果奇特

配方及用法： 五角星根40克，倒崖根20克，韶叶细辛、桂皮、川芎、茜草、指甲花各15克。这7味药无毒。五角星根、倒崖根可到山上采挖，指甲花又名凤仙花（其籽又名急性子，但籽不能代替）。这7味药用50度以上白酒浸泡1周后，每日服3次，每次50毫升。服药时倒一点药酒加热后擦患处至发热。最多2剂即可根除病痛。该药方还可治风湿性关节炎，小儿麻痹症。

荐方人： 湖南祁阳县氮肥厂　汪家荣

腰肌劳损

腰肌劳损，又称功能性腰痛、慢性下腰损伤、腰臀肌筋膜炎等，实为腰部肌肉及其附着点筋膜或骨膜的慢性损伤性炎症，是腰痛的常见原因之一。主要症状是腰或腰骶部胀痛、酸痛，反复发作，疼痛可随气候变化或劳累程度而变化，如日间劳累加重，休息后可减轻时轻时重，为临床常见病、多发病，发病因素较多。

我应用盐酸川芎嗪治腰肌劳损31例全部治愈

主治：腰肌劳损。

配方及用法：盐酸川芎嗪（下称川芎嗪）。以5毫升注射器套6号针头，抽取4毫升（80毫克）川芎嗪药液备用。病人取侧卧位（左右均可），充分暴露臀部，在髂前上棘的后上方5厘米处以碘酒、酒精做皮肤常规消毒，将已备好药液针做垂直进针达深部肌肉，抽吸无回血时缓慢推注药液。每日1次，5日为1疗程。

疗效：治疗病人31例，用药5次腰痛消失的有26例，用药7次腰痛症状消失的有5例，治愈率100%。1个月后随访无复发。

百姓验证：河北正定县刘金刚，32岁，农民。他来信说："我患腰肌劳损，用本条方治疗，用药4天症状明显减轻，连用7剂，症状消失。"

荐方人：陕西临潼陆军医院医师　张其仕

引自：《当代中医师灵验奇方真传》

强腰止痛酒治慢性劳损性腰痛很有效验

主治：慢性劳损性腰痛。

配方及用法：生麻黄15克，地龙15克，制草乌15克，熟附子15克，全虫15克，苏木15克，苍术30克，当归30克，细辛10克。上药共为细末，每80克药末泡于500毫升白酒（50度以上）中，1周后即可服用，服时摇匀。每次饮15毫升药酒，每晚1次，20天为1疗程。

疗效：近10年来，临床验证207例，屡用屡效。其中服1个疗程痛止者19例，2个疗程痛止者174例，3个疗程以上痛止者13例，服3个疗程以上无明显疗效者1例，治愈率达99%以上。

荐方人：河南省西华县中医院主治医师　周培奇

引自：《当代中医师灵验奇方真传》

我岳父患劳伤腰痛多年只用核桃泡酒喝就治好了

配方及用法：核桃（青的最好，带皮）7枚，捣碎，浸泡于500毫升白酒内1周。每天睡前饮酒3~5盅，2剂即愈。

说明：绿核桃皮、壳、仁皆入药，尤其仁，入肺、肾经，有治腰痛脚弱之效。加之酒辛散行淤之力，故疗效显著。

我岳父患劳伤腰痛多年，久治不愈。后用此方，病愈，3年未复发。

百姓验证：湖北武汉市武钢集团公司梅石刚，男，59岁，工人。他来信说："我处刘氏父子二人均患腰痛，我用本条方为他们治愈。"

荐方人：河南省扶沟县崔桥乡　毛纯杰

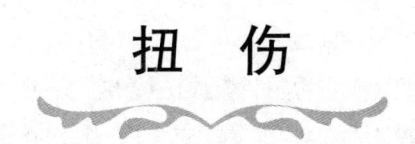

扭　伤

扭伤是闭合性软组织损伤之一。多在外力作用下，使关节发生超常范围的活动，造成关节内外侧副韧带损伤。关节出现疼痛、肿胀、皮下瘀血、关节功能障碍等症状，其程度随损伤程度而加重。

本方治劳动负重过大造成的急性腰扭伤两天可愈

配方及用法：生牵牛子、炒牵牛子各9克，白酒适量，广木香、三七各6克。将生牵牛子与炒牵牛子一起研末，分成四小包。广木香与三七放入白酒内制成药酒液，冲服牵牛子粉。早饭前及晚睡前温服一小包，一般2天可愈。

引自：1996年10月26日《民族卫生报》

我严重的腰扭伤用本方药酒月余治愈

数年前，我不慎将腰扭伤，以致发展到坐骨神经痛，晚上和午睡腰痛难忍。后服用本方药酒，只1个多月，多年顽疾终于治愈。

配方及用法：杜仲、田七、白术各15克，地龙12克，红花10克，当归25克，大活血20克，蕲蛇12克，红参20克，白芍15克，鸡血藤20克，熟地25克，川芎10克，黄芪20克，何首乌20克，党参25克，枸杞20克，远志10克，配白酒2千克，过五六天开始口服。每晚睡前喝一小杯，不会喝酒者可饮半小杯，亦可外擦。药酒服完可再次加入白酒。

该药方孕妇和高血压者不能使用。

引自：1995年12月10日《黑龙江老年报》

我用三管齐下方法治好了腰扭伤

前些天，我不慎扭伤了腰，十分痛苦。立即采取三管齐下的办法治疗，仅几天就消除了痛苦。真可谓花钱少，治愈快。

（1）到药店买"土鳖虫"焙黄研成细末，分成5克一包，每天睡前和第二天清晨用黄酒送服。每次1包。

（2）每晚洗澡后把一贴"虎骨麝香止痛膏"贴在"肾俞"穴位上。

（3）每天饭后温开水送服"保泰松"和维生素B_1各2片。

荐方人：广西兴安县　李洁心

手足扭伤用番石榴叶洗一两次可愈

妻子、儿女手足曾多次扭伤，患处肿胀僵硬，多方治疗无效。后邻居教一法，采番石榴叶一把，煎汤洗之，一两次即愈。此法屡用屡验。（刘积香）

我足踝扭伤肿痛用韭菜三七泥敷4次痊愈

配方及用法：新鲜韭菜20克捣成泥状，取三七片5片研粉，拌入韭菜泥中。先将伤处用冷水洗净，再用韭菜三七泥敷患处，外加塑料薄膜包好，一次敷10小时，以睡前敷为好。一般敷3～4次即愈。

我足踝扭伤肿痛难忍，经过上法敷治4次痊愈。

百姓验证：河南郑州市政七街六号李树彬，男，74岁，离休。他来信说："我孙子足踝扭伤肿痛，我用本条方为他治疗，敷2次即愈。"

引自：1996年10月30日《安徽老年报》

本方治扭挫伤见效快

配方及用法：栀子粉适量，拌酒精外敷，包扎固定患部。

疗效：治疗407例四肢扭挫伤患者，肿胀疼痛消失时间为30小时，肢体功能恢复时间平均为5.1天。

引自：《中医杂志》（1964年第12期）、《单味中药治病大全》

脑震荡后遗症

脑震荡后遗症的出现可能是脑损伤的病理因素与患者的心理因素相互作用的结果。有证据表明，心理因素可成为脑震荡患者病情迁延不愈的重要因素。因此，在脑震荡的恢复期，患者应适当地参加娱乐活动或进行体育锻炼，这样不但可以增强体质，还可以分散对脑震荡的注意力，促进疾病的康复。

饮薄荷水治疗脑震荡引起的偏头痛很有效果

据国外报道，饮用浓薄荷水，能治偏头痛、高血压头晕。

方法：薄荷15克，（鲜品加倍），用开水冲泡5分钟后饮服，早、晚各1次；或用鲜薄荷叶，在温开水中泡5分钟，取出贴于太阳穴和头痛处，30分钟后可止痛。

我隔壁住的陈祖荣，因脑震荡后遗症引起偏头痛，我将栽培的薄荷、银花供她试服。一试就灵，不但能治疗偏头痛，还能防治感冒。自她坚持天天饮用薄荷、银花水的2年多，不但偏头痛未发，连感冒也未患过。（肖特）

活血洗足汤治脑震荡后遗症效果好

配方及用法：防风30克，牛膝、丹参各50克，鲜水泽兰、鲜血见愁、鲜夜交藤各500克。先将前3味药按常规煎好，继之将后3味鲜药加入，加水2500毫升，煎开20分钟，改用文火以保持药液温度在30℃左右，令患者浸泡双足，并用纱布蘸药水频频淋洗。每次40~60分钟，早、晚各一次，10天为1疗程，隔2天行下1疗程。

疗效：此方治疗脑震荡后遗症28例，均痊愈。

注：水泽兰为虎耳草科植物扯根草的全草。性温味甘，有活血行水之功，有治经闭、水肿、血崩、带下、跌打损伤之效。

引自：《浙江中医杂志》（1993年第7期）、《单方偏方精选》

颈椎病

> 颈椎病又称颈椎综合征，是颈椎骨关节炎、增生性颈椎炎、颈神经根综合征、颈椎间盘脱出症的总称，是一种以退行性病理改变为基础的疾患。主要是由于颈椎长期劳损、骨质增生，或椎间盘脱出、韧带增厚，致使颈椎脊髓、神经根或椎动脉受压，出现一系列功能障碍的临床综合征。

我用臭梧桐根治颈椎病获奇效

颈椎病有肩臂疼痛、麻木，或眩晕、瘫痪等各种表现，尤以中老年人好发。我治疗此病12例，其中男性9例，女性3例；年龄最大64岁，最小48岁；病程最长1年，最短1天。均由肝肾亏虚、筋骨衰退、外感风寒湿邪引起，症状为一侧颈肩臂疼痛明显；血常规检查在正常范围内，但血沉加快；颈椎X线片见椎体骨质增生，无破坏迹象。经治疗1疗程后，均达到临床治愈（颈部疼痛及上肢放射痛消失，颈部活动自如）。随访4个月至2年，无一例复发。

配方及用法：根据病人具体情况不同，取臭梧桐根30~60克，体质好、症状重者用量可大些，反之则小些。水煎取汁，每日服2次，5天为1疗程，同时配合卧床休息、颈部保暖等措施。

百姓验证：朱某，男，58岁，干部。颈部疼痛不适，活动受限2天，伴左臂疼痛麻木，头偏向左侧时疼痛加重，第5、6颈椎处左侧压痛明显，侧弯试验阳性，X线片见第6、7颈椎椎体骨质增生，颈韧带钙化，红细胞沉降率32毫米/小时。素有颈肩臂痛病史，劳累着凉后疼痛加重，曾在本院住院2次。经静脉滴注青霉素、庆大霉素后症状逐渐消失。此次再度入院，即用臭梧桐根60克水煎服，每日2次。3天后颈肩部疼痛基本消失，5天后颈肩臂疼痛消失，颈部活动自如。随访至今2年余，未发作，生活如常。

按语：我所治之颈椎病，其病因病机为肝肾不足，气血衰少，筋骨失于调养，风守之邪骤袭，痹阻经络，气血淤滞。而臭梧桐根具有舒筋活络，祛风止痒之功效，用于风湿痹痛，兼治关节屈伸不利、拘挛、麻木等症。现代药理研究发现，其茎、叶含海棠素、刺槐素等黄酮甙类，此外尚含有生物碱、葡萄糖甙等，有明显的降压、镇静、镇痛作用。故用于治疗上述一类病人，常获奇效。

荐方人：上海市奉贤区医院　王利群

我服醋蛋液3周解除了颈椎病疼痛及僵硬症状

我对醋蛋液的食疗作用是确信无疑的，但是否能治好我的病，我只是抱着碰碰运气的态度。我患颈椎综合征已数年，颈椎僵硬，低头伏案写字、仰头观月皆感僵硬并疼痛难忍，而且感到脑供血不足，读书用脑不能持久。常年做自我按摩和体育锻炼均未收效。经连续服用3周醋蛋液后，颈椎疼痛、僵硬解除了，而且还把数年的大足趾跖关节骨质增生性疼痛治好了。

百姓验证：广西柳城县沙铺上雷村廖德明，男，54岁，复员军人。他来信说："我堂弟之妻去年夏天得了颈椎增生，痛得头昏眼花，头重脚轻，双手发麻。我用本条方为她治疗，服9剂药就治好了。"

荐方人：黑龙江省兽药一厂　张英圣

注：醋蛋液制作方法，请见本书最后面的附录。

我用端肩法治好颈椎病

我是个颈椎病患者，在长期的治疗过程中，摸索出一种省钱省事有效的治疗方法，现介绍给患者朋友。

方法：每天早晨起晨练时，用左右端肩方法（行、站、坐均可）锻炼10~20分钟，时间长一点更好。5分钟后颈部可有热的感觉，1周内病情能减轻,坚持锻炼,症状可消失。这种方法所以有效,是因为它改变了人们通常行走前后甩手摆肩的活动方式,将前后活动改变成上下左右活动,有利于缓解骨质增生,有助于血液循环,血脉流通。

其次,睡觉用的枕头要软一点、细一点、低一点。在睡眠时将枕头正好放在颈部(不是放在头部),这样可以起到自然牵扯引的作用,对缓解颈椎病有一定作用。

端肩锻炼要经常坚持,不可长时间地间断。我在今年春节后,有近3个月的时间未做端肩活动。4月份又出现了手、肘痛的感觉,做了一段时间端肩锻炼后,疼痛又消失了,这是我的实际体验。(刘景泰)

引自: 1997年5月17日《老年报》

我的颈椎增生病是通过睡觉不枕枕头治好的

我患有颈椎(2~3节颈椎)增生病,头痛、头晕,十分痛苦,吃药打针无明显效果。后经朋友介绍一种"睡觉时不枕枕头"的方法,我照此法坚持1个月,病即痊愈。

百姓验证: 山东莱阳市城关城南田淑秀,女,50岁,农民。她来信说:"我去年冬天患颈椎病,用本条方治好了。"

引自: 1997年8月2日《晚晴报》

枕水枕头可治颈椎病引起的疼痛

美国约翰·霍普金斯医院最近完成的一项研究表明,水枕像水床一样,对健康有奇妙功效,可以帮助颈椎间盘突出、颈椎骨质增生等颈椎病患者减轻疼痛,尽快入睡。

该院专家让20名男患者和21名女患者先睡1周普通软枕头,2周圆柱形枕头后,再睡2周水枕头,结果发现:水枕头可使患者的睡眠质量明显提高,并使其每天起床后颈部疼痛程度减轻。有关专家指出,全世界有35%~80%的人一生中会遇到各种颈部疼痛症,选择合适的枕头则是减轻脖子痛最简捷、最有效的办法。水枕的制作十分简便,只需在一个可调节水量的长方体水袋上覆盖大约10厘米厚的蓬松人造纤维即可。(吕晓春)

引自：1997年7月22日《晚晴报》

艾条灸治颈椎病有治愈效果

沈某，男，40岁。颈项部疼痛不舒近2年，近半年来，症情加重，颈项部疼痛，并向左侧上肢放射，因痛颈部活动受限，影响正常工作。经多方治疗，症情稍减，但稍劳即发。在疼痛局部阿是穴上，用艾炷药物灸，每日每次灸7壮。第一次灸后自觉局部明显轻松，3次后疼痛减轻，5次后疼痛消失。

灸法： 艾条灸，每次选用4～5个穴位，艾条悬起灸，每穴每次5～10分钟，或实按灸5～7次。每日或隔日1次，10次为1疗程。

腰椎间盘突出

> 腰椎间盘突出症是较为常见的疾患之一，主要是因为腰椎间盘各部分（髓核、纤维环及软骨板），尤其是髓核，有不同程度的退行性改变后，在外力因素的作用下，椎间盘的纤维环破裂，髓核组织从破裂之处突出（或脱出）于后方或椎管内，导致相邻脊神经根遭受刺激或压迫，从而产生腰部疼痛，一侧下肢或双下肢麻木、疼痛等一系列临床症状。

我腰部垫小圆枕治愈了腰椎间盘突出症

1991年秋，我不幸患了腰椎间盘突出症，由于不懂得保养和得不到正确的治疗，使我失去了最佳的治疗时机，至1992年4月CT检查，椎间盘突出0.7厘米，身体严重侧弯，到了不能工作和行走的程度。有病乱投医，推拿、针灸、服药，哪里有名医就投到哪里去，差一点去医院开刀。在此期间，我从有关的医疗书上看到了其形成的病因，即椎间盘软组织突出变形使身体生理曲度变直而侧弯，凭着自己简单的想象，既然是软组织变形所致,那么也可以让它变回来。于是我就采取了强迫对抗垫枕法,即做了一个又坚又硬的小圆枕,直径约15厘米,对抗垫于腰部,并自制了一条牵引带,坚持长期自我保养,自我治疗。于1992年底基本恢复了健康,使弯曲的身体重新挺了起来。

患了腰椎间盘突出症后,要恢复到像原来一样是不可能的,常有年年复发之说。鉴于这个原因,我吸取了教训,身体好时也注重自己的体位姿势正确,使腰椎的生理曲度一直保持正确,并在睡前垫对抗小枕。几年来,我一直勤于体力劳动,始终没有复发。

引自:1997年8月16日《阜新日报周末版》

土龙散治腰椎间盘突出症57例,仅1例无效

主治:腰椎间盘突出症。

配方及用法:地龙、白花蛇各50克,土鳖虫、全蝎各25克,穿山甲、蜈蚣各15克。上药共为极细面,每次服3克,每日2~3次,开水冲服。1个月为1疗程,一般用药2~3个疗程。

疗效:治疗患者57例,治愈(腰腿痛消失,脊柱无畸形,直腿抬高试验阴性,观察较长时间未见复发)41例,好转(腰腿痛大部消失,直腿抬高试验有所改善)15例,无效(症状和体征无变化)1例,有效率99.4%。

荐方人:吉林省乾安县中医院中医师 邹福田

引自:《当代中医师灵验奇方真传》

我以抗骨增生热敷方治颈椎腰椎病均有好效果

主治:颈椎综合征、肥大性脊柱炎、椎间盘突出症、骨刺等骨质退化导致的疼痛、活动不利、四肢麻木、疼痛难行等。

配方及用法:伸筋草、透骨草各15克,五加皮、海桐皮、刘寄奴、红花各10克,苏木、川断、黄柏、牛膝各6克。将上药装入纱布袋内,每次2包。每包加入白酒10~15毫升,置入空罐内盖好,放入水中炖热。先取一包热敷患部,凉后再换一包热敷40分钟,1个月为1疗程。

注意:皮肤病或溃破者勿热敷。

疗效:治疗1590例,有效率达92.5%。

百姓验证：林某，男，58岁。颈4~5椎骨质唇样增生，转侧活动不利，酸麻反射至上肢，疼痛。经热敷后症状逐渐消失，1个月后痊愈，又巩固治疗1个月，已5年未见复发。

荐方人：福建厦门市鼓浪屿干部疗养院　陈水成

引自：《亲献中药外治偏方秘方》

骨质增生

增生性骨关节病是指由于关节退行性变，以致关节软骨被破坏而引起的慢性关节病，又称退化性关节炎、骨关节炎及肥大性关节炎等。

我用3剂蝲蛄酒治好了腰骨增生症

我是一名退休工人，几年来经常腰痛，翻身都难，在县医院确诊为骨质增生。各种药吃了不少，总不见好。后来有一位朋友告诉我一个验方，我服用3剂就好了，现在什么活都能干。

配方及用法：7个活蝲蛄（河里有）用500毫升白酒（60度）泡7天后饮用，每天三四次，一次饮一大口即可。

荐方人：辽宁岫岩满族自治县苏子沟镇　刘万江

我用本方1个月治愈了表哥的腰椎骨质增生

配方及用法：生川乌、川芎、樟脑各15克，细辛、小牙皂各5克，制马钱子、仙灵脾、石猴子、甘遂、莞花各10克，威灵仙、穿山龙各20克。上药共研末，用陈醋浸透，装布袋内缝牢，摊在患处，然后用热蜡袋放在布药袋上加热，使药物向肌骨渗透，保持约3小时，热消后连药袋取去。每日1次，连用5天换药一次，15天为1疗程。

百姓验证：山东临沂市罗庄唐沙沟村唐功晓，男，30岁，农民。他来信说："我表哥48岁，1998年突患腰痛，干农活除草时需爬着进行，经市人民医院确诊为腰椎骨质增生。我用本条方为他治疗1个月，就什么活都能干了，共花费几十元钱。"

荐方人： 江西于都禾丰乡　华尚福

木瓜灵脾汤治骨质增生症88例全部有效

配方及用法： 仙灵脾、鹿衔草、鸡血藤各30克，骨碎补、木瓜各15克，桂枝、细辛各5克，熟地、当归、鳖甲、龟板、甘草各10克。每日1剂，水煎2次，分服。发于颈椎者加葛根10克，发于腰椎者加附片5克，发于膝者加怀牛膝10克。

疗效： 临床观察88例，有效率达100%。

引自： 《古今名医名方秘方大典》（1993年第1版）、《实用专病专方临床大全》

盐炒茴香热熨法治骨质增生疼痛有效

江苏赣榆区门河医院用盐炒茴香热熨法治疗骨质增生症，疗效满意。

配方及用法： 取小茴香50克，食盐500克（细盐为好）放入锅内炒热，装入布袋，外用毛巾包裹后置于骨质增生部位。每日1次，每次半小时，30天为1疗程。用药3～5天见效，1疗程后痛止。（宋珍）

足跟骨刺与足跟痛

足跟骨刺即足跟骨质增生，其症状是足跟压痛，走路时脚跟不敢用力，有石硌、针刺的感觉，活动开后，症状减轻。

我用此方治足跟痛有较好疗效

配方及用法： 取鲜仙人掌一片，两面的刺用刀刮去，然后剖成两半。

将剖开的一面敷于脚疼痛处（冬天可将仙人掌剖开的一面放在热锅上烘3~4分钟后趁热敷），外面用胶布固定，经12小时后再换另半片敷，2~3周症状全部消失。晚上贴敷较好。

注意： 治疗期间应穿布鞋；应适当活动，使气血经络疏通，利于病早愈。

百姓验证： 江苏响水县建设局李猛，男，45岁，公务员。他来信说："我县陈港镇新东居委会赵思英，女，51岁。2年前她脚后跟长骨刺（骨质增生），非常疼痛，不能走路。曾四处寻医治疗，效果均不理想。后来镇医院准备为她手术治疗，由于她害怕动刀，迟迟未下决心。最后我向其提供本条方，经2周治疗痊愈，分文未花。"

荐方人： 陕西西安医科大学　周熙平

引自： 广西科技情报研究所《老病号治病绝招》

我服醋蛋液治好足跟骨刺

前年冬我脚后跟痛，走路时小石子一垫脚便痛得厉害，到医院拍片是骨刺。用多种方法治疗，效果均不理想。去年从报上看到，有人脚后跟疲软麻木，服用醋蛋液有疗效。于是我抱着试试看的心理，服用了5个醋蛋液，便明显见效。我又继续服了5个醋蛋液，脚后跟就不痛了，走路石子垫脚也不觉得碍事了。

荐方人： 河南洛阳市唐西路四号院　高保玉

我的足跟骨刺用芥末面和醋敷治愈

我是足跟骨刺患者，秋冬天气变化，走路很疼痛。我用芥末面和米醋制成糊膏敷于患处治愈后，至今未发病。现将具体制作和治疗方法介绍如下：

取两小匙芥末面，放入小碗中，慢慢倒入9度米醋（不要用醋精勾兑的或假米醋），用竹筷子调匀成糊膏状，然后摊在长30厘米、宽15厘米的棉布一端，厚度0.3~0.5厘米，再将棉布对称折叠，把糊膏夹于棉布中间敷在足跟骨刺患处，外用塑料薄膜包好，用布条扎紧。约30分钟有温热感，继续敷30~40分钟后取下，热敷后皮肤呈浅红色，不会灼伤。2天热敷1次，一般7~9次痊愈。此方法经济简便，无任何副作用，见效快。

百姓验证：四川彭山县西铁分局陈上琼，女，72岁。她来信说："我小儿子患脚跟痛，用本条方3次治愈，至今已有3年未复发。"

荐方人：黑龙江哈尔滨市大庆路12号　孙登瀛

用仙人掌贴敷治足跟痛2周可愈

张某，女，47岁，1985年3月就诊。患足跟痛1年多，不能履地，休息后痛缓，步行时疼痛。经用中药熏洗、内服中药、针灸、封闭等法治疗，效果不佳。采用仙人掌外敷治疗，先将仙人掌两面的毛刺用刀刮去，然后剖成两半，用剖开的一面敷于足跟疼痛处，外用胶布固定，敷12小时后再换半片；冬天可将剖开的一面放在热锅内烘三四分钟，待烘热后敷于患处，一般于晚上贴敷。在治疗期间穿布底鞋为宜，适当活动，使气血经脉畅通。经治1周后，疼痛逐渐减轻，2周疼痛消失，随访至今未见复发。

引自：《陕西中医》（1987年第8期）、《中医单药奇效真传》

鲜川楝叶红糖制膏敷48小时足跟痛可消失

患者徐某，女，76岁，1985年11月8日初诊。患足跟痛，反复发作10年余，每年发作一两次。近来又复发，举步艰难，足跟拒按不红不肿。即用鲜川楝叶60克，红糖适量，混合捣成膏状，外敷足跟，24小时更换。敷1次疼痛减轻，敷2次疼痛消失，行走如常，半年未复发。

引自：《四川中医》（1987年第2期）、《中医单药奇效真传》

皂荚外洗汤治足跟痛屡屡见效

主治：各种原因所致的足跟痛。

配方及用法：皂荚、血余（布包）各100克。将上药加水2000毫升，煎至1500毫升，烫洗浸泡患处（注意水温适度，以免烫伤）。每日1~2次，10日为1疗程。

疗效：本方为老中医王应薯老师传授，用此方治疗数十例，屡屡见效。本人也广泛应用，屡试屡验。

按语：用本方治疗各种原因引起的足跟痛，对于无骨刺形成的足跟痛可以彻底治愈，对于有骨刺形成的足跟痛，虽然根治不了骨刺，但可以缓解疼痛，改善症状。

荐方人：山西省阳城县中医院主治医师　赵玉林

引自：《当代中医师灵验奇方真传》

骨　折

骨折是指骨结构的连续性完全或部分断裂。多见于儿童及老年人，中青年人也时有发生。病人常为一个部位骨折，少数为多发性骨折。经及时恰当处理，多数病人能恢复原来的功能，少数病人可遗留有不同程度的后遗症。

当归尾桃仁治骨折治一愈一

主治：骨折。

配方及用法：当归尾、桃仁、红花、苏木、炮穿山甲各15克，瓜蒌、生地黄、自然铜、杜仲、骨碎补、枳实、乳香、没药、生甘草各10克。将上药水煎3次后合并药液，分2～3次温服。每日1剂。1个月为1个疗程。

疗效：用此方治疗骨折患者49例，一般用药2～3个疗程，均可痊愈。

引自：《中医验方大全》

马钱接骨散治骨折174例，治愈率100%

主治：一切骨折。

配方及用法：马钱子（制）300克，枳壳（制）150克，煅自然铜200克。上药制马钱子、制枳壳混在一起，煅自然铜单包，两种药末分别贮存，临时配用。10～20岁患者，两种药末各用0.6克；20～30岁患者，各用0.9克；30～40岁患者，用制马钱子、制枳壳各1.8克，煅自然铜0.9克；40～60岁患者，用制马钱子、制枳壳各2.1克，煅自然铜0.01克。将两种药末混合后用引药煎酒调服，7天为1疗程。如骨未接好再服1疗程，至骨痂形成，接好为止。伤在头部者，以升麻、川芎各9克为引；伤在上肢者，以桂枝、桑寄生各9克为引；伤在下肢者，以牛膝15克，木瓜9克为引；伤在胸前者，以枳壳、桔梗各15克为引；伤在下腹者，以大腹皮9克为引；伤在背部者，以独活9克，麻黄根3克为引；伤在腰部者，以杜仲9克为引。用时以水、酒各半煎引药调服药末。服后盖被睡卧（早、晚各服1次），不可见风。如未破口者则将药末用酒调敷患处，若已破口出血者则将药末撒布患处，外以纱布盖贴固定，有止血、定痛、消肿之功，并配合内服药。

疗效：治疗骨折患者174例，全部治愈。

按语：服用接骨散的患者，骨折必须先整复。此药服后患部必然发生跳动，体弱者当日即可发生，体强者服后2~3天发生。在服药后平均跳动1~2天，每天1~3次，每次2~10分钟，如药物剂量不足者则不发生跳动。

荐方人：辽宁调兵山市晓南镇医院门诊部主任　董汉杰

引自：《当代中医师灵验奇方真传》

本经验方治骨折脱位很有效

主治：各种骨折脱位、筋肉闪挫扭伤、活动受限。

配方及用法：绵黄芪600克，当归300克，地鳖虫300克，血竭150克，马前子炭300克，炮山甲100克，制乳香、没药各100克，杜仲200克，骨碎补150克，醋煅自然铜200克。上药晒干，如法炮制，碾成细末，调匀后以蜜化水泛丸如桐子大。每次服10克，日服2次（严重者日服3次）。再配合手法整复。

疗效：近2年来先后收治软组织损伤160例，骨折11例，均获痊愈，有效率达100%。

荐方人：江苏省淮安中医师　夏金陵

引自：《当代中医师灵验奇方真传》

公牛角治闭合性骨折多例均痊愈

配方及用法：公牛角1个，榆树内层皮46克，大杨树叶30克，花椒10克，醋250毫升。用炭火烤公牛角至黄色，用刀刮其外层，反复多次，刮完为止；将榆树皮、杨树叶、花椒共为细末；将醋放锅内煎熬数沸，放入上述粉末熬成膏，摊在白布上，贴敷患处，周围对拢，外用夹板固定，5~7天去掉即可。

疗效：治疗多例，均痊愈。

引自：《实用民间土单验秘方一千首》

我用此神奇的接骨丹10天为一学生治愈了胳膊骨折

配方及用法：桑白皮、五加皮、血竭花、儿茶、海螺蛸、乳香、没药、煅牡蛎各等份，成人各50克，小儿减半。用乌鸡1只，去毛去内脏后，连肉带骨血油等与上药共捣如泥状，摊在药布上待用。将骨折处先整理好，用摊在药布上的药包好，再用夹板固定，记好时间，到4小时把药去掉。不可超过时间，否则骨痂增大影响疗效。如患处出血，可少加麝香于药内。

百姓验证："本县东辛店乡东史家阁村小霞，女，14岁。因下雨上学路滑跌倒，左胳膊摔断，我用本条方为其治疗10天，到医院检查，骨已全部接好，不久即痊愈"。

荐方人：辽宁阜新市太平区　石明远

本方治骨折后遗症200例效果好

主治：骨折后期患处疼痛及关节活动不利。

配方及用法：三七、当归各100克，丹参、土元、莪术各30克，生半夏、生南星、白附子、僵蚕各60克，生黄芪、骨碎补、伸筋草、木香各30克。上药为散，用时取适量与医用凡士林搅和，微微加热，摊于绷带上（视患处大小决定摊药面积），厚为3~4毫米，外敷于患处，再在其上置一塑料薄膜，包扎好，外用热水袋热敷，2~3天换药一次。

注意：①方中生半夏、南星有毒，切勿内服。②孕妇忌用本方。③对关节活动不利者，功能锻炼时要持续用力，勿使猛劲。④少数患者用药后皮肤出现丘疹、瘙痒，不用担心，此系药物刺激过敏所致，可停止换药2~3次，然后继续用药，患处皮肤可逐渐适应。

疗效：临床治疗患者200例，效果良好。骨折后期伤处疼痛者，使用上方2~3次后疼痛即可缓解。

荐方人：陕西安康市中医院骨伤科　卜明

引自：《亲献中药外治偏方秘方》

腿抽筋

> 腿抽筋学名叫肌肉痉挛，是一种肌肉自发的强制性收缩。发生在小腿和脚趾的肌肉痉挛最常见，发作时疼痛难忍，尤其是半夜抽筋时往往把人痛醒，有好长时间不能止痛，且影响睡眠。

我喝醋蛋液治好了两腿抽筋病

我从1987年6月开始服用醋蛋液，每日早晨锻炼前空腹服25～30毫升（冲入2倍凉开水，加一勺蜂蜜），至今服了30余个醋蛋液。感到服用醋蛋液后，人的气质好，口腔湿润，头脑清醒，治好了两腿抽筋病。我多年的气管炎已好了，肺气肿也见好转。我过去喝约10毫升白酒，就感到气喘，唇发紫讲不出话来，而现在喝上35毫升的白酒也不觉得难受。

荐方人：浙江台州市建筑工程公司离休干部　洪用珩

我吃土牛膝糯米粥治好了小腿抽筋症

近几年我的小腿时常抽筋，曾用药酒搽和按摩，也只能起到暂时缓解的作用。并渐渐地由后小腿转到前面，发作起来伸也不是，缩也不是，站也不是，十分难受。后来我用土牛膝、苡米仁各约30克，和糯米50～100克煮粥服，当天下午吃，当晚即止，有立竿见影之效。（羊绍权）

引自：1996年9月5日《云南老年报》

用虎杖猪脚汤可治愈小腿频繁抽筋

一位姓海的妇女，年逾五旬。半年来右小腿频繁抽筋，一夜达两三次，午后至夜间为甚。经用虎杖根30克，猪脚爪1只，入米醋50毫升，煎煮2小时饮其汤，2剂治愈。3年后复发，仍投原方获愈。

引自：《浙江中医杂志》（1982年第4期）、《中单药奇效真传》

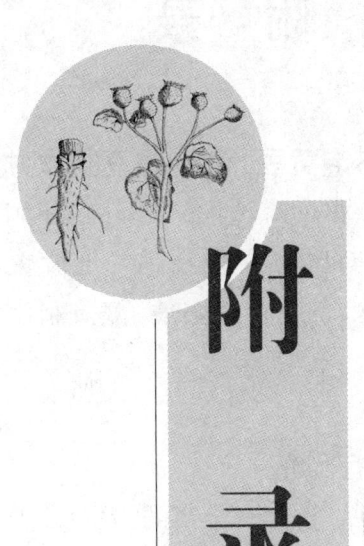

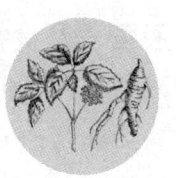

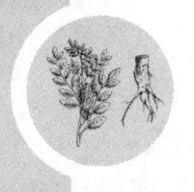

附录

附 录

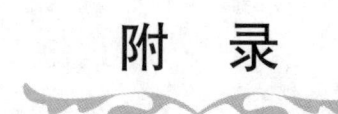

一、醋蛋液、醋豆、醋泡黄豆、醋泡黑豆制作方法

中医食疗法历史悠久，源远流长，是中医药宝库中的瑰宝之一。祖国传统的醋蛋液、醋豆配方广泛应用，使全国一批被病魔折磨得痛苦不堪的人起死回生，恢复了健康。下面将醋蛋液、醋豆制作方法向广大读者作一介绍。

二、醋蛋液营养及食疗价值

鸡蛋有很高的营养价值。它含有丰富的蛋白质、矿物质和维生素。鸡蛋的蛋白质主要为卵蛋白和卵球蛋白，含有人体必需的氨基酸——安全蛋白质。其中蛋黄富含卵磷脂、蛋白质的生理价值居牛奶、牛肉等食物之上。

醋在医疗上也具有很重要的作用。明朝医药学家李时珍在《本草纲目》一书中指出："醋能消肿、散水气、杀邪毒、理诸药。"日本东京大学名誉教授秋谷七郎博士科学地总结了饮服食醋的四大疗效：①食醋能防止和消除疲劳。人经过运动后，体液pH由中性变为酸性，食用醋后，焦性葡萄糖、活性醋酸、柠檬酸可进入三羧酸循环，体力能较快地得以恢复。②食醋有降血压、防止动脉硬化之功效。③食醋对致病菌有杀伤作用。④食醋对人体皮肤有滋润美容作用。此外，食醋可促进人体对食物中钙、磷、铁等矿物质的溶解和吸收。

那么，醋和鸡蛋合成后，会不会改变它们原有的营养成分和食疗作用呢？不会。醋与鸡蛋合成后，会更好地发挥鸡蛋的营养食疗作用。用9度米醋浸泡鸡蛋，不仅能使污染的各种微生物处于pH很小的环境中，其生命活动很快抑制或死亡，还可使鸡蛋中的蛋白质在醋的浸泡分解下形成分散状态，与酶的接触表面积增大，从而更容易消化吸收。

醋蛋液之所以能够健体强身，对动脉硬化、脑血栓、高血压、心肌梗死、胃下垂、肝炎、糖尿病、神经痛、风湿病等多种疾病有很好的疗效,主要是因为鸡蛋中含有丰富的卵磷脂。据最新研究证实,卵磷脂内有一种成分——胆碱,当卵磷脂被人体消化以后,会释放出胆碱进入血液中,它们很快会到达脑部,从而防止人体脑功能的老化。如果有控制地供给足够的营养胆碱,可避免老年记忆衰退。另外,卵磷脂还可以将脂肪和胆固醇转化成乳状液,使血液循环系统畅通,从而能减少脂肪和胆固醇在血管壁内沉积,降低血管栓塞及心脑疾病的发生。醋蛋液所具有的活血化淤作用,可扶正固本,提高人体免疫功能,它不愧为强身健体的保健佳品。

据来信统计,醋蛋液对高血压、脑血栓后遗症、气管炎、风湿病、失眠、便秘、慢性胃炎等疗效明显,对结肠炎、肩周炎、痔疮、鼻窦炎、心脑供血不全、牙疼、粪液自流、坐骨神经痛、肋间神经痛、肛裂、趾端麻木、神经衰弱、动脉硬化、皮炎、绣球风、头屑、三叉神经痛、十二指肠溃疡、上呼吸道感染性咳嗽、尿频、手脚皲裂、盗汗、口臭、腹泻、肾炎等病有疗效。另外,有时对冠心病、类风湿、骨质增生、肺结核、面瘫、震颤麻痹、糖尿病、白内障、肺心病、花眼、癌症、牛皮癣、老年斑等一些现代临床上棘手的病也有一定的效果。

三、醋蛋液制作与饮用方法

醋蛋液的制作十分简单。将新鲜鸡蛋一个用8度以上的米醋100毫升(约100克)浸泡一天半至两天,蛋壳软化后,用筷子戳破蛋膜,将流出液搅拌均匀,再放置一天后就可以用了。每天清晨起床后,用汤匙舀1~2匙醋蛋液(陶瓷汤匙),加2汤匙蜂蜜,4~8汤匙温开水,调匀,空腹一次服完。蛋膜在最后一天嚼碎吞服。

几点补充说明:

(1)应选用优质米醋,如镇江白醋、上海香醋、山西老陈醋、浙江平湖酿造厂生产的专用"浸蛋醋"。普通米醋酸度只有3~4度,浸泡时不仅蛋壳不易软化,蛋黄也不易溶化。

(2)用新鲜鸡蛋,尤以农家放养鸡所产深红色壳蛋营养丰富,浸时最好洗净。

(3)如果怕酸,可以适当增加蜂蜜和温开水的量,以使酸甜可口。早晨空腹或饭后或晚上临睡前服用，具有同样的效果。初服时如出现大便稀薄，不必惊慌，一般几天以后会正常。但如长期不适，不宜服用。小孩如有大便干燥、食欲缺乏等，也可服用，但用量要适当减少，可为成人用量的1/4～1/3。

（4）备两个瓶子，每隔三四天制作一瓶，交替使用。

（5）夏季服用时，因天气温度太高，可以将制好的醋蛋液放入冰箱冷藏备用。

（6）有些人会有顾虑，怕服用醋蛋液引起骨质疏松，这大可不必。恰恰相反，醋蛋液中含有醋酸钙，对人的骨骼大有裨益。尤其是蛋壳外层粉状物是对人体最适宜的钙粉。

医学科技人员认为，醋蛋液能调节人体免疫功能，调整饮食中营养不平衡状态，从而增强身体抗病能力。

每月4～6个鸡蛋，0.5千克蜂蜜，一瓶醋，所费不多却能强身健体，何乐而不为？醋蛋液是一种老少皆宜的大众保健饮料。

应该指出的是：贵在坚持，切勿半途而废。由于人体差异，有的人用了几个蛋之后，就有明显效果，而有的人用了几十个蛋才见效。长期服用，才能起到延年益寿，强身保健作用。

注意：醋蛋疗法对绝大多数人都是适用的，仅对少数不宜食鸡蛋或醋的人不大合适。例如，胃酸过多者和饮醋后胃部不适者，应该慎用。患有低血压病的老人饮用醋蛋液时也要注意，如不适应就不要强饮，以免导致胃部病变。肾炎病人在发病期间，胆囊切除的病人在手术后半年内，肝硬化患者，均应该慎用含蛋的各种配方。胆结石病人限用各种含有油脂配方的醋蛋液。

引自：1996年7月5日《生活与健康》

四、醋豆治病法

长期食用醋豆对高血压病、心脏病、糖尿病和便秘有显著疗效。因而，醋豆被人们誉为具有神奇功效的保健佳品。近几年，在日本及东南亚各国食用醋豆十分盛行。

大豆是一种营养丰富的食物。据测定，每100克大豆含蛋白质36.3克，脂肪13.4克，碳水化合物25克，热量1720千焦，钙367毫克，铁11毫克，胡萝卜素0.4毫克，硫胺素0.79毫克，维生素B$_2$ 0.25毫克，烟酸2.1毫克。大豆不仅营养丰富，而且药用价值也很高。李时珍指出：大豆治肾病，利水下气，制诸风热，活血，解病毒。现代医学研究发现，常食大豆既能降低胆固醇，又可防止血管硬化。

醋是人们生活中的调味品，醋中含有20多种氨基酸，对人体保健具有独特的功效。

例如：醋中的有机酸能促进碳水化合物代谢及肌肉内乳酸和丙酮酸等疲劳物的分解，从而解除疲劳；醋能抑制和降低使人老化的过氧化脂质的形成，并有预防脂肪肝和降血压等作用。

醋豆不仅保留了大豆的营养成分，而且经过长时间的醋渍之后，大豆变得柔软可口。经专家调查证实，长期食用醋豆对心脏病、高血压病、便秘、肝炎、糖尿病均有明显的疗效。老年人服用，还能增强体质，延缓衰老。

陕西咸阳市渭城区教育局王融说："我是一名离休干部，69岁，身患高血压、糖尿病和冠心病。虽经治疗，病情未见好转，血压经常居高不下，尿糖三个加号，左半身沉重，心闷、心慌，走路吃力，心情很苦恼。从报上看到'小黑豆治大病'的方后，我就买了500克小黑豆，按讲述的方法炮制。服用5个月后，到医院检查，血糖和尿糖接近正常水平。目前服用小黑豆已近1年多，糖尿病药物已停服，高血压和冠心病药物用量也很少。血压基本正常，冠心病也好多了，胸闷、心慌等症也有很大改善。睡眠很好，面色红润，气管炎在冬天也未犯。醋泡小黑豆能治疗多种疾病，同时也是老年人的保健佳品。我体会到：在服用黑豆数量方面，应根据糖尿病的病情和尿糖多少，来选择比较合适的数量。"

五、醋泡黄豆的制作和用法

制作醋豆时，可把生黄豆洗净晾干（不要在日光下晒），炒熟了倒进清洁干燥的空瓶里，然后加入优质9度米醋或陈醋（每500克黄豆加入1000毫升醋），盖上瓶盖，将瓶子放在阴凉处，7天以后即可食用（浸泡时间越长越好）。一般每天吃15～20粒。若是怕酸，可以适量加点糖。

另外，还有一种制作醋豆的方法：先把生黄豆洗净沥干，放入洗烫消毒过的玻璃瓶或者搪瓷罐内，然后倒入优质米醋或陈醋（每500克黄豆倒入1000毫升醋），浸泡半年到1年后即可食用。生吃即可，无豆腥气，好吃且易嚼。一般每天吃15粒左右。

由于醋豆疗法的普及时间不长，以上两种制作醋豆的方法哪一种效果更好，目前尚无定论。老年朋友们可以在制作食用中加以总结。

醋豆食疗无毒副作用，每天清晨空腹和晚上睡觉前各服1次，每次10粒，咬嚼吞服。一般病情连续服用1~2个月即可见效。

注意： 有人食醋后呕吐，可用筷子夹着醋豆在开水中晃动几下，冲淡再服，但不能煮热，以免影响疗效。

醋豆疗效： 在本书的各种病症中，可见治愈病例。

六、醋泡黑豆的制作和用法

（1）黑豆的泡制：将豆洗净、晾干，挑出杂质，每250克豆加入500毫升9度米醋（度数不够效果不好），用玻璃容器浸泡，将盖封严，放到阴凉处，待1个月后服用。

（2）服用方法：每天1次，早晨起床前空腹服。有胃病的饭后服。为了避免刺激口腔和长期吃豆使牙齿变黑，服用前后可喝口温开水。按病的轻重，轻者每次服20~25粒，重者每次服25~30粒，吃豆不喝醋。

（3）其他："醋豆"属补品，不是药，无副作用，可按1疗程3个月服用，长期服也可。如果病情严重可边服药边服豆，待病愈后逐渐撤药。